骨科疾病
诊断及处理措施

李敏龙　主编

中国纺织出版社有限公司

图书在版编目（CIP）数据

骨科疾病诊断及处理措施 / 李敏龙主编. -- 北京：
中国纺织出版社有限公司, 2023.2
ISBN 978-7-5229-0187-9

Ⅰ.①骨… Ⅱ.①李… Ⅲ.①骨疾病—诊疗 Ⅳ.
①R68

中国版本图书馆CIP数据核字（2022）第251819号

责任编辑：傅保娣　　责任校对：高　涵　　责任印制：王艳丽

中国纺织出版社有限公司出版发行
地址：北京市朝阳区百子湾东里A407号楼　邮政编码：100124
销售电话：010—67004422　传真：010—87155801
http://www.c-textilep.com
中国纺织出版社天猫旗舰店
官方微博 http://weibo.com/2119887771
三河市宏盛印务有限公司印刷　各地新华书店经销
2023年2月第1版第1次印刷
开本：787×1092　1/16　印张：14.5
字数：334千字　定价：88.00元

凡购本书，如有缺页、倒页、脱页，由本社图书营销中心调换

编　委　会

前　言

　　随着社会经济的发展和生活水平的提高，以及材料学、生物力学、生物材料、光纤技术、激光技术的发展和成熟，骨科学成为当今临床医学中发展最为活跃的学科之一。关于骨科疾病治疗的新理论、新方法不断涌现，并广泛应用于临床治疗，有效减轻了患者的经济负担，提高了患者的生活质量。本书作者参考大量国内外文献资料，结合国内临床实际情况，编写了《骨科疾病诊断及处理措施》。

　　本书首先介绍骨科基础内容，如骨的组织形态学与生理学、骨科常见体征检查、骨科常用器具等；然后详细介绍了骨科常见创伤及骨与关节疾患的病因、临床表现、诊断方法、处置措施等。全书内容贴近临床，具有实用价值。希望本书能为临床医师处理相关问题提供参考，本书也可作为医学院校学生和基层医生学习之用。

　　在编写过程中，由于作者较多，写作方式和文笔风格不一，再加上时间有限，难免存在疏漏和不足之处，望广大读者提出宝贵的意见和建议，谢谢。

编　者
2022 年 10 月

目 录

第一章

骨的组织形态学与生理学

第一节 骨的组织形态学

骨是一种特殊的结缔组织，它与软骨一起构成骨骼系统，具有以下功能。①支持功能：作为肌肉运动的附着点；②保护重要脏器和脊髓；③代谢功能：作为机体的矿物质库，参与维持机体的矿物质平衡；④骨髓是造血系统和免疫系统的主要组成部分，也是成骨谱系细胞和破骨谱系细胞的主要来源。

骨是一种有活力的组织，由骨的细胞成分和骨基质构成，与机体其他组织不同的是它的细胞外基质是矿化的，因此，骨组织既有一定硬度，也有一定的弹性。骨组织的代谢持续终生，在成年以前，骨组织经历发生、生长、塑形的过程，到骨骼成熟后，仍然按照机体代谢和力学环境的需要，不断进行骨重建和骨转换等生理活动，与之相对应的是不断地进行骨吸收和骨形成，以维持骨的数量与质量的平衡。

一、骨的基本结构

由于功能不同，骨可分为长骨、短骨、扁骨和不规则骨4类，从骨的结构上观察，则由骨质、骨膜、骨髓及神经、血管构成。骨的形态各异，是机体进化、适应不同环境、执行不同功能的结果。

（一）骨质

骨质分为骨皮质和骨松质两种，二者的细胞成分和基质成分相同，均由板层骨构成。从单位体积中的骨量来观察，骨皮质的骨量较骨松质大得多。骨皮质主要位于长骨干，占骨量的80%，其表面积仅为3.5 m²；骨松质主要见于扁骨、椎骨和长骨两端，占骨量的20%，而其表面积为10 m²。骨皮质的80%~90%是矿化的，孔隙占10%；骨松质仅15%~25%是矿化的，孔隙占70%~85%，充满骨髓、血管和结缔组织。因为骨的压力强度与它的密度的平方成反比，所以以每单位体积骨皮质的弹性模量和最大压力强度是等体积骨松质的10倍。另外，骨皮质和骨松质的构筑方式有较大区别。

1. 骨松质

骨松质是由不规则棒状或板片状骨小梁互相连接构成，形成多孔隙的网状框架，其间充满骨髓、血管、结缔组织及脂肪等。骨小梁是由板层骨和骨细胞构成。每单位体积的骨松质比相同体积的骨皮质的表面积大得多，骨代谢的大量生理活动发生在骨小梁表面。

2. 骨皮质

根据其骨板排列方式，可区分为 4 种，即外环骨板、内环骨板、间骨板及哈弗斯系统（骨单位）。外环骨板分布于骨干骨皮质的外周，有十几层，其表面由骨外膜包被，外环骨板是骨外膜内层的成骨细胞一层层的造骨而形成的，成年后，外环骨板的形成则减缓或停止。内环骨板位于皮质的髓腔侧，其内表面有一层骨内膜包被，内、外环骨板间有横向走行的福尔克曼管（穿通管），骨膜的血管、神经由福尔克曼管进出，福尔克曼管与纵行的哈弗斯系统的中央管相互连接。

哈弗斯系统，即骨单位，每一个骨单位由 10～20 层同心圆排列的环形骨板围绕哈弗斯管而成，此管内有血管及神经。每一骨单位的环形骨板内含 3～6 层骨陷窝，内含骨细胞，骨陷窝的骨小管呈轮辐状从中央管向四周排列，骨小管内有骨细胞的细胞突，骨小管构成中央管和骨细胞的连接以及骨细胞之间的连接。骨细胞的营养和代谢，靠骨基质渗透方式是有限的，故主要依赖骨小管来完成。在结构上，骨单位是骨皮质的主要结构单位；在构筑方式上，从横断面观察是环形骨板围绕中央管的年轮状方式，在纵断面上则是平行排列，骨单位相互连接，是骨皮质起支持作用的主要构件。在生理功能上，骨皮质的重建是在哈弗斯管的管壁内表面上发生并进行，一个骨重建过程的结束，意味着一个新的哈弗斯系统的诞生，并取代原来的哈弗斯系统。骨重建过程在骨皮质不断发生、进行和结束，因而可见到不同阶段或不同活动状态的骨单位。而间骨板则是骨重建完成后，旧的骨单位的残留部分。间骨板同周围的骨单位之间有一层骨化不完全的骨基质，在切片上呈现为一条较明显的波浪式曲线，称为黏合线，它把间骨板和哈弗斯系统隔开，构成独立的代谢单位，称为骨的结构单位。

（二）骨的包被或表面

每块骨有 4 个包被或称表面。骨皮质的外面为外膜表面，内面为内膜表面。哈弗斯管壁及骨小梁表面上，衬有一层处于不同的活动状态的细胞，分别称为哈弗斯管表面和骨小梁表面。骨内膜表面、哈弗斯管表面和骨小梁表面三者彼此连接。

如果把"表面"称作"包被"，则骨组织是位于外包被的里面，内包被的外面。成人的骨外膜表面积和骨内膜表面积分别为 0.5 m²；各占总面积的 4%；哈弗斯管的表面积为 3.5 m²，占总表面积的 31%；骨小梁表面积最大，为 7.0 m²，占总表面积 61%。

除了上述各种表面或包被外，实际上骨皮质和骨松质内还有面积更大的福尔克曼管表面、骨陷窝表面、骨小管表面，只不过这些表面上仅进行营养和矿物质代谢，没有骨重建活动发生。

前述 4 种表面，从骨重建生理学角度来理解，每种表面必然处在骨重建过程的某一阶段或状态，即骨吸收、骨形成或静止状态，其相应的表面则分别称为骨吸收表面、骨形成表面或静止表面。

骨吸收表面有吸收陷窝（又称豪希普陷窝），含有数量不等的破骨细胞，其表面的刷状缘（即电镜观察到的皱褶缘）沿吸收陷窝表面走行；骨形成表面由类骨质和成骨细胞覆盖，其成骨细胞形态多为柱状或立方状，处于功能活跃状态，其功能达到高峰后，细胞逐渐变为扁平，并列成一排分布在类骨质表面；在静止表面，有一厚层未矿化的结缔组织覆盖，其上有一层扁平细胞，称为衬细胞，是成骨细胞合成基质后又恢复到静止状态。

前述各种表面，不仅其解剖位置不同，而且其功能状态及对某些刺激的反应也不尽相同。老年性骨质疏松症主要累及骨内膜表面及骨小梁表面，使骨皮质变薄，骨松质减少；失用性骨萎缩对哈弗斯管表面的影响更为显著，使骨皮质变得疏松多孔。

（三）编织骨和板层骨

骨组织的胚胎发生过程，如膜内成骨和软骨内成骨，以及成体后的成骨过程，如骨愈合、异位骨化、诱导成骨，以及某些病理状态下的成骨，如骨的感染、某些骨肿瘤等，新骨形成时最初总是以编织骨的形式出现。从编织骨与板层骨的形成时序、细胞形态、骨基质构成，以及骨的构筑方式上，二者各有特征，从组织学上把二者区别开来，对理解骨的组织生理学、病理学有重要意义。

1. 编织骨

在组织学上与板层骨这一概念相对应的是非板层骨，又称原始骨组织，可分为两种，一种是编织骨，另一种是束状骨。编织骨又称为纤维骨，因其胶原纤维束呈编织状排列而得名。束状骨比较少见，它与编织骨的最大差别是骨胶原纤维呈平行排列，骨细胞分布于相互平行的纤维束之间。束状骨也属于纤维骨。

编织骨中的骨细胞分布与排列均无规律，细胞体积较大，形状不规则，按骨的单位体积计算，其细胞数量约为板层骨的 4 倍；其细胞代谢活跃；其细胞性溶骨活动往往是区域性的，在这些区域，相邻骨陷窝同时扩大，然后合并，形成较大的无血管性重吸收腔，使编织骨中出现不规则囊状间隙，这一过程是清除编织骨以备板层骨取代的生理过程。

编织骨的骨基质中蛋白多糖含量较多，故基质染色呈嗜碱性，对甲苯胺蓝更呈明显的异染性；若骨的无机成分含量过多，则显示过度钙化特征。

编织骨的胶原纤维束的直径差异很大，最粗者直径达 13 μm，因此又称为粗纤维骨。在骨小梁内，纤维束相互交织，方向各异，骨细胞在骨基质中杂乱分散，血管无方向性，从陷窝伸出的骨小管相对较少。

正常情况下，编织骨存在于胚胎期和 5 岁以下儿童的骨皮质和骨松质中，以后逐渐被板层骨取代，到青春期才取代完全。在牙床、近颅缝处、肌腱或韧带附着处，终身保留少量编织骨，这些编织骨与板层骨掺混存在。某些疾病，如变形性骨炎、地方性氟中毒、原发性甲状旁腺功能亢进症引起的囊性纤维性骨炎、肾性骨营养不良、骨纤维结构不良等，组织学上都会出现编织骨，尤其是后者被认为是一种骨形成障碍，骨小梁停留在编织骨阶段，而不能形成正常成熟的板层骨构成的骨小梁。

2. 板层骨

板层骨又称为次级骨组织。所有成熟的骨组织几乎都是由板层骨构成，只不过按骨板的排列形式和空间结构，形成了大体结构上的骨皮质和骨松质。骨皮质的骨板排列紧密而有序，根据骨板排列方式分为内、外环骨板，哈弗斯系统骨板和间骨板；骨松质由骨小梁构成，骨小梁由若干层骨板不甚规律地平行排列组成。

板层骨的骨细胞一般比编织骨的细胞小，胞体多位于相邻骨板之间的矿化骨基质中，有少数散在于骨板的胶原纤维内。骨细胞的长轴基本与骨胶原纤维的长轴一致，显示了有规律的排列方向。

板层骨的胶原纤维有规律地成层排列，胶原纤维束一般较细，故又称为细纤维骨，细胶原纤维束直径通常为 2~4 μm，排列成层，与骨的无机成分和有机成分紧密结合，共同构成骨板。同一骨板内的纤维平行排列，相邻两层的纤维层交叉排列，增强了骨板的力学强度。骨板厚度不一，一般为 3~7 μm。

在板层骨中，相邻骨陷窝和骨小管相互连接，构成骨陷窝-骨小管系统。位于浅层骨陷窝的部分骨小管开口于骨的表面，而骨细胞的胞体与突起又未将骨陷窝和骨小管填满，因此，骨陷窝-骨小管系统内有来自骨表面的组织液，通过组织液循环，保证骨细胞的营养，以及骨组织与体液之间的物质交换。若骨板的层数过多，骨细胞所在位置与血管的距离超过300 μm，则不利于组织循环，导致骨细胞死亡。

板层骨的骨基质中多糖含量比编织骨少，染色呈嗜酸性；另外，板层骨中的骨盐与有机质关系密切，这也是与编织骨的区别之一。

二、骨的细胞成分

骨组织由数种细胞和细胞间质构成。矿化的细胞间质称为骨基质，未矿化的细胞间质称为类骨质。骨组织中有 4 种细胞，即成骨细胞、破骨细胞、骨衬细胞、骨细胞。前 3 种细胞位于骨表面，而骨细胞被包埋在骨基质中。成骨细胞和骨衬细胞来源于骨原细胞。破骨细胞的起源被认为是由造血组织中的单核细胞融合而来。

（一）骨原细胞

骨原细胞又称为骨祖细胞，来源于骨髓基质细胞。骨原细胞分化程度低，有较强的分化增殖能力，位于骨的所有游离表面上，如骨内膜、骨外膜的最内层、哈弗斯管的内膜，以及成长中的骨骺板软骨基质的小梁上。骨原细胞体积较小，呈扁平状，细胞核呈卵圆形，细胞质少，呈弱嗜酸性或略嗜碱性。在骨的正常生长期内，骨原细胞很活跃。成年时，在骨愈合过程及骨重建过程中，骨原细胞功能再活化，静止的骨原细胞可转变为活跃的骨原细胞，并可进行细胞分裂转变为成骨细胞等。对骨原细胞的表型了解不多，用抗 BS10（即活性白细胞黏附分子）的抗体，利用免疫组织化学技术，发现在骨原细胞和骨髓基质细胞有表达，但是成骨细胞无表达。

（二）成骨细胞

成骨细胞由骨原细胞分化而来。成骨细胞负责骨基质的形成，所以总是位于正在发育或成长的骨面上的成骨细胞比骨原细胞大。当新的基质沉积时，成骨细胞排列为一层立方形或矮柱状细胞，位于骨基质表面。成骨细胞具有细小的突起，伸入骨基质表面的骨小管，与表层的突起形成连接。光镜下，成骨细胞的核大而圆，多位于细胞的游离端，核仁明显，由于胞质内含大量核蛋白而呈嗜碱性。细胞化学显示成骨细胞对碱性磷酸酶呈强烈反应，并有过碘酸希夫阳性反应颗粒。

成骨细胞的主要功能是合成并分泌骨的有机基质，即组成类骨质的胶原蛋白和非胶原蛋白等均由成骨细胞产生。成骨细胞分泌的大部分是胶原，其中主要是 I 型胶原蛋白，占有机骨基质的 90% 以上，少量的 III 型、V 型、X 型胶原和各种各样的非胶原蛋白占 10%。I 型胶原主要起支架作用，使羟基磷灰石等矿物质在 I 型胶原形成的网状结构中沉积下来。III 型与 V 型胶原起调节胶原纤维直径的作用，而 X 型胶原主要是作为 I 型胶原的结构模板。胶原的产生与合成过程分细胞内和细胞外两个阶段，其细胞内过程，包括装配前 α 链、前 α 链羟基化等一系列形成前胶原蛋白分子的过程，形成的前胶原蛋白分子从成骨细胞排出，在细胞外逐渐形成胶原原纤维和骨胶原纤维。

成骨细胞的次要功能是参与类骨质的矿化。成骨细胞在分泌骨基质的同时，以类似于顶浆分泌的方式，向类骨质中释放一些基质小泡，直径为 25～200 nm，有膜包被，膜上有碱性磷酸酶、焦磷酸酶和 ATP 酶，泡内含钙和小的羟基磷灰石结晶。基质小泡破裂后，碱性磷酸酶作用于底物，使局部磷酸盐含量增高，小泡膜上的磷脂与钙有很强的亲和性。小的羟基磷灰石结晶可成为钙化核心，使钙化范围扩大，导致类骨质迅速矿化。因此，认为基质小泡是使类骨质矿化的重要结构。

（三）破骨细胞

骨发生、骨愈合、骨重建过程中，在骨的吸收表面上可见不规则浅凹，内有多核细胞附着，此浅凹称为吸收陷窝（豪希普陷窝），陷窝内的多核巨细胞即破骨细胞。破骨细胞直径为 20～100 μm，无突起，含有 2～50 个细胞核；大多数破骨细胞含 10～20 个核，也有单核的。年轻的破骨细胞，核呈卵圆形，染色质颗粒细小，分布均匀，着色浅，每个核含 1～2 个核仁；较老的破骨细胞核固缩。破骨细胞的胞质随细胞年龄、功能状态呈嗜碱性或嗜酸性。光镜下可见破骨细胞的胞质贴近骨基质一侧有刷状缘。破骨细胞在骨组织中的相对数量较少，约为成骨细胞的 1%，但是在骨转换比较活跃的部位，其数目相应增多。

一般认为，破骨细胞来源于骨髓的多潜能细胞，骨髓的造血前体细胞转变为单核细胞和巨噬细胞，单核细胞融合变为破骨细胞，与吞噬细胞的区别是破骨细胞产生抗酒石酸酸性磷酸酶，并有骨吸收能力。可推测，在单核细胞发育的某一阶段，既可转变为巨噬细胞，也可转变为破骨细胞。破骨细胞的起源，也被临床证实：骨硬化症患者接受同种异体骨髓移植后，在患者体内发现了新的破骨细胞。

功能活跃的破骨细胞的结构有明显的极性，紧贴骨基质一侧为顶极，远离骨基质一侧为底极，在电镜下可分为 4 个结构区，即皱褶缘区、亮区、小泡区和基底区。在组织学上，破骨细胞的主要特征是其刷状缘（即皱褶缘），是靠近吸收表面的细胞膜内褶形成的。当破骨细胞与骨的表面有些距离时，则没有皱褶缘，此称为静止的破骨细胞。若给予甲状旁腺素刺激，则皱褶缘明显，突起增多、增长；若给予降钙素刺激，则皱褶缘突起变短，分支减少，从而减慢了骨吸收。可见皱褶缘是破骨细胞进行骨吸收的重要结构。

破骨细胞的结构表明，它具有极强的溶骨能力，一个破骨细胞能溶解 100 个成骨细胞形成的骨基质，破骨细胞的溶骨过程大致如下：在即将被吸收的骨基质表面，破骨细胞以亮区肌动蛋白赋予的移动性到达该处，并以皱褶缘和亮区紧贴骨基质表面；通过皱褶缘释放出大量有机酸形成局部微环境，皱褶缘附近有碳酸酐酶增加碳酸含量，使骨基质中不溶性钙盐转变为可溶性的。另外，基底区形成大量初级溶酶体进入小泡区，在皱褶缘基部以胞吐方式将其酸性水解酶排入吸收陷窝的细胞外分隔区，进行骨基质有机成分的细胞外消化，同时又以胞吞活动形成小泡，将细胞外消化的物质摄入细胞内，通过小泡与初级溶酶体融合而成的次级溶酶体进行细胞内消化。

（四）骨衬细胞

骨衬细胞在形态上是长的扁平细胞，有纺锤形的细胞核，覆盖在静止骨表面上。骨衬细胞又称为不活跃的成骨细胞、静止的成骨细胞、表面骨细胞和扁平的间充质细胞等。

骨衬细胞有很明确的形态特征：它位于骨表面上，有纤细扁平的细胞核（约 1 μm 厚，12 μm 长），含有丰富的胞质，胞质内细胞器少，但是它有线粒体、微丝、游离核糖体、粗面内质网等。相邻的骨衬细胞间，以及骨衬细胞与骨细胞间可有缝隙连接，从动物实验观察到，成年犬的骨表面每毫米约有19个骨衬细胞，随着年龄增加，骨衬细胞数量减少。

骨衬细胞可能由不活跃的成骨细胞演变而来，也有学者认为是成骨细胞的前体细胞，总之，对其自然史尚不清楚。对骨衬细胞在正常生理状态下的增殖、分化能力也了解不多。对于骨衬细胞的功能，实验表明，成骨细胞、破骨细胞及骨衬细胞三者一起，在调节矿物质平衡方面有重要作用；另外，由于骨衬细胞位于骨的表面，且靠近造血组织，似与骨代谢调节及造血功能也有关系；骨衬细胞像骨细胞那样，也可受到生物力学信号的影响，引起适应性骨重建。总之，骨衬细胞的功能还需要深入研究。

（五）骨细胞

成骨细胞分泌的类骨质充填于成骨细胞之间，逐渐将自身包埋，则成为骨细胞。骨细胞的数量是成骨细胞的10倍，骨细胞是骨组织中含量最多的细胞。

骨细胞单个分散于骨板内或骨板间，胞体较小，呈扁椭圆形，其胞体在骨基质中所在的空隙称为骨陷窝，骨细胞有许多细长的突出，于是，骨陷窝中发出许多辐射状空隙以容纳骨细胞突起，这个空隙称为骨小管。相邻骨细胞的突起以缝隙连接相连，骨小管则与相邻隔离的骨小管连通。在骨陷窝及骨小管内含有组织液，可营养骨细胞，并排出代谢产物。位于浅表的骨细胞，其突起可到达骨表面，在此处与成骨细胞突起相连接。通过骨小管及细胞突起，构成完整的网络。骨细胞与毛细血管的距离不超过 0.2 nm。骨陷窝和骨小管的总面积很大，提供了钙离子交换的广大表面积。

骨细胞的功能可概括为两方面：①平时维持骨基质的成骨作用；②机体需要提高血钙时，通过骨细胞性溶骨活动从骨基质中释放钙离子。另外，骨陷窝中的骨细胞有许多突起，这些突起表面有许多刷状微丝，可随着液体流动而变化，并能感受到骨小管内由于外力作用而变化的生物力学信号，所以骨细胞也有生物力学感受器的作用，这一方面还需深入研究。

（李敏龙）

第二节 骨的生理学

骨作为一种特殊的结缔组织，从胚胎第7周发生直到生命的结束，它的结构与形态、功能与调节一直处于动态变化中，但又保持相对稳定。这些变化的发生与发展，以及能保持相对稳定状态的能力，都是骨的细胞在全身和局部因素调节下正常生理活动的结果。

研究骨组织生理学的最终目的是明了其功能及其调节机制，但是骨组织生理学的研究与人体其他系统相比较，有较大差距，尤其是调节机制更需要深入探讨。在人体发育和成长过程中，骨组织的形态和结构不断更新与调整，使骨组织适应机体的力学环境。

一、骨的发生

骨的发生源于胚胎早期。三胚层形成后，首先分化为具有一定形态特征和排列方式的两种胚胎性组织，即上皮与间充质。外胚层和内胚层基本分化为上皮，中胚层则分化为间充质，再分化为骨骼、肌肉和结缔组织等。胚胎第3周的中胚层可区分为3部分，其中的轴旁中胚层为脊索两侧纵行增厚的细胞索，当神经管形成时，轴旁中胚层横裂成立方形块状细胞团，称为体节，此为脊柱、肌肉和皮肤呈现节段性的结构基础。体节分化为3部分，即生骨节、生皮节和生肌节。体节各部分在演变为骨骼、真皮、肌肉过程中，都先变成间充质状态。由于间充质干细胞聚集，经过膜内成骨和软骨性成骨两种方式形成人体骨骼。这两种成骨方式的区别在于膜内成骨时无软骨阶段。

二、骨的生长

骨骼生长时，和全身的其他系统、器官的生长一样，是细胞数量和细胞间质的增加，人体的基因和全身调节因子的联合作用，决定骨骼的轮廓，局部调节因子以及力学环境等对骨骼局部的调节，也是一个重要的方面。骨的纵向生长是在已经存在的骨松质上增加新的骨松质，骨皮质纵向生长方式也是如此。骨的横向生长，则是在骨膜下生长新骨，沉积到骨皮质上使其增粗。在人类，这种生长方式，一般女性持续到 16 岁，男性则持续到 18 岁。

三、骨构型

骨构型是指骨生长发育过程中，为适应机体需要，在骨的不同部位出现的骨吸收和骨形成，使骨的形态和几何尺寸适应机体力学环境和生理需要。

（一）骨生长和构型同步进行

某些局部因素调节骨的生长，产生功能与结构性的骨的构筑。骨构型包括骨吸收和骨形成，这两种现象在不同骨表面上同时进行，以去除或增加骨量。在骨生长期，骨外膜下骨形成的速度比骨内膜下骨吸收的速度快。有两种类型的骨构型，即微观骨构型和宏观骨构型。前者是指细胞和胶原的构筑方式，它可将编织骨和板层骨区别开来，将关节软骨和骺软骨区别开来；在宏观骨构型水平上，控制着骨与关节的生长、外形、强度以及解剖特征。

从骨的发生来源角度看，无论是膜内成骨还是软骨内成骨，形成的骨组织均没有本质区别，只不过是在生长和构型过程中，骨皮质和骨松质的相对体积不同，骨骼外形各异。

（二）颅顶骨的膜内成骨

胎儿出生前，颅顶骨的外形已初步建立，其表面均为骨膜覆盖，颅顶骨的骨组织是海绵状原始骨松质，由于骨小梁表面不断增添新骨，成为原始骨密质，同时，颅骨内、外表面发生不同的变化，即外表面为骨形成，内表面（脑面）则主要为骨吸收，通过骨的形成与吸收，完成颅顶骨适应脑组织的生长、构型。胎儿出生后，颅顶骨继续增大，颅顶骨凸面以骨形成为主，其凹面则为骨吸收，继续完成颅顶骨的构型，直到成年时生长停止。如此，颅顶骨按照脑及面部生长发育的要求，完成了它的构型。

（三）长骨的生长与构型

典型长骨的软骨性骨发生是协调有序地在 3 个不同部位发生的，即首先在相当于骨干的部位由透明软骨形成骨的雏形；同时，软骨膜变为骨膜，骨膜内层细胞分化为成骨细胞并围绕软骨雏形形成骨领，随着血管的侵入，破骨细胞将骨化的软骨雏形吸收，成骨细胞在吸收腔制造板层骨，形成原发骨化中心。在软骨雏形的两端骺板部进行着更为复杂的生长过程。骺板软骨细胞成柱状排列，分为 4 种活动状态的细胞层次。在生长过程中，不仅经历由软骨到编织骨，再由编织骨到板层骨的过程，而且同时进行着骨构型。在长骨的两极部，软骨细胞发生并形成骨骺，在一定发育阶段，骨骺中心的软骨首先由编织骨取代，继而由板层骨取代，形成继发骨化中心。

长骨骨干的生长与构型是骺板软骨细胞活动的结果。骺板软骨存在的 4 种活动状态的细胞，其变化是连续的，并持续到成年时为止，通过骺板的软骨内成骨过程，使长骨骨干的长度逐渐增加，骨髓腔也随之扩展。事实上长骨的骨干主要由干骺端改建形成。

（四）髓腔形成

在原发骨化中心形成时，血管连同破骨细胞及间充质等经骨膜穿过骨领，进入退化软骨区，通过破骨细胞的活动形成与原始骨干长轴平行的隧道，此即原始骨髓腔，充满初级骨髓，由于破骨细胞的吸收，许多初级骨髓腔融合成较大的次级骨髓腔，于是骨髓腔逐渐变长变宽。骨髓腔变宽的原因与骨领有关，骨领最初很薄，且仅限于雏形中段，由于骨膜下的附加性生长或因原位性生长持续进行，在骨领外表面增添新骨使之逐渐增厚。随着软骨逐渐被骨组织取代，骨领也向两端扩展，但骨领中部始终较厚。骨领的内表面很少有骨形成，主要是骨吸收，因此骨领的厚度是有限度的，同时决定了骨髓腔横向增宽。骺板完全钙化后，骨干的髓腔便与骨骺的髓腔相通。

（五）干骺端及其转变为骨干

干骺端又称为成骨区，此区位于骺板的深面，由具有钙化软骨基质轴心的一串串索状骨小梁构成，其间是充满血管、骨原细胞和骨髓成分的管状隧道，索状骨小梁呈钟乳石样悬于临时钙化区基底部。干骺端贴近软骨部的隧道中有少量成骨细胞，越向骨小梁末端成骨细胞越多，并随着骨质的增多软骨基质减少，且骨组织也由编织骨逐渐变为板层骨，在骨小梁末端常见破骨细胞；另外，在整个干骺端的骨膜下也可见到大量破骨细胞。这是长骨干骺端生长与构型过程，即干骺端骨膜深层的破骨细胞进行骨吸收，使其直径变小；同时，干骺端的髓腔面即骨内膜表面主要是成骨为主；这一过程使原已形成的漏斗状干骺端改建为新增加的一段管状骨干，且又有新的干骺端在新增加长度的管状骨干形成，如此持续进行直到成年（17～20 岁）骺板闭合时为止，完成骨的加长过程。

（六）骨干骨皮质的生长与构型

前已述及长管状骨的加长，而长管状骨的增粗，从一般意义理解是骨膜深层的成骨细胞以附加性增加方式成骨而形成，事实上还要复杂的多。构成原始骨干的初级骨松质，通过骨小梁增厚成为初级骨皮质，后者既无骨单位及间骨板，也无内、外环骨板。在胎儿出生前，初级骨松质中有类似骨单位的结构，称为原始骨单位，出生后到 1 岁，有原始骨小梁构成的骨松质出现，并向初级骨皮质转化。1 岁以后，初级骨皮质改建形成真正的骨单位。其过程是：至 1 岁左右，由于破骨细胞在次级骨皮质外表面顺长轴进行分解吸收，形成凹向深面的纵形沟槽，骨膜的血管及骨原细胞等随之进入沟槽，骨原细胞分化为成骨细胞并造骨，使沟槽形成的嵴逐渐靠拢，沟槽形成纵行管道，成骨细胞贴附于管道内面层层造骨，形成了呈同心圆排列的哈弗斯骨板，而中轴保留的管道即中央管或称哈弗斯管，管道内表面有成骨细胞，是骨内膜的一部分，即哈弗斯系统表面。这就是第一代骨单位（哈弗斯系统）的形成过程。第一代骨单位是在初级骨皮质被破骨细胞吸收的基础上形成的，这一代骨单位之间有残存的初级骨皮质；以后，第一代骨单位逐渐被第二代骨单位取代，残留的第一代骨单位骨板即成为第二代骨单位之间的间骨板。那么，第三代骨单位以同样方式取代第二代骨单位。骨单位之间以黏合线为界。骨干随着一代代骨单位的出现与更新而不断增粗，骨髓腔也不断扩展，成年后骨干不再增长，其内、外表面已经出现环骨板，外环骨板的增厚在 30 岁左右停止，发育完善的骨干不再增粗，但其内部的骨单位生理活动仍持续终生，这属于骨的重建过程。

总之，骨的生长与构型是密切伴随的，难以截然分开，它在时间上连续，在空间上重叠。生长使骨的数量积累而增加，构型使增加的骨数量构筑成适应动能的骨结构与形态。骨的生长与构型从胚胎发生就开始，到骨成熟期，一般认为生长与构型活动几乎消失。但是，从微观上考虑，即使成熟期的骨骼，在细胞、组织、器官水平上仍存在与功能和外形相适应的变化过程，只不过从大体上难以察觉而已。

四、骨重建

骨重建是骨生理学的一个重要方面。骨的成熟期，生长与构型活动几乎消失，但骨重建或骨转换活动终生持续，器官、组织与细胞水平上的骨转换是骨的细胞生理活动的结果，是通过骨的重建过程来实现的。能够对骨的重建过程有清晰的理解，对研究代谢性骨疾病，特别是骨质疏松症，有极大帮助。

（一）概述

1. 骨结构单位、骨代谢单位、多细胞基本单位、骨重建单位

笼统而言，这都是指在骨生理活动某一瞬间取材的切片上的骨单位，这一骨单位既可是骨皮质的哈弗斯系统，也可是骨松质骨小梁的"packet"。但是具体含义有许多差别，不可混淆。

（1）骨结构单位：从骨的构筑方式上，骨皮质是由许多不同时间内形成的骨单位构成，其最外层边界是水门汀线或黏合线；骨松质的骨小梁，其骨结构单位是一层层弧形板层骨构成的"packet"，称作骨小梁单位。简言之，骨结构单位是静态的骨单位；从骨重建生理学的动态意义上看，骨结构单位是骨重建过程结束后的静止的骨单位。

（2）骨代谢单位：骨单位以水门汀线为界构成一个独立的代谢单位，代谢不仅指可发生骨重建活动的各种骨表面，也指福尔克曼管、骨陷窝、骨小管表面上进行的矿物质交换，即骨-血交换，对维持和调节体内矿物质平衡有重要意义。

（3）多细胞基本单位与骨重建单位：骨的重建过程是破骨细胞与成骨细胞一个成对的细胞活动过程；许多破骨细胞与成骨细胞有秩序地在骨表面上活动；在骨表面上呈分散的灶性分布的细胞活动区域称为多细胞基本单位，其横断面在光镜下是水门汀线为界的哈弗斯系统（骨单位），那么纵断面切片光镜下观察，就是一个圆锥切面，类似切开的圆锥；骨松质骨小梁的骨重建单位是正在进行骨重建活动的"packet"，类似一个展开的或未卷成圆锥状的骨单位，外观呈浅碟状，故名骨松质骨单位。一个骨重建过程的结束，意味着一个骨结构单位的产生，此时，骨重建活动处于静止状态；那么骨结构单位就是静止的骨单位，也可以说，骨重建单位是处于不同活动状态的骨单位。

骨组织含有大量的骨单位，只要生命存在，这些骨单位就进行骨重建活动，而骨重建活动的激活不是整齐划一的，在时间上，有的处在激活状态，有的处于骨吸收状态，有的处于骨形成状态，有的处于静止状态；在空间上，可处于不同方向和部位。于是，在骨组织切片上，可观察到各种形态的骨单位，这是骨单位多样化的组织生理学基础。

2. 黏合线或称水门汀线

骨单位以水门汀线为界，恰似水泥将砖块黏合在一起。水门汀线是一层矿化的骨基质。几乎所有的水门汀线是反转线，它标志出骨吸收进程中的最远的边界，反转线的特征是不规

则的扇贝状，酸性磷酸酶染色（＋），与骨小管不连续等，很少一部分水门汀线是静止线，它形成于骨形成中的暂时中断期，静止线的特征是边缘光滑，酸性磷酸酶染色（－）；与骨小管有连续的静止线标志着一个骨结构单位是在两个以上分开的时间内完成的，而不是在一个时间内连续完成的。静止线随着年龄的增长而增加。

3. 与年龄相关的骨量变化

人类整个生存期内骨量变化分为 3 个阶段。

（1）从胚胎时期到骨骺闭合，骨体积持续增加，它包括软骨内骨化形成骨小梁，不同时间与部位通过骨内膜、骨膜的原位性骨形成而增加骨皮质；生长停止后，有一个骨体积的相对稳定时期，骨皮质呈现"骨孔"，这一现象到青少年阶段后期更明显，随着这一时间的骨转换降到最低点，"骨孔"现象持续减少而骨组织密度增加。由于骨内膜表面和骨膜表面的原位性骨形成使骨皮质变厚，然而在骨皮质增厚时，骨小梁的数目与此不一致，一般说来，一旦长骨骨骺闭合就没有新的骨小梁产生，但是椎骨和髂骨活检的研究表明，到 30 岁时，此两处骨小梁的厚度和数目达到其峰值，当然也有对此项研究相左的意见。

（2）成人峰值骨量，骨皮质 35～40 岁达到高峰，骨松质可能要早一些。男性成人峰值骨量比女性高 25%～30%；同性别而言，黑种人比白种人高 10%；而中国人尚缺乏确切数据。调查表明，各年龄组之间也存在个体差异，变异系数约 15%。

（3）达到峰值骨量后不久，便有与年龄相关的骨丢失，女性比男性开始丢失的年龄要早，无论年龄、性别、种族、职业、生活习惯、经济状况、地理分布、社会环境有何差别，骨丢失都是一种普遍的人类生物学现象，正如人要衰老一样，是一种自然的生理或病理生理过程。骨丢失可从任何部位检测出来，但是，以与骨髓腔接触的骨内膜表面更为准确，因为骨膜表面终生可有缓慢的骨量增加，使相对的骨丢失不易检测。男性的骨皮质，每年约丢失平均骨皮质峰值骨量的 0.3%，骨松质丢失还要快一些；女性的骨皮质和骨松质，每年均丢失峰值骨量的 1% 左右，绝经后 5 年丢失更快，在绝经早期和晚期相对慢一些。这种性别差异，表现在股骨干比肋骨和脊柱更为显著。90 岁以后，骨内膜的骨丢失速度将比骨膜的骨量增加速度慢，所以骨密质厚度在经历了 40～50 年的变薄趋势后，又缓慢地增加其厚度。无论长管状骨的骨干（如股骨干），还是短骨（如掌骨），其厚度的绝对减少是相同的，净的骨内膜丢失是每年 50 μm，因此短骨的相对丢失量更大。骨丢失率在个体间存在很大差异，它符合正态分布。

4. 骨构型与骨重建的区别

骨重建时，骨量的变化相当慢，骨的外形变化更不易察觉；而骨构型则不同，它是在骨生长中，适应骨的力学载荷，在确定的身体轴线上，既有骨量的增加，也有与力学载荷相适应的外形的变化。二者区别很多，最根本区别是：骨重建分静止期、激活期、吸收期、反转期、形成期，其特征是在上述循环周期中，就骨形成和骨吸收而言，经过一较长时间的静止期；而骨构型则不同，无论是骨形成还是骨吸收，都是在某一个表面上长时间连续发生并完成的，其间没有静止期。

（二）骨重建过程

骨重建过程，由骨表面上呈灶性分布的细胞活动区域，被称为基本多细胞单位或骨重建单位来完成。这些细胞在某些因素影响或调节下，完成一次骨转换，形成一个新的骨结构单位。因此，将完成这一次骨转换的群体称为骨重建单位。

尽管骨皮质与骨松质的骨结构单位的三维几何形状不一样，但是其骨重建过程在本质上没有区别。以骨松质为例，一个典型的骨重建单位（BRU）的周期可分为 5 个有序的阶段，即静止期、激活期、吸收期、反转期、形成期。

1. 静止期

正在生长中的动物，其多数骨表面或是骨形成或是骨吸收；成熟的动物，包括人类，80% 的骨小梁表面，以及 95% 的骨皮质内膜表面，从骨重建的意义上看，都处于静止状态，这些表面被一层薄薄的扁平的骨衬细胞覆盖，这一层骨衬细胞直径约为 50 μm，它们由成骨细胞转化而来，因为它们属于成骨细胞谱系，故保留着与骨细胞同样的内分泌激素受体及反应能力，但是，骨衬细胞丧失了合成胶原的能力。在某些因素影响下，骨衬细胞可以变为成骨细胞，又可生产胶原一类成骨细胞的基因产品。

在骨与骨衬细胞之间是一层 $0.1 \sim 0.5$ μm 厚的未矿化的结缔组织膜，这层膜的胶原纤维呈小束状并随机排列，与它的无定形基质相比较，则数量较少。这层膜的作用是保护骨表面，抵抗破骨细胞的骨吸收作用。在衬细胞与骨髓之间也有一薄层结缔组织膜和脂肪细胞。所以在骨髓与骨表面之间有两层细胞和两层结缔组织膜，总厚度为 $1 \sim 2$ μm。

在任何时间点上，20% 的骨松质表面在进行骨重建；在任何骨表面的局部，平均 2 年进行一次骨重建。骨骼中有上百万个基本多细胞单位，它们均处于骨重建的不同阶段，那么，这些基本多细胞单位如何起始的？有证据表明，骨细胞感受到力学应力，将信号传递给骨衬细胞，形成了新的基本多细胞单位；另外，骨细胞受到力学刺激后可释放胰岛素样生长因子（IGF-1）等细胞因子；局部或循环中的激素、细胞因子、生长因子也与基本多细胞单位的起始有关系，但具体细节不能肯定。

2. 激活期

某些表面由静止变为活动状态称为激活。激活时，先有破骨细胞的募集，然后是破骨细胞接近并贴附在骨表面上，在成人骨组织，每 10 s 发生 1 次 BRU 激活。这种激活除了与年龄、性别、种族、代谢状态有关外，在全身的不同骨骼有次序上的差别，在同一骨骼有不同表面的差别。由于这些原因，激活的发生，部分是随机的，部分与局部结构和生物力学的需要有关。

破骨细胞来源于血液中单核细胞，演变为破骨细胞的前体细胞，通过哈弗斯管和福尔克曼管中的血管到达激活的部位，可能是破骨细胞的前体细胞伸出伪足穿过骨表面的结缔组织屏障，到达骨表面后融合成破骨细胞。激活发生在特定部位和时间的原因不甚清楚，激发骨重建的许多内分泌受体存在于成骨细胞，而不存在于破骨细胞，据推测，来源于成骨细胞的骨衬细胞在激活中起重要作用，骨衬细胞在受到某些激素作用后，其形态由扁平变为圆形，暴露出一些骨基质，它也分泌一些胶原酶类物质，再与前破骨细胞的受体结合，使其融合为成熟的破骨细胞。

研究表明，甲状旁腺激素可使骨衬细胞产生皱褶，使骨衬细胞层产生裂隙，便于破骨细胞的前体细胞穿过。系统性激素、生长因子、白细胞介素等也在激活期起作用，有助于通过扩大前体细胞库来募集新的破骨细胞。骨基质中释放的一些因子，如骨钙素等也是破骨细胞或其前体细胞的趋化因子。

3. 吸收期

一旦破骨细胞到达骨表面，便开始骨吸收，并形成一个独特形状、占据一定空间的吸收腔，称为豪希普陷窝（吸收陷窝）。破骨细胞能动地吸收骨基质，形成比破骨细胞接触骨质处大 2 ~ 3 倍的吸收区域。在骨皮质的锥形切割体中，破骨细胞每天平行其长轴吸收 20 ~ 40 μm，垂直其长轴吸收 5 ~ 10 μm。在骨松质中，破骨细胞以较快速度完成豪希普陷窝总深度的 2/3，余下的 1/3 深度由单核的破骨细胞以较慢速度完成。破骨吸收陷窝的深度和广度有一定限制，当骨松质小梁的吸收陷窝深度达 50 μm，骨皮质的达到 100 μm 深时，在这个部位的破骨吸收则停止。破骨细胞完成这些工作需要 1 ~ 3 周。

多核的破骨细胞平均寿命为 12 d，然后凋亡，这一过程可被转化生长因子（TGF-β）促进，与凋亡相适应的是每天有 8% 的破骨细胞来补充，用³H 胸腺嘧啶标记后按时间顺序的形态学分析，这些新的破骨细胞是来源于局部骨表面上的具有增生能力的一些细胞群体。

在骨吸收时，释放出骨衍生的生长因子，包括 TGF-β、IGF、成纤维细胞生长因子（FGF）等。TGF-β 可被破骨细胞分泌产生的酸性环境激活。这些生长因子可能起到骨吸收与骨形成的偶联作用，但尚缺乏直接证据。

4. 反转期

反转期指骨重建过程中从骨吸收结束到骨形成开始这一时段，一般历时 1 ~ 2 周。反转期中完成骨吸收与骨形成的偶联。在吸收陷窝底部有大量成骨细胞出现，即在时间顺序上先后有成骨细胞在某些因素刺激下分裂，成骨细胞贴附到骨表面的某一特殊部位。反转期的组织学表现是豪希普陷窝中没有典型的破骨细胞，但是有单核的细胞，它在偶联中的作用不清楚。在反转期有一些单核的细胞是前成骨细胞，细胞核大，胞质淡染，提示这些细胞处在细胞周期的 G_1 相。

关于偶联机制，与局部自分泌有关，即一旦"激活"，则骨重建过程就不需要进一步干预，直到一个周期完成。从骨组织中提取的骨骼生长因子能增加骨细胞中的 DNA 合成，也刺激成骨细胞增殖和诱导骨形成，但这不是唯一的偶联信号物质。在哈弗斯系统骨重建过程的吸收期中，从骨基质或骨细胞中释放出一种物质，在新的成骨细胞聚集处保持很高浓度；在骨松质骨小梁重建过程中却不如此，骨小梁的骨重建单位的血液循环是一个开放的网状结构而不是一个封闭的环状结构。被吸收的骨基质释放成骨细胞有丝分裂原，可使新的成骨细胞按需要的数目及时出现；黏合线中的趋化性物质，使成骨细胞到达指定位置并按同一极性连续单层排列成一层。

5. 形成期

在反转期时，成骨细胞覆盖吸收腔底，并开始形成骨样组织，15 d 后骨样组织开始矿化，成骨细胞持续形成和矿化骨样组织，直到吸收腔填满，这一过程在任一表面的任一点上需要 124 ~ 128 d。

骨基质的沉积和矿化是骨形成的两个阶段，二者在时间和空间上是分开的。在骨形成开始阶段，骨基质沉积和矿化速度很快，每日 1 ~ 2 μm，可以测量靠近水门汀线的骨样组织接合面来确定。当吸收腔隙逐渐填满时，则此速度减缓。骨样组织形成与矿化之间的延搁，开始时是 15 d，并逐渐增加到 27 d，然后逐渐减慢。计算平均矿化沉积率和骨样组织平均成熟时间很容易，即指基质沉积开始和矿化开始的平均间隔时间，正常成人骨样组织成熟时间 17 ~ 20 d。

在吸收腔底，新的成骨细胞变丰满、活跃，制造一层厚的骨样组织，此后细胞逐渐变扁平，骨样组织也减少，最后变为骨衬细胞，一些成骨细胞埋在骨基质中成为骨细胞。骨细胞分泌抑制因子，当吸收填满时，逐渐降低骨形成率。

（三）影响骨重建的因素

1. 局部环境因素

（1）血管：血管沿着骨重建中形成的管道走行，在骨小梁表面，则可见血管靠近成骨细胞。用 ^{85}Sr 同位素标记发现血流与成骨细胞的成骨效率有关系。尽管血管和骨重建的关系不十分清楚，多数研究者认为，血管可提供营养，也是骨的一些前体细胞的来源。Parfitt 认为，血管内皮细胞也是骨形成与骨吸收的偶联因素之一，这些细胞受到破骨吸收中释放出的生长因子的作用，也分泌某些与成骨细胞有丝分裂相关的数种生长因子。

（2）神经：组织学研究发现，骨组织有密集的神经分节，这些神经纤维包含感觉纤维和交感神经纤维，这些纤维的末端与骨的细胞相联系。研究表明，成骨细胞和破骨细胞表达肾上腺素能受体、神经肽受体等，这表明成骨细胞和破骨细胞受交感神经的调节。

（3）骨髓细胞：骨髓基质细胞可分泌数种细胞因子，刺激成骨细胞和破骨细胞的增生。骨重建活动在靠近含红细胞骨髓多的区域更为活跃，可能与这些区域含有更多的细胞因子等有关系。

（4）脂肪细胞：脂肪细胞和成骨细胞来源于相同的前体细胞，即多潜能基质细胞。组织学研究可见到脂肪细胞增多时骨体积减小。

2. 骨小梁形状

如板状骨小梁变为棒状。正常健康的骨小梁是板状结构，互相连接成结构合理的网格状。正常的骨重建活动并不影响骨小梁的整体结构，但是，当骨吸收大于骨形成时，骨的丢失引起骨小梁板状结构变薄或穿孔，此时，骨的力学性能受到很大影响，一旦板状结构变为棒状结构，则此处骨小梁的连续性中断，孤立的棒状结构很快被吸收，所以，不仅骨的数量减少，而且骨的质量也降低。这也是骨质疏松时容易引起骨折的主要原因之一。

3. 骨皮质与骨松质比例

就整体骨骼的体积而言，骨皮质占80%，骨松质占20%，但是，从骨表面来看，骨松质的全部骨表面比骨皮质大得多，所以，骨松质的代谢活跃，这是骨皮质和骨松质在骨重建活动方面有区别的一般性解释。在绝经后骨质疏松，骨松质的骨重建过程中可引起骨小梁板状结构变薄或穿孔；而骨皮质的内表面可以"小梁化"；骨松质可形成微骨痂，而骨皮质则不能。

4. 雌激素水平

绝经后骨质疏松时，因为雌激素水平下降，骨重建激活率增高。雌激素水平下降，可能引起 IL-6 和其他细胞因子增加，这些因子与破骨细胞和成骨细胞的增殖有关。因为每一个骨重建单位激活后的过程，并不能完全补充吸收的骨量，就导致重建负平衡，激活率越高，则骨的丢失越多。在骨松质中，表现为骨小梁的板状网格状结构的变薄和穿孔，在皮质中表现为水门汀线增加，引起骨的结构、质量、数量的变化。研究表明，绝经后的骨重建的吸收腔变深，可能是因为破骨细胞的寿命延长或是其凋亡减少。老年骨质疏松时，成骨细胞形成新骨充填骨吸收腔的能力下降，表现为年龄相关的骨壁厚度的下降，使骨体积减小。在绝经后骨质疏松，也观察到成骨表面与骨样组织表面比例的减少，骨矿化率也降低。骨质疏松以后，因为空隙增加，剩余的骨结构经受更多的微损伤，这种状态引起恶性循环，即骨量减少，使剩余的骨受到更多的疲劳性损伤，也可激活骨重建过程，使骨吸收增加，进一步使骨量减少，骨质量下降。

5. 药物

骨重建理论对判断骨质疏松的药物治疗效果很重要。目前用于治疗骨质疏松的药物，如雌激素、双膦酸盐制剂、降钙素等，随着用药时间的延长，逐渐地间接抑制骨形成。据计算，用这些药物后，骨量增加持续 8 个月，逐渐达到一个稳定状态。

一般来说，总的骨量的增加与骨重建率相关，一旦骨吸收腔被填满，则不再增加骨量，也就达到一个平台期，称为"重建屏障"，此时的骨密度增加，是由于新形成的骨组织矿化程度增加引起的。用阿仑膦酸钠治疗骨质疏松，连续观察 7 年，其髋部骨密度在治疗的前 6 个月快速增加，此与骨吸收腔的填补相对应，此后 36 个月，骨量仍然逐渐增加，此与矿化程度增加相对应，以后观察到骨量变化不大。

（李敏龙）

第二章

骨科常见体征检查

第一节　上肢检查

一、肩关节检查

（一）肩关节正常体征

1. 肩上举

当肩关节外展超过90°时，须有肱骨和肩胛骨的外旋才能完成。如肩关节不能上举，多为肩周炎、肩关节僵硬或臂丛神经损伤。

2. 肩三角

喙突尖在锁骨中外1/3的下方，肱骨头的内侧，与肩峰和肱骨大结节构成等腰三角形。当三角形发生形状变化时，多为肩关节脱位或锁骨骨折。

（二）肩关节畸形

1. 方肩畸形

肩正常外形呈弧形，由肩胛骨肩峰和肱骨大结节构成。肩关节脱位后，肱骨头脱位至锁骨及喙突下方，关节盂空虚，肩峰下肱骨大结节消失，出现方肩畸形。

2. 搭肩试验

患侧肘关节紧贴胸壁时，手掌不能搭到对侧肩部或手掌抬到对侧肩部后，肘关节不能贴近胸壁为阳性。

3. 直尺试验（Hamilton 试验）

正常情况下，将直尺紧贴上臂时，不能同时与肩峰和肱骨外上髁接触，若能同时与两者接触，则有肩关节脱位或关节盂骨折。

4. 腋周测量（Callaway 试验）

用皮尺从患侧肩峰量起，绕过腋下一圈测得其周径，若它比健侧长，则说明患侧有肩关节脱位。

5. 布莱恩特征（Bryant 征）

肩关节脱位时，患侧腋皱襞与健侧比较明显下移。

6. 科德曼征（Codman 征）

在上肢被动外展后，将手移开使上肢失去支托，此时冈上肌迅速收缩，如产生疼痛，则为冈上肌断裂。

7. 科莫利征（Comolli 征）

俗称椅垫式肿胀，若肩胛区出现与肩胛骨体部形状相似的三角形肿胀，可持续数日，多有肩胛骨骨折。

二、上臂检查

（一）道伯恩征（Dawbarn 征）

当肩关节外展 30°~70°时无疼痛，超过 70°时疼痛突然出现，继续外展至 120°以上时疼痛又消失，此多为冈上肌肌腱炎、肩峰下滑囊炎、冈上肌不全断裂、冈上肌钙化或肱骨大结节撕脱骨折等。

（二）屈肘试验

将前臂旋后并屈曲肘关节时肩部疼痛，多为肱二头肌损伤。

（三）肱二头肌抗阻力试验

让患者在抗阻力的情况下屈曲肘关节，同时前臂抗阻力旋后，此时肱二头肌处于紧张状态，在肱二头肌腱鞘炎时，肩部前内侧即肱二头肌腱路径感疼痛，即为阳性。

三、肘关节检查

（一）肘后三角（Hueter 三角）

肘关节伸直时，肱骨内外上髁与尺骨鹰嘴成一直线，屈肘 90°时，尺骨鹰嘴与肱骨内外上髁之间形成等腰三角形，若此三角形变形或消失，则有肘关节脱位、肱骨内外髁骨折或尺骨鹰嘴骨折。

（二）提携角

提携角又称携带角。前臂旋前时上肢纵轴成一直线，前臂旋后时与上臂之间可有 10°~20°的外翻角，即提携角。其 <10°时为肘内翻，>20°时为肘外翻。

（三）肘后轴线（Mapkc 线）

肱骨纵轴线与肱骨内外上髁的连线成直角。若此直角关系发生改变，多为肱骨髁上骨折。

四、前臂检查

（一）前臂畸形

1. 马德隆畸形

此为先天性疾病，尺桡骨远端间隙增宽，桡骨短，尺骨远端向背侧移位。

2. 枪刺样畸形

当发生桡骨远端伸直型骨折（Colles 骨折）时，远骨折段及手向桡侧移位，从腕部正面观其像插在枪上的刺刀，骨折近端部分像枪筒。

3. 餐叉畸形

当发生桡骨远端 Colles 骨折时，远骨折段及手向背侧移位，从腕部侧面观像餐叉形状。

（二）前臂检查

1. 屈腕试验（Leri 征）

偏瘫侧手及腕被动屈曲时，肘部无正常屈曲运动。

2. 若利试验（Jolly 征）

前臂屈曲、肩关节外展时，上臂不能内收，见于脊髓第 7 颈椎节段病灶。

3. 克-弗试验（Klippel-Weil 征）

牵伸挛缩的手指时，拇指屈曲与内收，为锥体束疾患的指征。

4. 洛日试验（Laugier 征）

见于桡骨下端塌陷骨折。正常情况下，桡骨茎突较尺骨茎突长 1～1.5 cm，桡骨下端关节面向尺侧倾斜 20°～25°。当桡骨出现塌陷骨折时，桡骨茎突向近端移位，与尺骨茎突处于同一水平面。

5. 桡神经征

患侧腕关节不能过度背伸，该侧手不能握拳。

6. 梅宗纳夫试验（Maisonneuve 征）

桡骨远端骨折时，手呈高度的伸展状态即为阳性。

7. 直尺试验

沿肱骨外髁至小指紧贴一直尺，正常情况下尺骨茎突不与直尺接触，如发现尺骨茎突与直尺产生接触，桡骨远端多有骨折。

五、腕关节检查

1. 鼻烟窝

又称鼻烟壶，位于腕部桡侧背面，为拇长伸肌、拇长展肌与拇短伸肌腱之间的一个三角形浅窝，在腕关节中立位、拇指外展时明显可见，其深部是腕舟骨。如此窝饱满或肿胀，则多有腕舟骨骨折。

2. 握拳试验

正常情况下握拳时，第 2～5 掌骨平行排列，其中第 5 掌骨最短，第 3 掌骨最长，其远端较第 2、第 4 掌骨突出约 2 mm，如第 3 掌骨远端不突出或有少许回缩，多为月骨脱位或月骨骨软骨病。

3. 伸肌腱牵拉征（Mill 征）

在肘关节伸直、腕关节掌屈并握拳状态下，将前臂旋前，如果出现肘关节外侧剧痛，多为肱骨外上髁炎（俗称网球肘）。

4. 改良 Mill 征

肘关节伸直，握拳，前臂旋后，腕关节用力背伸并桡偏，检查者一手托住患者前臂，一手握住其手背部向掌尺侧按压，出现疼痛为阳性。

5. 腕背伸抵抗试验

肘关节伸直，握拳，前臂中立位，腕关节背伸，检查者一手托住患者前臂，另一手置于患者手背，用力向掌侧按压，出现肱骨外上髁疼痛即为阳性，多为肱骨外上髁炎。

6. 中指背伸抵抗试验

肘关节伸直，前臂及腕置于中立位，诸手指伸直，检查者一手托住患者前臂，另一手中指置于患者中指末节背侧用力向掌侧按压，出现肱骨外上髁疼痛即为阳性，多为肱骨外上髁炎。

7. 墨氏征

将手向桡侧偏斜握拳，由远侧叩击第 3 掌骨头部，如果出现疼痛，多为腕舟骨骨折或腕舟骨缺血坏死。将手向尺侧偏斜握拳时，如果出现第 3 掌骨头部叩击痛，则多为腕月骨脱位、骨折或腕月骨缺血坏死。

8. 伸指试验

正常时中指掌指关节完全伸直为中立位。如果中指掌指关节不能完全伸直，且叩击中指近节指骨远端出现疼痛，多为腕舟骨骨折或腕舟骨缺血坏死，如果无叩击痛则多为腕月骨脱位。

9. 施特吕姆佩耳征

腕不过度背屈则不能握拳或被动屈曲肘关节时前臂自动旋前，多见于偏瘫。

10. 手镯试验

轻压桡尺骨下端侧面引起疼痛者，多患有风湿性关节炎或类风湿关节炎。

11. 腕部阻断血供试验

让一名助手用双手握紧患者双拳，驱出患者手部血液，检查者用双手紧压患者双侧腕部桡动脉，使其血流阻断后，再让患者松拳伸手，对比观察两侧手指及手掌的血供恢复速度，以检查尺动脉通畅情况。同法按压尺动脉，可检查桡动脉通畅情况。

12. 握拳尺偏试验

让患者取拇指内收握拳姿势，检查者用力将患者腕部向尺侧偏屈，如果引起桡骨茎突部剧痛，多为桡骨茎突狭窄性腱鞘炎。因此，试验常牵拉桡神经浅支引起轻度不适，但并非剧痛，应注意鉴别。

13. 卡内韦尔征

当有腕部尺侧滑囊炎时，在小鱼际上方腕横纹近侧 2 cm 处有一明显压痛点。

14. 蒂内尔征

用手指自肢体远端向病变区轻叩神经干，如果该神经分布区有放射性刺痛或蚁走样感觉，多为该神经有部分损害或为神经中断后的再生和功能恢复，多见于腕部正中神经卡压综合征或各种神经的损伤以及损伤后的神经再生。

15. 屈腕试验

患者双肘关节置于桌面上，前臂与桌面垂直，双腕自然掌屈下垂。正常情况下，要经过一定时间后才会出现正中神经分布区的麻木和刺痛感。当患有腕部正中神经卡压综合征时，疼痛迅速出现并加重。

六、手部检查

1. 手的休息位和功能位

手的休息位置是腕关节背伸 10°，第 2~5 指呈半握拳状，拇指外展 45°，其远端指腹在示指远侧指间关节水平。手的功能位为腕关节背伸 30°。

2. 锤状指

伸指肌腱在末节指骨的肌止处撕脱时，远侧的指间关节不能主动伸直而呈现锤状。

3. 爪形手

为前臂屈肌群发生缺血性挛缩后所特有，腕关节轻度掌屈，掌指关节过伸，指间关节屈曲。

4. 爪形指

小指与环指掌指关节过伸，指间关节屈曲。此畸形为正中神经正常而仅尺神经损伤所特有，由于环指、小指指深肌也产生了麻痹，神经损伤的部位越高，此畸形越不明显。

5. 拇指内收旋后畸形

手休息位时，拇指指腹与示指远节指间关节的桡侧相接触或靠近，即拇指腕掌关节呈轻度外展及旋前，多为正中神经损伤后，外展拇短肌及对掌拇指肌麻痹所致。上述二肌萎缩后，大鱼际部正常丰满的外形消失，并出现明显凹陷。

6. 鹅颈畸形

与爪形手畸形恰好相反，拇指表现为指间关节屈曲，掌指关节过伸。其余4指或各手指的掌指关节和远侧指间关节屈曲，近侧指间关节过伸，其畸形犹如鹅颈屈曲位。

7. 垂腕畸形

当腕部向上前臂直立时，腕关节以外的手及掌部不能直立，向下垂落，多为桡神经损伤所致的典型畸形。

8. 夹纸试验

当尺神经损伤时，患手拇指与示指要夹紧纸片需屈曲拇指关节末节，由于拇内收肌麻痹，拇长屈肌发挥替代作用所致。

9. 手内在肌阳性征

将患手掌指关节伸直或过伸，使骨间肌和蚓状肌处于紧张位，再将指间关节被动屈曲，此时指间关节不易屈曲而弹回至伸直位为阳性。

10. 赫伯登征

关节风湿性关节炎、类风湿关节炎或痛风时，在远侧指间关节处可以发现或触及骨性结节。

11. 风湿性小结节

皮下圆形或卵圆形的小结节，是风湿病诊断依据之一。

12. 弹响拇

伸展拇指时出现弹响且有疼痛，多见于拇长伸肌、拇短伸肌或拇长展肌腱腱鞘炎。正常人偶尔在伸展拇指时也会出现弹响，并非经常出现且无疼痛，应注意鉴别。

13. 弹响指

当伸展掌指和指间关节时出现弹响，且伴有疼痛，多为伸肌或屈肌腱腱鞘炎，常为单发，如果同时出现多个手指弹响指，应考虑类风湿关节炎的可能。手指屈肌腱腱鞘炎伴有腱鞘狭窄时，屈指后往往不能伸直，手指屈曲呈扳枪机状，当用健手将其伸直时出现响声。

14. 握手试验

将两手手指放开，并相互穿插合抱，所有手指均能屈曲，而只有患侧示指不能屈曲者，为正中神经损伤。

15. 捏-握征（Pinch-Grip 征）

拇指与示指做对掌功能时，拇指末节过伸而掌指关节屈曲，示指末节过伸，近侧指间关节屈曲呈方形畸形为阳性，多为骨间前神经综合征所致的拇长屈肌和示指深屈肌腱麻痹。

16. 卡内韦尔征

在手部尺侧滑液囊或腱鞘受到感染后，手掌尺侧部及小指根处有明显压痛，即为此征阳性。

（刘合庆）

第二节　下肢检查

一、髋关节检查

（一）库柏内耳征

骨盆骨折时，会阴部、阴囊或阴唇等处出现淤血斑块者为阳性。

（二）屈展旋伸征

将髋关节屈曲、外展、外旋或伸展时，如引起疼痛则表明有髋关节炎症。

（三）托马斯征

患者仰卧位，检查方法有 3 种。

（1）髋、膝关节伸直平卧，正常情况下，腰部紧贴床面。如果腰部处于反弓状态，腰部与床面之间可由一只手通过则为阳性。

（2）患者健侧髋、膝关节完全屈曲，双手抱住膝关节，使腰部平贴床面，正常情况下，对侧膝关节不会屈曲。如果对侧髋、膝关节出现屈曲，多为髋关节及其周围软组织有病变，如髋关节结核、化脓性髋关节炎和髂窝脓肿等。如果是髋关节屈曲畸形，此时髋关节屈曲的角度即为髋关节屈曲畸形角度。

（3）检查者一手置于患者腰后，另一手尽量屈曲患侧髋、膝关节，正常情况下，髋关节屈曲至 80°~90° 时才感到骨盆开始活动。如果髋关节有病变而活动受限，则屈髋尚不到 70° 时即可感到骨盆活动。此时患侧股骨与床面之间的角度即髋关节屈曲畸形角度。

（四）"4"字试验

将患侧髋、膝关节屈曲，大腿外展、外旋，将小腿横置于健侧大腿前面，形似阿拉伯数字"4"。正常情况下，受检侧大腿可以贴近床面，若髋关节有病变，膝关节则上翘不能靠近床面。

（五）詹森试验

患者坐位，患侧踝部不能置于健侧膝上为该试验阳性，多见于髋关节变形性骨关节炎。

（六）滚动试验

患者仰卧位，双髋、双膝关节伸直，检查者一手横放于患侧大腿前面，轻轻内外方向反复滚动，如果出现疼痛，则多为畸形化脓性髋关节炎。

（七）髋关节脱位的体征

1. 屈髋屈膝外展试验

又称蛙式征。出生后 9 个月以内的婴儿屈髋和屈膝后，双侧可外展至 70°~80°。如髋关节脱位，外展角度 <60°或听到弹响后才外展至 80°为阳性。

2. 杜普伊特伦征

有两种不同意义：若在骨肉瘤的病变上加压，产生一种破裂样感觉为此征阳性；若在先天性髋关节脱位，患儿仰卧位，髋关节屈曲 45°，检查者一手固定骨盆，另一手握住膝关节反复向前下拉和向后上推大腿，如果感觉到大转子上下明显移动，股骨头像"打气筒"样可上下活动而无疼痛，即此征阳性，又称"打气筒"征、"望远镜"征或套叠征。

3. 奥尔托拉尼试验

此试验用于检查 1 岁以内的婴儿有无先天性髋关节脱位。检查者一手按住会阴部的耻骨联合以固定骨盆，另一手将膝关节置于屈曲 90°位，将髋关节屈曲、外展及外旋，引起髋部弹响者为阳性，多见于先天性髋关节脱位。

4. 巴洛试验

此试验用于 1 岁以内的婴儿。患儿平卧，先使髋关节屈曲，检查者双手握住两下肢，中指放在大转子部位，拇指放在大腿内侧部分对着小转子，轻柔地外展髋关节并在大转子部位施加压力，如果感觉到股骨头向前滑入髋臼内的弹响声，则提示有髋关节脱位。再在小转子部位施加压力，如果感觉到股骨头向后滑出髋臼，说明髋关节囊松弛，关节不稳定，容易发生髋关节脱位。

5. 艾利森征

患儿仰卧位，双髋双膝关节并拢屈曲，双足底平置床面，双足尖、足跟并齐，观察双膝关节顶部高度。正常情况下，双膝关节顶部等高，有髋关节脱位时，患侧膝关节顶部偏低。但双侧髋关节同时脱位时，双膝关节顶部可等高，此征阴性，应注意鉴别。此征的另一意义为股骨颈骨折时阔筋膜松弛，股骨上移所致。

6. 休梅克征

从大转子顶部向同侧髂前上棘作一连线，并向腹壁延长（即休梅克线），正常情况下，此延长线在脐或脐以上与腹中线相交。当有股骨颈骨折或髋关节脱位时，大转子上移，则此延长线在脐以下与腹中线相交，为此征阳性。

7. 卡普兰交点

分别从双侧大转子顶部，经同侧髂前上棘向腹部引出休梅克线，此两线的交叉点即卡普兰交点，其意义与休梅克征相同。

8. 内拉通线

患者仰卧位，屈髋 45°，在髂前上棘和坐骨结节之间作一连线。正常时，此线通过大转子顶端；当股骨颈骨折或髋关节脱位时，大转子顶端即高出此线。

9. 布莱恩特三角

患者仰卧位，髋关节呈中立位，从髂前上棘画一垂线，从大转子顶部画一水平线，从髂前上棘至大转子顶部作一连线，形成一三角形，其底线正常约为 5 cm，也可与健侧对比。如大转子向上移位，则此底线 <5 cm 或较健侧短。

（八）单腿独立试验

用一侧肢体站立时，因臀中肌、臀小肌拉紧，对侧骨盆抬起，臀纹上升以保持身体平衡，此为正常。当有脊髓灰质炎后遗症、髋关节脱位或股骨颈骨折时，下肢站立时因臀中肌、臀小肌松弛，对侧骨盆不能抬起、反而下沉，臀纹下降即为阳性。步行时为了保持平衡，骨盆必须过度倾向患侧，故呈鸭步行走。

（九）克累曼征

股骨骨折伴有下肢短缩时，膝关节上方的肌腱松弛，皮肤出现较多的皱纹，即为此征阳性。

（十）戴佐征

正常的股骨大转子能完成大半个圆形的回转活动，如果不能按正常范围回转即为此征阳性，见于髋关节损伤，多发生于股骨颈囊内骨折。

（十一）兰戈里阿征

当股骨颈囊内骨折或髋关节脱位时，因股骨近端上移而造成髋关节周围肌肉松弛，表现为大腿伸肌呈迟缓状态，即为此征阳性。

（十二）路德洛夫征

当股骨小转子骨折时，由于附着于小转子的髂腰肌收缩无力，让患者端坐于椅子上抬举大腿时，不能完成此动作，即为此征阳性。

（十三）髂胫束、臀肌挛缩的体征

1. 奥伯试验

患者取健侧在下，屈髋、屈膝侧卧位，患肢在上，屈膝90°。检查者一手固定骨盆，另一手握住患侧踝关节，在髋关节外展的情况下，尽量将髋关节过伸，然后松开踝关节，患侧下肢不能下落即为阳性，是因髂胫束挛缩引起髋关节屈曲外展畸形所致，多见于先天性髂胫束挛缩和臀肌挛缩症。

2. 髋内收试验

患者健侧卧位，上方健侧肢体屈膝90°，在尽量内收髋关节的同时屈曲髋关节，在屈髋过程中，膝关节若在其中任何一点不能触及下方肢体或床面，即为阳性，主要是阔筋膜张肌和臀肌挛缩所致，多见于臀肌挛缩症。

3. 弹响试验（弹响髋）

（1）患者仰卧位，双髋、双膝关节中立位并拢，检查者双手握住患者小腿，在双下肢靠拢的情况下，屈曲患者膝、髋关节，当股骨大转子部出现弹响时，即为阳性。

（2）患者侧卧位，将上方肢体尽量内收，并屈膝、屈髋时，大转子部位出现弹拨响声即为阳性。

以上是因为大转子后缘挛缩的臀大肌束在屈髋时，滑动弹向大转子前方所致，多见于臀肌挛缩症。

4. "二郎腿"征

受检者坐位，正常情况下一侧膝关节可交叉放在另一侧膝关节上，这种姿势称为"二郎腿"。如果一侧膝关节不能交叉放在另一侧膝关节上，即为此征阳性，多见于髂胫束挛缩和臀肌挛缩症。

5. 双膝交叉试验

受检者仰卧位，双髋、双膝关节中立位。正常时双下肢可内收至双小腿交叉，双膝关节重叠，当双小腿不能内收至相互交叉时即为阳性，多见于臀肌挛缩症。

6. 并膝下蹲试验

受检者双足和双膝并拢站立，屈膝下蹲，正常时可屈膝150°达到完全下蹲，小腿后侧能触及大腿后侧；而臀肌挛缩症患者并膝时不能下蹲，只能屈膝45°～100°，而在双膝分开后方可完全下蹲，此即阳性，多见于臀肌挛缩症。

（十四）屈髋试验（Fajerztain 征）

坐骨神经痛时，屈小腿后仍可屈髋，但伸直小腿则不能屈髋，患侧小腿伸直时，屈曲健侧髋关节也可引起患侧疼痛。

二、膝关节检查

（一）膝关节畸形

1. 膝反屈

正常膝关节可过伸5°～10°，如超过此限度即为膝反屈，多见于先天性畸形和脊髓灰质炎后遗症。

2. 膝关节外翻

正常情况下，双髋双膝伸直，双膝关节内髁靠拢时，双侧内踝也相互接触。如果两侧内踝不能靠拢，即出现了踝间距增宽，称为膝关节外翻，简称膝外翻。

3. "X" 形腿

如果双侧膝关节均出现了膝外翻，则称为"X"形腿。

4. "K" 形腿

如果单侧膝关节出现了膝外翻，则称为"K"形腿。

5. 膝关节内翻

正常情况下，双髋双膝伸直，双侧内踝靠拢时，双膝关节内髁也相互接触。如果两膝关节内髁不能靠拢，即出现了膝间距增宽，称为膝关节内翻，简称膝内翻。

6. "O" 形腿

如果双侧膝关节均出现了膝内翻，则称为"O"形腿。

7. "D" 形腿

如果单侧膝关节出现了膝内翻，则称为"D"形腿。

8. "S" 形腿

此畸形多为"O"形腿未能得到及时治疗，畸形进一步加重演变而来。其胫骨多表现为"O"形腿，而股骨下段则表现为相反方向的"C"形腿，形成"S"形态，故称"S"形腿。

（二）膝关节专用检查

1. 股四头肌抗阻试验

患者仰卧位或端坐位，膝关节伸直，检查者将患侧髌骨向远侧推挤，让患者进行股四头肌收缩动作，如果出现剧痛，则为此试验阳性，提示该侧髌骨患有髌骨软骨软化症。

2. 半蹲试验

患者屈膝90°呈半蹲位，然后将健侧下肢提起，如果患侧膝关节出现疼痛，不能继续维持半蹲位，则为此试验阳性，多为髌骨软骨软化症。

3. 半月板损伤的体征

（1）蹲走试验：让患者蹲下并行走或左或右不断变换方向，如果因为疼痛不能充分屈曲膝关节，蹲走时出现响声及膝关节疼痛为阳性，多为半月板后角损伤。

（2）特林布尔-费歇尔试验：患者屈膝仰卧，检查者一手以拇指紧压于患侧膝关节间隙处触诊，另一手握住患侧小腿作内旋和外旋活动，若拇指触及活动性物体，且能在胫骨髁上滑动即为阳性，提示为半月板损伤。

（3）富歇试验：患者屈髋、屈膝仰卧，检查者一手握住患侧踝部转动小腿，如果出现疼痛为阳性，多为半月板损伤。向内旋转试验阳性时，多为内侧半月板损伤；向外旋转试验阳性时，多为外侧半月板损伤。

（4）凯洛格征：是专门检查半月板前角损伤的一种方法。检查者一手握住患侧小腿对膝关节进行被动的伸直与屈曲活动，另一手拇指尖在内侧或外侧半月板的前角处触诊按压，如触及局限的压痛点，则多为内侧或外侧半月板前角损伤。

（5）回旋挤压征：患者仰卧，检查者一手按住完全屈曲的患侧膝关节进行触诊，另一手握住同侧踝关节，使足跟紧靠臀部，在将小腿极度外旋外展的同时，逐渐伸直膝关节，如出现弹响或疼痛即为阳性，多为内侧半月板破裂。在将小腿极度内旋内收的同时，逐渐伸直膝关节，如出现弹响或疼痛也为阳性，多为外侧半月板破裂。

（6）膝关节过伸试验：检查者一手握住小腿，一手按压髌骨使膝关节过伸，如果出现疼痛即为阳性，多为半月板前角损伤或关节游离体卡夹于关节内。

（7）膝关节过屈试验：患者仰卧，检查者一手握住患侧小腿，尽量使足跟紧靠臀部以尽量屈曲膝关节，如果出现疼痛即为阳性，多见于半月板后角损伤。

（8）研磨试验：患者俯卧、屈膝90°。检查者一手握住患足，边用力向下加压，边转动足跟及小腿，使膝关节产生研磨，出现疼痛即为阳性，多见于半月板损伤。

（9）半月板重力试验：患侧卧位，臀部垫高，使下肢离开床面，让患者自己做膝关节的屈伸运动。这时由于肢体重力的作用，内侧关节间隙开大，外侧关节间隙缩小，如果出现疼痛或响声则为阳性，提示为盘状软骨。

（10）第1斯坦曼征：在不同角度屈曲膝关节并向内或向外旋转小腿时，如果出现疼痛即为此征阳性，可根据疼痛部位确定半月板损伤部位。

（11）第2斯坦曼征：在伸膝时，膝关节间隙前方有压痛，并随着膝关节的屈曲而压痛点向后移动，多提示有半月板前角损伤。

（12）特纳征：由于内侧半月板损伤刺激隐神经的髌下支，在膝关节内下方产生皮肤感觉过敏区或痛觉减退。

（13）布拉加尔征：半屈膝时，膝关节间隙有压痛，旋转小腿时压痛加重。

（14）查克林征：伸膝关节收缩股四头肌时，可见股内侧肌萎缩及肌肉松弛，多见于半月板损伤后，患肢跛行导致的股四头肌萎缩。

4. 膝关节韧带损伤的体征

（1）抽屉试验：端坐或仰卧位，屈膝90°。检查者双手握住小腿上段，将其向后推压，如果胫骨能向后推动即为此试验阳性，多为后交叉韧带断裂；再将小腿上段向前牵拉，如果胫骨能向前拉动即为此试验阳性，多为前交叉韧带断裂。

（2）拉赫曼试验：仰卧位，屈膝20°~30°。检查者一手握住股骨下端，另一手握住胫骨上端做方向相反的前后推动，如果前交叉韧带有缺陷可出现胫骨过度地向前异常活动（注意与健侧对比），正常的髌韧带向下凹陷的形态消失而变成向前突出。胫骨前移可分为3度，Ⅰ度前移<5 mm，Ⅱ度移动5~10 mm，Ⅲ度移动>10 mm。

（3）侧方应力试验：先将膝关节完全伸直位，然后屈曲至30°位，分别做膝关节的被动外翻和内翻检查，与健侧对比。如超出正常外翻或内翻范围，则为阳性。外翻应力试验阳性者为内侧直向不稳定，反之则为外侧直向不稳定。

（4）膝内侧副韧带牵拉试验：膝关节伸直位。检查者一手置于膝关节外侧，将膝关节向内侧推压，另一手握住同侧下肢踝关节向外侧牵拉，如果膝关节内侧疼痛，则为此试验阳性，提示有膝内侧副韧带损伤。

（5）膝外侧副韧带牵拉试验：膝关节伸直位。检查者一手置于膝关节内侧，将膝关节向外侧推压，另一手握住同侧下肢踝关节向内侧牵拉，如果膝关节外侧疼痛，则为此试验阳性，提示有膝外侧副韧带损伤。当膝外侧半月板损伤时多并发膝外侧副韧带损伤，应进行此项检查予以证实。

（6）轴移试验：仰卧，膝关节伸直位。检查者一手握住患侧足部轻微内旋，另一手置于患侧膝关节外侧，使膝关节在轻度外翻力作用下逐渐屈曲，若在屈曲大约30°出现胫骨的突然向后移位，胫骨由向前的半脱位状态突然复位则为阳性，常提示前交叉韧带损伤。

（7）旋转试验：将膝关节分别置于90°、45°和0°位，做内、外旋活动并与健侧对比。如果一侧旋转范围增加，并非旋转不稳定，则表明韧带断裂或松弛。

（8）伸膝试验（Pisani征）：如膝关节间隙前部的包块在伸膝时消失，多为半月板囊肿。

（9）浮髌试验：端坐或仰卧位，膝关节伸直位。检查者一手按压在髌骨近侧的髌上囊上，将髌上囊中的液体挤压至关节腔内；另一手的示指和中指将髌骨快速下压，如果感到髌骨碰击股骨髁，即浮髌试验阳性，提示膝关节内至少有50 mL的积液或积血。

（10）斯氏征：检查者一手握住患侧小腿，另一手握住患足并突然将其弯曲，正常情况下无疼痛。如果足前弓有炎症或损伤，则引起剧烈疼痛，即为此征阳性。

（11）普拉特征（Pratt征）：肢体在挫伤或挤压伤后，受伤肌肉出现坏疽时，其最初表现为局部的肌肉变为僵直，即为此征阳性。

（12）西蒙兹、汤普森试验：俯卧，双足下垂于检查床缘。挤压腓肠肌，正常情况下足可跖屈，如不能跖屈则多为跟腱断裂。

（13）奥布来达试验：将一针头自跟腱处皮肤插入跟腱内，将足跖屈，正常情况下针头与跟腱移动方向相反，如果针头与跟腱移动方向一致，多为跟腱断裂。

（14）福尔克曼征：一种先天性胫距关节（踝关节）脱位畸形。

（15）基恩征：腓骨发生踝部骨折同时伴踝部内翻畸形骨折时，踝部直径变粗大，即为此征阳性。

（16）特劳特征：患风湿性疾病的闭经期妇女，其胫骨下1/3前面有压痛者为此征阳性。在月经正常妇女以及月经不调的非闭经妇女，无此表现。

三、足、踝部检查

1. 平底足

正常人站立时，足内侧呈弓形，也即足的内侧纵弓下方可插入一个手指，轻度平底足则足弓下降，手指不能插入，但足弓尚未着地。较重的平底足则足内缘着地，舟状骨明显向内隆起甚至接触地面，足呈外翻和外展姿态，跟腱向外偏斜。平底足的特点是足的纵弓低平或消失，足底扁平无弹性，有疼痛症状者称为平足症，检查其鞋底则内侧磨损较多。柔软性的平底足在不负重的情况下足弓外观和弓部的各方向活动均正常，但站立时足弓即塌陷；痉挛性平底足则活动受限，不负重的情况下也有明显畸形，应检查腓骨肌有无痉挛及拍摄足部 X 线片以了解有无跟距和跟舟骨桥。

2. 马蹄足

站立时仅以前足掌着地，后跟高高抬起不能落地，跟腱有明显挛缩畸形。

3. 勾状足

足前部仰起背伸并外翻呈勾状畸形，多见于胫神经麻痹、腓肠肌瘫痪、跟腱松弛、足不能跖屈及内翻力弱等。

4. 内翻足

站立或行走时，仅以足外侧或外侧足背负重，跟腱向内偏斜。马蹄足多与内翻足合并存在，称为马蹄内翻足。

5. 外翻足

畸形与内翻足相反，足内侧纵弓塌陷，足跟向外偏斜。

6. 仰趾足

站立时，负重以足跟为主，有时前足掌不着地，这一畸形多由腓肠肌及比目鱼肌瘫痪引起。

7. 高弓足

足弓较正常人高，前足下垂，但仅少数患者出现疼痛症状。

8. 蹈外翻

蹈趾向外侧偏斜 >25°，较重者位于第 2 趾、第 3 趾下面将二趾顶起。此时可并发第 2 趾、第 3 趾的锤状趾畸形。足横弓变宽低平，因而在足底掌部可产生胼胝。第 1 跖骨内翻，跖骨头明显向内侧突出，严重者可有骨赘和滑囊形成，摩擦发生炎症后则形成滑囊炎肿。一般正常人均有轻微的蹈趾外翻，但无任何症状。

9. 锤状趾

表现为跖趾关节背伸，近侧趾间关节屈曲，且在趾背常有胼胝形成，常见于第 2 趾。

（刘合庆）

第三节　脊柱检查

一、脊柱特殊畸形

1. 角状后突

棘突后突明显，顶部呈尖锐状，多见于脊柱结核、骨折和肿瘤。

2. 弧形后突

棘突向后隆起，但顶部平缓呈弧形，多见于强直性脊柱炎、佝偻病和姿态性驼背。

3. 侧凸

脊柱向侧方凸起，往往同时伴有侧凹，多见于特发性脊柱侧凸、脊髓灰质炎后遗症、腰椎间盘突出症及肢体不等长。

4. 肋膈沟（哈里森沟）

佝偻病患儿，由于骨与软骨的疾患，发生膈肌在胸廓内侧的运动牵引，导致相当于膈肌附着点的水平使胸壁向内凹陷，形成一个沟或凹槽即为此沟，使胸廓横径缩小，胸骨下部突出，肋骨下缘外翻。

二、脊柱专项检查

（一）拉斯特征（Rust 征）

在颈部强直、头部运动受到限制时，当身体运动，如从卧位起立或侧卧时，需保护性地先用两手扶持头部以减轻疼痛，即 Rust 征阳性，常见于结核性脊柱炎、颈椎关节炎或颈椎肿瘤，也偶见于颈椎的外伤性骨折或半脱位。

（二）深呼吸试验

患者端坐位，双手置于两大腿部，做一次深呼吸，检查者触摸两侧桡动脉搏动，然后让患者屏气，并在颈部过伸位做左右侧弯运动。若患侧桡动脉搏动明显减弱或完全消失，而健侧搏动正常或仅稍减弱即为阳性。临床上，此试验用于对颈前斜角肌综合征的诊断。

（三）颈脊髓、神经根受压体征

1. 颈侧屈挤压试验

患者坐位，头向后仰并向患侧屈曲，下颌转向健侧。检查者双手放在患者头顶向下挤压颈椎，如果出现颈部疼痛且向上肢放射，即此征阳性，多见于颈椎间盘突出症。第 6 颈神经根受压时，麻木或疼痛放射至拇指、手及前臂的桡侧；第 7 颈神经根受压时，放射至示指、中指及前臂；第 8 颈神经根受压时，放射至小指、环指及前臂的尺侧。

2. 臂丛牵拉试验

检查者一手按住患侧头部，另一手握住患侧上肢将其外展 90°，两手同时向相反方向推拉，如果出现放射性疼痛或麻木感为阳性，可考虑为颈椎间盘突出症或胸廓出口综合征。

3. 压顶试验

患者端坐位，颈后伸，头偏向患侧，检查者一手托住患者下颌，另一手在患者头顶逐渐用力向下按压，出现疼痛或向患侧上肢放射疼痛者为阳性，可考虑为颈椎间盘突出症。

4. 瓦尔萨尔瓦试验（Valsalva 试验）

嘱患者屏住呼吸并憋气，如果感到颈椎及上肢有反射性疼痛加重，则为阳性，多为颈椎间盘突出或骨折片突入椎管内压迫颈神经根，患者屏住呼吸时，椎管内压力增高而诱发神经根的刺激症状。

（四）拾物试验（Sieur 征）

在地上放置一物，如果患者不是弯腰拾起，而是屈髋、屈膝、直背，一手撑在膝上作为支撑蹲下去拾拣，即此征阳性，多有骶棘肌痉挛，可考虑为脊柱结核。

（五）腰椎脊髓、神经根受压的体征

1. 椎旁叩击征

在患者弯腰或俯卧状态下，用叩诊锤叩击棘突旁 2～3 cm 的软组织，如果出现或加重坐骨神经放射性疼痛或放射至股前部，即为此征阳性，多为该处椎间隙的椎间盘突出症。

2. 直腿抬高试验

在患者仰卧、膝关节伸直状态下，将患侧下肢被动抬高，直至出现肢体疼痛。正常情况下，直腿抬高至 60°～70°时才感到膝后不适，如果仅抬高至 60°以下时已出现肢体或腰部疼痛，则为试验阳性，多为腰椎间盘突出或坐骨神经痛。

3. 加强试验

在做直腿抬高试验出现肢体疼痛后，将肢体少许降低，使肢体疼痛减轻或消失，再用力尽量将踝关节被动背伸，如果出现肢体疼痛，则为加强试验阳性，多为腰椎间盘突出或坐骨神经痛。

4. 弓弦试验

直腿抬高到症状出现时屈膝约 20°使症状消失或端坐位屈膝 20°，此时腘窝处的胫神经和腓总神经相当于弓上的弦，用手指按压腘窝中部的胫神经或腓骨小头近侧的腓总神经数次，臀、股后或小腿麻痛为阳性，多提示为椎间盘突出症。

5. 拇趾背伸肌力试验

抗阻力背伸拇趾，如较健侧弱或低于Ⅴ级为阳性。神经根支配趾长伸肌，故伸趾肌力的减弱标志着腰 4～5 椎间盘突出，有定位意义。

6. Ely 试验

患者俯卧，检查者握住患者踝关节向后屈曲其膝关节，使足跟尽量靠拢臀部，然后使整个大腿过伸，出现疼痛者为阳性。多为腰神经根有病变，腰大肌受刺激或骶髂关节及腰椎有疼痛性损害。大腿前方软组织挛缩时，在进行屈膝的过程中，骨盆将从床面上被提起。

7. 关节屈曲试验

患者俯卧，屈曲膝关节，如在同侧臀部或大腿后侧产生疼痛或加重时为阳性，提示下段腰椎间盘突出。

8. 足尖站立试验

患者抬起健侧肢体，患足提起足跟用足尖站立，如果不能站稳，表明趾伸肌腱无力为阳性。

（六）安杰利斯征（Anghelescu 征）

有驼背畸形的脊椎结核患者仰卧床上，头与足跟应紧贴床面，此时如果患者躯干不能前屈为此征阳性。

（七）高尔征（Gower 征）

患者要从仰卧位自己站立起来时，需先翻身俯卧，以四肢支撑躯干，然后以两手扶持下肢才能逐渐站立起来，多见于进行性腰肌营养不良。

（八）屈颈试验

患者仰卧位，检查者一手按住其胸骨，另一手托起患者头部，使颈椎前屈，这样棘间韧带逐次向下被拉紧，有脊柱损害的患者局部出现剧痛，即此试验阳性，同时有本试验和直腿

抬高试验阳性者，常提示有根性坐骨神经痛。

（九）悬吊试验

主要用于鉴别姿势性与结构性脊柱畸形。对于目测有脊柱侧凸的患者，先让其暴露脊背，双手抓住一横杆，使双脚悬空，此时，如果脊柱变直则为姿势性脊柱侧凸。如果脊柱仍然呈侧凸畸形，则多为结构性脊柱侧凸。

（十）弯腰试验

患者双足靠拢，膝伸直，上肢自然下垂，向前弯腰近 90°。检查者坐在患者的正前方，双眼平视，与患者脊背呈切线位观察，背部不等高及不对称者为阳性，多有脊柱侧凸。

（十一）瓦-艾氏征（Varela Fuents-Irala 征）

正常的腰大肌轮廓是和第 1 腰椎与髂前上棘连线平行，当腰大肌有炎症改变时，其轮廓幅度增宽呈凸状而突出于此直线，即此征阳性，对腰大肌上半部病变有诊断价值。

三、骶髂关节检查

（一）骶髂关节扭转试验

一种检查方法是患者仰卧，健侧髋、膝关节屈曲，由患者双手抱住，患侧大腿垂于床缘外。检查者一手按住健侧膝部，另一手按压患侧膝关节使大腿后伸，以扭转骶髂关节，骶髂关节疼痛者为阳性，提示骶髂关节病变。

另一种检查方法是患者健侧卧位，健侧髋、膝关节均极度屈曲，由患者自己用双手抱住，检查者一手按住患侧臀部，另一手握住患肢踝部，使患侧髋关节极度后伸，该侧骶髂关节疼痛者为阳性。

（二）腰骶关节过伸试验

患者俯卧，检查者的前臂插在患者两大腿的前侧，另一手压住腰椎棘突，抬起患者大腿，产生疼痛即为阳性，见于腰骶关节疾病。

（三）髋关节过伸试验

患者俯卧，检查者一手压在骶部，另一手握住患侧踝关节向上提起，将膝关节屈至 90°，使髋关节过伸，如果骶髂关节出现疼痛，即为骶髂关节疾病；如果表现为髋关节疼痛，则为髋关节疾病。

（四）斜扳试验

患者仰卧，检查者一手按住患侧肩部，另一手将患侧髋、膝关节完全屈曲，并将膝关节向对侧按压，骶髂关节出现疼痛者为阳性，提示骶髂关节病变。

（五）内里征（Neri 征）

让患者在站立位时躯干前屈，如果引起患侧下肢屈膝则为此征阳性，主要见于腰骶及骶髂关节病变。

（六）提腿试验（Gillis 试验）

患者俯卧，检查者一手掌按在健侧的骶髂关节上以固定骶骨，手指则放在患侧的骶髂关节上进行触诊，另一手握住患侧踝关节用力上提，使髋关节过伸，如果该侧骶髂关节疼痛或运动受限，即为阳性，多提示有骶髂关节炎症。

（七）葛征维试验（Goldth-wait 试验）

患者仰卧，两腿伸直，检查者一手放在患者的下腰部做触诊，另一手做直腿抬高试验，此时骨盆起杠杆作用。在抬腿过程中，腘绳肌被拉紧，随之骨盆和腰椎相继发生运动。在腰椎尚未触及运动时下腰部已经疼痛，提示骶髂关节有损伤，如在触诊下腰部运动之后才发生疼痛，提示腰骶关节可能有病变。

（八）门内耳征（Mennell 征）

检查者拇指从患者髂后上棘向外侧推压后，再逐渐反向内侧推移加压，如在髂后上棘外侧有明显疼痛，则臀部有知觉过敏点；如髂后上棘内侧有压痛，则骶髂关节上方的韧带有知觉过敏。在髂前上棘向后方推移加压疼痛增剧，而在髂后上棘向前推移加压疼痛减轻，说明韧带有知觉过敏点，即此征阳性。对骶髂关节及其所属韧带的病变有诊断价值。

（杨传东）

第三章

骨科常用器具

第一节　止血带

在四肢手术时，使用止血带可以给手术带来很多便利。但是，止血带是一种存在潜在危险的器械，因此每个骨科医生和手术室护士必须了解如何正确使用止血带。

一、止血带的种类

止血带用于肢体的手术（如矫形、截肢、烧伤的切痂等手术）和外伤。其作用是暂时阻断血流，创造"无血"的手术视野，减少手术中失血量并有利于精细的解剖，有时作为外伤患者的紧急止血。目前广泛使用的止血带有充气式气压止血带和橡皮管止血带两大类，充气式气压止血带较 Esmarch 止血带或 Martin 橡皮片绷带安全。

（一）充气式气压止血带

充气式气压止血带由一个气囊、压力表和打气泵组成（图 3-1）。充气式气压止血带用于上肢和下肢，其止血法所需的器械包括：①气压止血带，类似于血压计袖袋，可分为成人气压止血带及儿童气压止血带、上肢气压止血带及下肢气压止血带，气压止血带还可分为手动充气式与电动充气式气压止血带；②驱血带，驱血带由乳胶制成，厚 1 mm、宽 10～12 cm、长 150 cm。具体操作步骤如下。

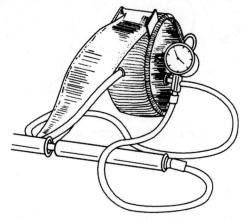

图 3-1　充气式气压止血带

（1）先用棉衬垫缠绕于上臂和大腿，绑扎气压止血带，为防止松动，可外加绷带绑紧1周固定。

（2）气压止血带绑扎妥当后抬高肢体。

（3）用驱血带由远端向近端拉紧、加压缠绕。

（4）缠绕驱血带后，向气压止血带充气并保持所需压力。

（5）松开驱血带。

对肥胖患者上止血带方法：助手用手抓住止血带水平的软组织，并持续牵向肢体远端，然后缠绕衬垫和止血带，这样可以维持止血带的位置。在上止血带前，排净气囊中的残余气体。缠绕止血带后，用纱布绷带在其表面缠绕固定，防止其在充气过程中松脱。在止血带充气前，应将肢体抬高2 min或者用无菌橡皮片绷带或弹力绷带驱血。驱血须从指（趾）尖开始，至止血带近侧2.5～5 cm为止。如果橡皮片绷带或弹力绷带超过止血带平面，那么止血带在充气时会向下滑移。止血带充气时应迅速，防止在动脉血流阻断前静脉血灌注。

目前，关于止血带充气压力的确切数字尚存在争议，但是多年来，临床上采用的压力通常高于实际需要的压力。充气通常所需压力见表3-1。

表3-1　气压止血法所需充气压力　　　　　　　　　　　　单位：mmHg

人群	上肢	下肢
成人	300	500～600
儿童	200～250	300

在某种程度上，止血带压力取决于患者的年龄、血压和肢体的粗细。有学者推荐上肢止血带压力高于收缩压50～75 mmHg，下肢止血带压力高于术前患者收缩压100～150 mmHg。

宽止血带所需要的止血压力低于窄止血带。弧形止血带适于锥形肢体（图3-2），应避免在锥形肢体上使用等宽的止血带，尤其是肌肉发达或肥胖的患者。

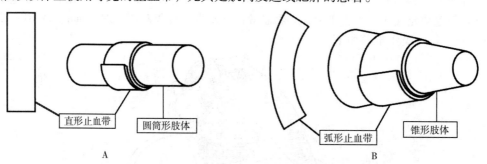

图3-2　直形止血带和弧形止血带

A. 直形止血带；B. 弧形止血带

（二）Esmarch 止血带

Esmarch 止血带目前各地仍在应用，是最安全、最实用的弹性止血带，它仅用于大腿的中段和上1/3，虽然在应用上受限，但是其止血平面高于气囊止血带。

Esmarch 止血带不能在麻醉前使用，否则会导致内收肌持续痉挛，麻醉后肌肉松弛使止血带变松。以手巾折成 4 层，平整地缠绕大腿上段，将止血带置于其上。方法：一只手将链端置于大腿外侧，另一只手从患者大腿下面将靠近链端的橡皮带抓住并拉紧，当止血带环绕大腿后重叠止血带，保证止血带之间无皮肤和手巾，持续拉紧皮带，最后扣紧皮带钩。

（三）Martin 橡胶片绷带

Martin 橡胶片绷带可以在足部小手术中作止血带。抬高小腿，通过缠绕橡胶片绷带驱血，直至踝关节上方，用夹子固定，松开绷带远端，暴露手术区。

二、止血带的适应证和禁忌证

（1）止血带仅用于四肢手术：①四肢开放性损伤的大量出血；②预防四肢手术过程中出血。

（2）使用止血带时必须有充分的麻醉。

（3）患肢有血栓闭塞性脉管炎、静脉栓塞、严重动脉硬化及其他血管疾病者禁用。

（4）橡皮管止血带仅用于成年患者的大腿上部，儿童患者或上肢不宜使用。

三、使用止血带的注意事项

（1）上止血带的部位要准确，缠在伤口的近端：上肢在上臂上 1/3，下肢在大腿中上段，手指在指根部。与皮肤之间应加衬垫，在绑扎止血带的部位必须先用数层小单或其他衬垫缠绕肢体，然后将止血带缠绕其上。衬垫必须平整、无皱褶。

（2）止血带的松紧要合适，以远端出血停止、不能摸到动脉搏动为宜。止血带过松，动脉供血未压住，静脉回流受阻，反使出血加重；止血带过紧，容易发生组织坏死。

（3）为了尽量减少使用止血带的时间，充气式气压止血带必须在手术前开始充气。灭菌的橡皮管止血带也应在手术开始前绑扎。

（4）在消毒时不要使消毒液流入止血带下，以免引起皮肤化学烧伤。

（5）使用止血带前通常需要驱血，但在恶性肿瘤或炎症性疾病时禁止驱血。

（6）止血带的使用时间达到 1 h 后，应通知手术医生，一般连续使用止血带的时间不宜超过 1.5 h。应每 1~1.5 h 放松 1 次，使血液流通 5~10 min。充气式气压止血带应予以妥善保存，所有的气阀及压力表应常规定期检查。非液压压力表应定期校准，如果校准时止血带压力表与测试压力表的差值大于 20 mmHg，该止血带应予以检修。止血带压力不准确，通常是造成止血带损伤的重要原因。压力表上应悬挂说明卡片。

四、止血带瘫痪的原因

（1）止血带压力过高。

（2）压力不足导致止血带的部位被动淤血，从而导致神经周围出血压迫。

（3）止血带使用时间过长，止血带使用时间的长短尚无准确规定，随患者年龄和肢体血液供应情况而定，原则上，对于 50 岁以下的健康成年人用止血带的最长时间不应超过 2 h。如果下肢手术时间超过 2 h，那么应尽可能快地结束手术，这样要比术中放气 10 min 后再充气的手术效果好。研究表明，延长止血带使用时间后，组织需要 40 min 才能恢复正常，以往认为止血带放气 10 min 后组织恢复正常的看法是有争议的。

（4）未考虑局部解剖而滥用止血带。

（杨传东）

第二节 牵引用具

牵引用具主要包括牵引架、牵引绳、滑车、牵引锤或沙袋、牵引弓、牵引针进针器具、床脚垫和靠背架等。

一、牵引架

临床应用的牵引架有很多种类型，尽管它们的形状各异，但目的都是使患肢的关节置于功能位和在肌肉松弛状态下进行牵引，如勃朗架（Braun Frame）、托马斯架（Thomas Frame）等，可根据患者的病情选择应用。

（1）勃朗架：勃朗架可用铁制，可附加多个滑车，可使下肢患侧各关节处于功能位，并可防止患者向牵引侧下滑。其缺点是滑车不能多方向调节（图 3-3A）。

（2）托马斯架：托马斯架可使患肢下面悬空，便于下面创面换药及伤口愈合；使患肢各关节置于功能位，利用腹股沟处的对抗牵引圈可防止患者向牵引侧下滑（图 3-3B）。

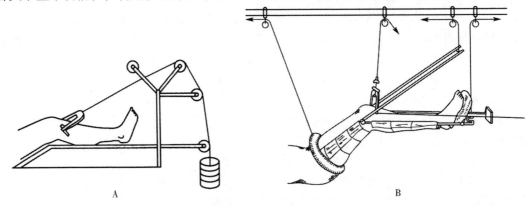

图 3-3 牵引架

A. 勃朗架；B. 托马斯架

二、牵引绳

牵引绳以光滑、结实的尼龙绳和塑料绳为宜。长短应合适，过短使牵引锤悬吊过高，容易脱落砸伤人，过长易造成牵引锤触及地面，影响牵引效果。

三、滑车

滑车要求转动灵活，有深沟槽，牵引绳可在槽内滑动而不脱出沟槽，便于牵引。

四、牵引锤或沙袋

可选用 0.5 kg、1.0 kg、2.0 kg 和 5.0 kg 重的牵引锤或沙袋，根据患者的病情变化进行牵引重量的增减。牵引锤必须有重量标记，以利于计算牵引总重量（图3-4）。

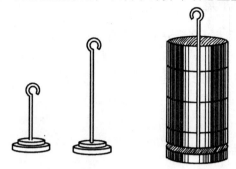

图3-4 作牵引力用的铁质重锤及3种长度的吊钩

五、牵引弓

牵引弓有斯氏针牵引弓、克氏针张力牵引弓、冰钳式牵引弓和颅骨牵引弓（图3-5），可根据病情的需要进行选择。一般马蹄铁式张力牵引弓用于克氏针骨牵引，普通牵引弓多用于斯氏针骨牵引。

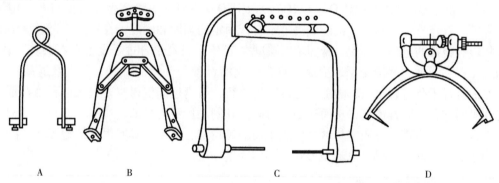

A   B   C   D

图3-5 牵引弓

A. 斯氏针牵引弓；B. 克氏针张力牵引弓；C. 冰钳式牵引弓；D. 颅骨牵引弓

六、牵引针

牵引针有斯氏针（或称骨圆针）和克氏针2种。

1. 斯氏针

为较粗的不锈钢针，直径3～6 mm，不易折弯，不易滑动，可承受较重的牵引重量。适用于成人和较粗大骨骼的牵引。

2. 克氏针

为较细的不锈钢针，直径3 mm以下，易折弯，长时间牵引易拉伤骨骼，产生滑动。适用于儿童和较细小骨骼的牵引。

七、进针器具

有手摇钻、电钻和骨锤等。一般骨锤仅用于斯氏针在松质骨部位的进针，皮质骨部位严禁用锤击进针。克氏针较细，一般只能用手摇钻或电钻钻入。

八、床脚垫和靠背架

如无特制的骨科牵引床，可将普通病床床脚垫高，利用身体重量作为对抗牵引。床脚垫的高度可有 10 cm、15 cm、20 cm 和 30 cm 等多种。其顶部有圆形窝槽，垫高时将床脚放入窝槽内，以免床脚滑脱。为了便于患者变换卧位和半卧位，可在头侧褥垫下放置靠背架。根据患者的需要调节靠背架的支撑角度，直到患者感到舒适为宜。靠背架还可使髋关节肌肉松弛，有利于骨折复位。

（林有为）

第三节　石膏及切割工具

一、石膏

医用石膏 $[2CaSO_4 \cdot H_2O]$ 是由天然石膏（$CaSO_4 \cdot 2H_2O$）加热煅至 100 ℃以上，使之脱去结晶水而成为不透明的白色粉末，即熟石膏。当其遇到水分时可重新结晶而硬化，其反应如下：$2CaSO_4 \cdot H_2O + 3H_2O \longrightarrow 2CaSO_4 \cdot H_2O + $ 热量。热量产生的多少与石膏用量和水温有关。石膏分子之间的交锁形成决定了石膏固定的强度和硬度，在石膏聚合过程中如果活动将影响交锁的过程，可使石膏固定力量减少 77%。石膏聚合过程发生在石膏乳脂状期，开始变得有点弹性，逐渐变干、变亮。石膏干化的过程与环境的温度、湿度及通风程度有关。厚的石膏干化过程更长，随着干化过程的进行，石膏逐渐变得坚硬起来。利用石膏的上述特性可制作各种石膏模型，从而达到骨折固定和制动患肢的目的。

石膏绷带是常用的外固定材料，含脱水硫酸钙粉末，吸水后具有很强的塑形性，能在短时间内结晶、变硬，维持住原塑型形状，起到固定作用。

二、石膏切割工具

拆开管型石膏需要切割石膏的工具，主要有以下几种：摆动电动石膏切割锯、Engel 石膏锯、Bergman 石膏锯、Bohler 石膏剪、石膏撑开器、绷带剪等（图 3-6）。

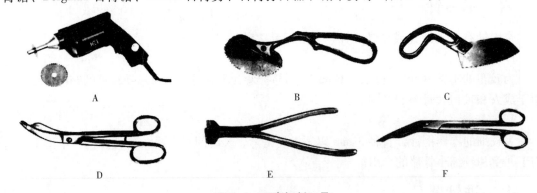

图 3-6　石膏切割工具

A. 摆动电动石膏切割锯；B. Engel 石膏锯；C. Bergman 石膏锯；D. Bohler 石膏剪；E. 石膏撑开器；F. 绷带剪

（林有为）

第四节 骨科影像设备

一、移动式 C 形臂 X 线机

移动式 C 形臂 X 线机（简称 C 形臂）是供手术中透视和拍片的 X 线机，常用于骨科手术。医生可以通过控制台上的监视器看到 X 线透视部位的图像，可以将感兴趣的图像冻结在荧光屏上，也可以拍 X 线片，帮助医生在手术中定位。移动式 C 形臂 X 线机外设多种接口，可以连接图像打印机、光盘机等。具有可移动性，方便手术室之间共用。

骨科适用范围包括：骨折复位与固定后复查；椎间盘造影；脊柱手术术中定位，椎体定位，观察椎弓根的螺钉位置，等等。

X 线扫描系统虽有广泛用途，但是其本身固有的缺点不容忽视，最显著的缺点是职业性辐射，特别是骨科医生双手的 X 线暴露量。此外，术中应用 X 线透视系统辅助定位还存在其他缺点，例如，只能同时观察到单平面视图，当需要在多平面视图上观察手术器械的位置时，则需不断重复调节 C 形臂的位置进行扫描定位，容易造成手术中断，费时费力。

二、移动式 G 形臂 X 线机

微创手术是 21 世纪手术的发展方向，移动式 G 形臂 X 线机（简称 G 形臂）是完成骨科微创手术必不可少的设备。双向透视可大大缩短手术时间。

双向定位数字化荧光影像电视系统，将创伤骨科、脊柱外科的实时手术定位与监控变为现实。通过 G 形臂，整个系统可在不同区域随时提供两平面的图像信息，使骨科定位更加准确，并为螺钉提供一个绝佳的方位。在手术中使用 G 形臂术中透视机，不仅降低了操作难度，省去了不时旋转 C 形臂的问题，而且提高了手术精确度，可节约手术时间 30% 以上。其主要优点：减少了手术风险；缩短手术时间，减少手术麻醉风险；减少患者恢复时间；手术一次到位；使医生和患者接受最小的放射线量。

三、计算机辅助骨科手术系统

计算机技术、虚拟现实技术（VR）、医学成像技术、图像处理技术及机器人技术与外科手术相结合，产生了计算机辅助外科手术（CAS）。CAS 是基于计算机对大量数据信息的高速处理及控制能力，通过虚拟手术环境为外科医生提供技术上的支援，使手术更安全、更准确的一门新技术。CAS 在骨科手术中的具体应用称为计算机辅助骨科手术（CAOS），它综合了当今医学领域的先进设备计算机断层扫描（CT）、磁共振成像（MRI）、正电子发射断层扫描（PET）、数字血管减影（DSA）、超声成像（US）及医用机器人（MR）。CAOS 旨在利用 CT、MRI、PET、DSA 等的图像信息，并结合立体定位系统对人体肌肉骨骼解剖结构进行显示和定位，在骨科手术中利用计算机和医用机器人进行手术干预。CAOS 为骨科医生提供了强有力的工具和方法，在提高手术定位精度、减少手术损伤、实施复杂骨科手术、提高手术成功率方面有卓越的表现，虽应用时间较短，但应用日益广泛。CAOS 的优点：简化手术操作，缩短手术和麻醉时间，极大地减轻患者肉体上的痛苦；缩短患者的住院时间，使患者早日回归社会（避免高龄患者长期卧床，缩短术后康复时间，降低医疗费用等）；比传统骨科手术更安全、准确、方便；使以往不能治疗或治疗困难的患者得以治愈，减少术后并发症；扩大了无须输血手术的应用对象，减少了输血感染事故；减轻了医护人员身体、精神及时间上的负担，极大地减少了患者和医护人员的 X 线辐射；防止肝炎、艾滋病等对医护人员的感染。

（陈长健）

第四章

骨科损伤概述

在美国，意外伤害是 1～45 岁人群中最常见的死亡原因。在 65 岁以上的老年人中，跌倒是常见的损伤；每 3 人中就有 1 人因跌倒导致严重的损伤，甚至死亡。跌倒是老年人最常见的住院原因，占骨折的 87%。在 2009 年，医疗机构接收了超过 870 万例意外（非故意）非致命的跌倒伤患者，每年发生率为 2 831/10 万人，但这可能仅仅占实际发生例数的一部分。随着人类预期寿命的增加，意外伤害的发生率也大大增加。

骨折治疗的目的是在解剖位置上获得骨性愈合，使患肢恢复最大的功能。因为外科手术不可避免地会对肢体造成进一步的损伤，所以必须选择对软组织及骨组织损伤最小的手术。为求得解剖学复位而付出完全破坏骨折段血供的代价的手术，无论从计划还是从实施的角度来讲都不可取。另外，应考虑作用于患肢和固定物上的机械应力。对患者的全身情况和手术风险必须加以权衡，以决定最佳的治疗方法。

任何形式的固定物都有一定寿命的夹板装置。因此，在固定物失效和骨折愈合之间存在一场持续的赛跑。关键是找到合适的治疗方法，在达到最可预期的和接受的骨折愈合的同时发生最少的并发症。在尝试复杂的切开复位内固定手术之前，外科医师必须考虑自己所接受的专业训练和所掌握的手术技能，熟悉相应的术式。实施手术的场所也必须加以考虑。手术间应具有良好的环境。参加手术的人员应熟悉术式和器械，全套器械和内植物应齐备并保养良好。出色的麻醉和术中监护是手术安全的必要保障。患者应被充分告知所选外科治疗方法的利弊，并愿意配合术后的康复锻炼，这一点对于任何治疗方法的成功都至关重要。

骨折的成功治疗取决于对患者的全面评估（不仅仅限于受伤部分），以及针对每例患者的特殊需要制订治疗计划。应选择最有可能使软组织和骨愈合且并发症最少的治疗方法。

第一节　骨科损伤的分类

一、骨折的分类

在综合评估外科医师的能力、设备、物力及患者具体情况的基础上，对骨折及伴随软组织损伤的范围和类型进行分类，可以让医师确定最佳的治疗方案。骨折类型的分析能揭示肢体所遭受的创伤的能量大小和骨折复位后的稳定性，使外科医师对高危损伤类型有所警惕。分类也可使外科医师能够观察手术的结果，并将自己的治疗结果与其他外科医师及研究者的治疗结果进行比较；同时，分类也可为评估新的治疗方法提供基础。

　　骨科创伤协会扩展的分类法已将骨折的编码与扩展的国际疾病分类（第10版）码对应起来，以利于诊断和治疗。该分类法已尽可能地将普遍认可的分类系统并入其中，如髋臼骨折的 Judet 和 Letournel 分类以及肱骨近端骨折的 Neer 分类。已制订了标准的随诊评估格式以进行一致的术后评估。2007年版的 OTA 分类法包含了 AO 分类法。AO 字母数字式分类法是一项国际性合作的结果，由许多学者根据"AO 文献中心"的信息和每个人的临床经验完成。该分类系统是根据骨折的形态特征和位置而制订的。AO 分类系统已被用于 2 700 例与此系统观念相对应的、经手术治疗的骨干骨折上，并在 400 例胫骨或腓骨骨干骨折病例中进行了专门的评估。随着骨折严重程度的增加，其造成的损伤类型和组别也在相应提高。

二、软组织损伤的分类

　　骨损伤必须进行分类，以便对骨折做出正确的评估并进行比较性研究以得出正确的结果，对伴随的软组织损伤也必须进行评估。开放性损伤已有几种分类系统。Gustilo 和 Anderson 在 1976 年介绍 1 025 例开放性骨折的治疗时，应用一种分级系统为感染性骨折的结局提供了预后信息。1984 年又对这一系统进行了修改，并对其结果进行了修订。修改后的分类系统以创面大小、骨膜软组织损伤、骨膜剥离和血管损伤为基础，将开放性骨折分为以下几类。

　　1. Ⅰ类开放性骨折

　　仅有 <1 cm 的清洁伤口。

　　2. Ⅱ类开放性骨折

　　伤口的撕裂超过 1 cm，但没有广泛的软组织损伤、皮瓣或撕脱。

　　3. ⅢA 类开放性骨折

　　有广泛软组织撕裂伤或形成皮瓣，但骨骼仍有适当的软组织覆盖或者不论伤口大小的高能量外伤。这一类损伤包括节段性或严重的粉碎性骨折，甚至包括只有 1 cm 撕裂伤。

　　4. ⅢB 类开放性骨折

　　有广泛的软组织缺失并伴有骨膜剥离和骨外露，这类骨折常被严重污染。

　　5. ⅢC 类开放性骨折

　　包括伴有动脉损伤需要修补的开放性骨折，不论软组织创口有多大。这种分类法对预后有重要意义。

　　其他分类方法包括广泛应用于欧洲的 Tscherne 和 Gotzen 分类法。闭合性骨折被分为 0~3 级，开放性骨折被分为 1~4 级。这种分类法包括其他方法所没有的软组织损伤和筋膜间室综合征。AO-ASIF 工作组将类似于 Tscherne 和 Gotzen 分类法的软组织损伤分类法加入其广泛的骨折分类系统中。这个分类系统包括闭合性和开放性损伤、肌肉和肌腱损伤及神经、血管损伤。也有学者提出了其他一些创伤评分体系，包括：创伤评分系统（TS）；改进的创伤评分系统（RTS）；创伤严重程度评分系统（ISS）；修正后的简明创伤严重程度评分系统（MISS）；儿童创伤评分系统（PTS）；综合考虑神经损伤、局部缺血、软组织损伤、骨骼损伤、休克以及患者年龄等因素的评分系统（NISSSA）；Hanover 骨折评分系统-97（HFS-97）。这些评分系统都试图定量评估骨折相关软组织损伤的程度及感染或其他不利于愈合的问题发生的可能性。然而，一项评价 AO/OTA 骨折分类系统的研究发现，C 型骨折患者的功能表现和损害程度明显差于 B 型骨折患者，而与 A 型骨折患者没有显著性差异，说明对于孤立的单侧下肢骨折，AO/OTA 骨折分类系统并不能很好地预测功能表现和损害程度。

2010 年 OTA 分类法委员会为开放性骨折推荐了一种新的分类方法，这种新的分类方法使用了 5 种评价指标：皮肤损伤、肌肉损伤、动脉损伤、污染及骨缺损。它为患者一入院还未接受任何治疗时就进行分类提供了一种系统化的方法。对于所有分类系统，其复杂性可能导致重复性下降而影响广泛使用，并且其评估预后的能力也需要考虑在内。

（陈长健）

第二节　创伤治疗的原则

一、多发性创伤

多发性创伤患者的处理需要更多的医疗资源，在小的社区医院里通常缺乏这些资源。按照目前的创伤中心治疗方案，可能无法提供对长骨、骨盆和脊柱骨折进行紧急固定所需的设施以及医师和护理辅助人员。目前已证实，在 1 级或 2 级创伤中心的治疗可以提高多发创伤患者的治疗水平和存活率。另外，最初就在创伤中心治疗的患者其住院时间和治疗费用都比先在另一地治疗后再转移到创伤中心的患者明显低。从医疗质量和经济角度来讲，对多发性创伤患者的最佳处理方法就是尽快将其转送到专门的创伤救治中心。

自 20 世纪 90 年代初以来，救治重点已经放在对多发性损伤患者的早期"全面"救治上，包括骨折固定。肺部并发症的发生率，包括急性呼吸窘迫综合征（ARDS）、脂肪栓塞综合征、肺炎等，与长骨骨折的治疗时机和方式有关。据统计，如果大骨折延迟固定，肺部并发症的发生率和住院时间在统计学上都显著增加。一项大规模多中心的研究也报道，采用早期全面救治可减少死亡率。

50% 以上的多发性创伤患者有骨折或脱位或两者兼有，因此，骨科医师在创伤救治组中起着关键性的作用。骨科损伤的处理对患者最后的功能恢复可能会产生深远的影响，甚至可能影响到其生命或肢体保存，如果早期即积极地补液或输血后患者仍出现血流动力学不稳定的骨盆开放性损伤，使用骨盆带固定。对于开放性骨折、伴有泌尿生殖系损伤的骨盆或髋臼损伤及伴有血管损伤的肢体骨折，治疗组内成员的交流和合作是非常必要的。

早期固定脊柱、骨盆、髋臼骨折和其他大关节的骨折可减少肺部并发症和其他被迫卧床所引起的疾患，但对这类骨折的治疗需要较复杂的外科技术、设备，常需要神经系统的监护。"骨科损伤控制"即在对肢体全面评估的同时，用外固定架迅速稳定骨折，使骨折获得稳定的固定，并恢复肢体长度，是目前治疗的标准模式。如果尚未获得血流动力学的稳定，危及生命的潜在因素尚未解决或化验及放射检查结果尚不足以制订出一个令人满意的外科手术计划，就不应进行手术治疗。

在特殊情况下，骨科损伤控制可在急诊室或复苏区进行。对于长骨骨折不稳定的患者，进行急诊外固定架固定可能是必要的，但是这会带来针道感染或深静脉血栓等并发症。对于有些患者，外固定可以一直保留到骨折愈合。与髓内钉固定相比，使用外固定架治疗股骨骨折，急性呼吸窘迫综合征的发病率明显下降。在一项前瞻性的、随机的、多中心的研究中，在用髓内钉和外固定架治疗的股骨骨折患者中检测到了炎症因子。研究发现，髓内钉固定能引起炎症反应，而外固定则不会。由于样本量较小，没有发现临床并发症的差异。创伤外科中损伤控制的概念目前正在进行深入的评估。这一理念被发现有助于在紧急情况下处理复杂的骨折。并发症多出现于因临床情况无法改善又不能进行最终固定的患者。

多发伤及其复苏过程可激活伤员的细胞因子而产生全身反应，包括由细胞因子介导产生的炎症因子、免疫因子和血流动力学因子。细胞因子的增加与器官功能的减退密切相关。多发伤还与系统免疫综合征有关，是广泛损伤产生的细胞因子和其他化学物质介导的一种弥漫性的炎症反应。骨科损伤控制是一种处理双重损伤的方法，即在处理外伤的同时又兼顾处理手术加重的损伤。

因为有以下一些因素存在，例如，患者有意识状态的改变，血流动力学不稳定妨碍了全面的骨科检查，同一肢体上有另一处较明显的损伤，以及早期的 X 线检查不充分等，5% ~ 20% 的多发性创伤患者在初次检查时会有一些损伤被漏诊。在较危急的损伤稳定后，应重复进行骨科检查，找出所有漏诊的损伤并进行早期治疗。研究表明，骨盆和颈椎的 CT 扫描比 X 线透视和 X 线平片检查能更多地发现损伤。

对多发伤患者的治疗要求进行特殊的和可靠的评估及治疗。美国外科医师学会制定的高级创伤生命支持系统（ATLS）是应用最广泛的创伤患者评估系统。该评估系统评估和复苏的顺序为 ABCDE。

A（Airway，气道）：气道应该保持通畅。

B（Breathing，呼吸）：在正常给氧的情况下，呼吸应该尽可能保持正常。

C（Circulation，循环）：包括中央循环和外周循环，所有肢体有良好的毛细血管充盈反应并维持正常血压。

D（Disability，功能障碍）：包括神经系统、骨骼肌肉系统、泌尿生殖系统损伤，尽管很少危及生命，但可以导致严重的长期功能障碍。

E（Environment，环境）：很多损伤并非发生在隔离的环境中，由此可能造成污染，使医护人员染病。

从骨科学角度来看，骨骼肌肉系统和神经系统的评估方案在决定损伤的类型和程度方面极为重要。危及生命和肢体的骨骼肌肉损伤包括伤口和骨折的出血，开放性骨折的感染，血管损毁和筋膜间室综合征造成的肢体丧失，脊柱和周围神经损伤导致的功能丧失。隐性出血、原因不明的多部位失血以及伴发的血流动力学不稳定，是血液循环评估的主要方面。多发骨折，特别是骨盆和长骨骨折引发的出血，要求早期固定减少失血。

处置时应首先考虑患者的全身情况。急诊措施必须包括治疗疼痛、出血和休克。出血应该以加压来控制。由于止血带可能进一步损伤神经、血管，极少推荐使用。由于有损伤邻近的周围神经的风险，建议不要在伤口内盲目使用止血钳钳夹止血。从患者受伤到清理伤口准备手术这段时间内，应用无菌敷料保护伤口，用夹板固定肢体，以防止锐利骨折块移动造成软组织的额外损伤。

病史应包括受伤的时间和地点。体检应包括确定软组织伤口的范围和类型及是否存在血管、神经损伤。应紧急处理血管损伤或筋膜间室综合征，以避免组织缺血，如果这些损伤超过 8 h，将造成不可逆转的肌肉和神经损伤。一项对犬的研究发现，当组织压低于舒张压 10 mmHg 或平均动脉压在 30 mmHg 之内时将发生不可逆转的肌肉损伤。该研究强调，组织压和舒张压之间 10 ~ 20 mmHg 的差距是急性筋膜切开的指征，而非绝对的组织压数值。

X 线摄像应该用来显示骨骼损伤的程度和类型。有时软组织损伤的程度只有在手术探查时才能确定。距离受伤的时间及软组织损伤的类型和范围对治疗的选择有指导意义。与低速率、低能量的创伤相比，高速率、高能量的创伤可以对软组织和骨骼造成更广泛的损伤，同时可以带来更不确定的预后。患者的全身情况、有无相关损伤及其他因素都会影响最终结果，并且对治疗产生影响。

二、开放性骨折

开放性骨折属于外科急症，也许应当被看作是不全离断伤。Tscherne 描述了开放性骨折治疗的 4 个阶段：挽救生命、保全肢体、防止感染、保存功能。第 1 个阶段或清创前阶段一直持续到 20 世纪。第 2 个阶段（保全肢体阶段）跨越了两次世界大战，其特点是截肢率高，引起了对人工假肢研究的兴趣。第 3 个阶段持续至 20 世纪 60 年代中期，在这一时代人们的注意力集中在防止感染和应用抗生素上。第 4 个阶段即保存功能时代，其特征是积极的伤口清创、用内固定或外固定确实地制动骨折及延期闭合创口。目前的第 5 个阶段是快速高效的创伤救治的结果。研究证实，大多数开放性骨折（Gustilo-Anderson ⅢA 类以下）可以闭合创口，这样做并没有明显的风险，而且并发症发生率和住院时间都有所降低。另外，预防性应用抗生素的需求也遭到了质疑。一篇有关预防性应用抗生素的文献综述显示，那些支持预防性应用抗生素的研究文章质量较低，其结论值得怀疑。有些文章的作者对开放性骨折患者入院 2 h 内迅速预防性应用抗生素的做法和所用抗生素的剂量及给药时间都提出了疑问。研究也表明，至少对于 Gustilo-Anderson Ⅰ 类、Ⅱ 类和ⅢA 类开放性骨折来说，对于严格的正规清创术及入院 6 h 内冲洗所有创口给予预防性应用抗生素并不是必需的。

（一）火器所致的开放性骨折

对火器所致的开放性骨折患者的评估包括受伤部位的正、侧位 X 线平片，包括上、下关节时，可能需要关节造影来判明是否存在关节的子弹贯通伤。如果损伤涉及脊柱或骨盆，CT 可用于确定子弹的精确位置，并可有助于评估关节损伤。如果怀疑血管损伤，可能需要血管造影或动脉造影明确诊断。

在和平时期遇到的火器伤主要有 3 种不同类型：①低速手枪或步枪伤口；②高速步枪伤口；③近距离的猎枪伤口。在低速手枪或步枪伤口中，软组织损伤常较小，故不需广泛清创。伤口的进出口小，常不需缝合，而只需对皮肤边缘进行清创。在低速枪伤伤口的治疗中，冲洗、局部清创、预防破伤风及肌内注射单次剂量的长效头孢菌素与 48 h 静脉应用抗生素的疗效相同，而且口服和静脉输注抗生素对于预防感染有同等的疗效。在这类伤口中，感染很少见。有学者推荐了一套关节内骨折的治疗方案，即对于子弹穿过清洁皮肤或衣物的损伤预防性使用抗生素 1~2 d；对于子弹穿过肺、肠道、严重污染的皮肤或衣物的损伤，使用广谱抗生素 1~2 周。民间枪伤的分类方法包括创伤能量、是否累及致命性的组织结构、伤口特征、骨折和伤口的污染程度。然而，这种复杂的分类方法并没有被确立，对治疗也没有起到指导作用。

某些枪伤可以在静脉注射单次剂量的头孢菌素后在院外口服抗生素治疗。Dickson 等报道，采用破伤风抗毒素 0.5 mL 肌内注射冲洗和局部伤口清创，闭合复位（必要时），放置敷料或夹板，静脉注射头孢唑林 1 g，口服头孢氨苄 500 mg，每日 4 次，共 7 d，院外治疗 41 例患者（44 处骨折）低速枪伤所致的 Gustilo Ⅰ、Ⅱ型开放性骨折，仅有 1 例发生了浅表感染。

在高速步枪和猎枪伤口中，软组织和骨损伤是大量的，组织坏死是广泛的。对这类伤口最好采用类似战伤的治疗方式。需要广泛地显露并清除所有失活的软组织。这类伤口应敞开，根据伤口本身情况再做延迟一期或二期缝合。在近距离猎枪伤口中，骨和软组织有广泛的损伤。除非伤口是贯通的，否则弹壳填料常存留在伤口内，可引起严重的异物反应。因此，应找到并去除所有填料，同时切除失活的软组织。没有必要清除所有的铅弹散粒，因铅弹似乎很少引起反应，而去除它们时会对软组织造成更多的损伤。应从关节内或滑囊内清除子弹和子弹碎片，因为它们可能造成机械磨损、铅滑囊炎和全身性铅中毒等并发症。据报道，关节内枪伤后全身性铅中毒的发生早可至伤后 2 d，晚可至伤后 40 年。这类伤口也应敞开，择期再关闭。

虽然延期和急诊应用扩髓交锁髓内钉都成功地治疗股骨开放性骨折，但对于因枪伤引起的股骨骨折，与延期髓内钉固定相比，即刻髓内钉固定可缩短住院日，明显降低住院费用，对临床结果也没有不利影响。目前，我们倾向于使用静力型交锁髓内钉治疗低速和中速股骨干骨折，包括多数粗隆下和髁上骨折。高速股骨骨折应以外固定架做临时固定，直至创面愈合满意；在伤后 2 周左右行髓内钉固定。有些高速骨折可以即刻行不扩髓髓内钉固定。如果有严重的软组织损伤，包括血管、神经损伤，可能需要一期截肢。在我们当地一级创伤中心治疗的 52 例伴有动脉损伤的股骨干骨折中，保存肢体的有 32 例（61.5%）。在一期（16例）髓内钉固定或在牵引和外固定后行髓内钉固定的所有 22 例股骨骨折病例，均保肢成功。在高速损伤的肢体中有 8 例行一期截肢，9 例行二期截肢，3 例患者死于其他损伤。在骨折固定前行血管修复的患者中没有发生吻合口撕裂。

外固定可能适合于严重损伤（Gustilo Ⅲ 型）。有报道，延迟一期闭合伤口和 Ilizarov 外固定架在治疗复杂骨折时的总并发症发生率和感染率较低。

在一篇髋部枪伤治疗的报道中，发现检查关节是否被穿透的最好的诊断性试验为髋关节穿刺抽吸和随后做关节造影。虽然所选择的病例都未做关节切开，而以抗生素治疗获得了成功，但对所有穿透关节腔的损伤都需要立即做关节切开。子弹继续接触关节液可导致关节损坏或感染。因为所有用内固定治疗的移位性股骨颈骨折的结果都不佳，所以该报道建议用髋关节成形术或关节融合术作为这类损伤的最终治疗方法。

（二）截肢与保肢

随着复杂的开放性骨折处理方案的出现，设计了相应的治疗手段，挽救了许多没有功能的肢体。然而，人们注意到了"只重技术而忽视合理性"的问题，并指出，如此保肢的最终结果不仅是留下了一个无用的肢体，而且也使每个患者在身体上、心理上、经济上和社交上都受到了影响。不可避免的截肢常被拖延太久不仅增加了财政、个人和社会的花费，还增加了伴随而来的后遗症发生率和可能的死亡率。在一项对开放性胫骨骨折的研究中，与早期行膝下截肢患者相比，保肢患者并发症更多，手术次数更多，住院时间更长，住院费用也更高。与早期截肢患者相比，更多的保肢患者认为自身有残疾。

为了更好地评估损伤和更好地确定采用早期截肢治疗的损伤类型，学者们进行了几种尝试。Mangled 肢体创伤严重程度评分（Mangled Extremity Severity Score，MESS）从 4 个方面进行评分：骨和软组织损伤、休克、局部缺血及骨龄。在一些研究中，MESS 评分达到 7 ~ 12 分的患者的肢体最终都需要截肢，而 MESS 评分为 3 ~ 6 分的患者的肢体能够存活。然而，在其他研究中均未发现 MESS、LSI（保肢指数）或 PSI（预测保肢指数）有预测价值。评分系统的高特异性证实，低分可以预测保肢的可能性，但其低敏感性却不能证明其作为截肢预测指标的有效性。这些评分系统似乎用途有限，不能作为判断是否应该截肢的唯一标准。而位于或高于截肢阈值的下肢创伤严重程度评分在决定能否保留遭受高能量创伤的下肢时应该谨慎使用。

Rajasekaran 等为了评估开放性胫骨 Gustilo ⅢA、ⅢB 骨折，提出了一种新的评分系统，包括皮肤覆盖、骨骼结构、肌腱和神经损伤以及并存病情况。他们使用该系统，把 109 例Ⅲ型开放性胫骨骨折分成 4 组，以评估保肢的可能性。第 1 组评分≤5 分，第 2 组评分为 6～10 分，第 3 组评分为 11～15 分，第 4 组评分≥16 分。评分≥14 分作为截肢指标，敏感性为98%，特异性为100%，阳性预测值为100%，阴性预测值为70%。这些结果与 MESS 分析的 99% 敏感性及 97% 的阳性预测值相似，但是优于 MESS 分析的 17% 的特异性和 50% 的阴性预测值。这个新的评分系统的高特异性可能成为更好的截肢预测方法。

（三）抗生素治疗

开放性骨折的治疗实际上是应用微生物学的一次临床实践。一旦皮肤屏障遭破坏，细菌就从局部进入伤口并附着和繁殖。损伤区域越广，坏死组织越多，对细菌的营养支持潜力就越大。由于损伤部位的循环遭到损坏，机体免疫系统利用细胞防御和体液防御的能力也都遭到破坏，于是在细菌造成感染和机体动员足够的免疫机制克服感染之间就展开了一场竞赛。

感染微生物的毒力取决于：它对宿主基质如坏死的皮肤、筋膜、肌肉和骨的黏附能力，它的致病力，以及由细菌本身的体液和机械因素决定的中和宿主防卫的攻击力。异物反应是保护细菌免受吞噬细胞吞噬的细菌糖蛋白的一种复杂的相互作用。细菌侵入机体后黏附在宿主的细胞基质上并分泌体液和糖蛋白保护罩，使其能进行细胞复制，形成临床感染。细菌的繁殖会以对数形式进行，直至耗尽可获得的营养物质、宿主死亡或宿主的防御成功地抵抗了感染为止。如果发生了后者且宿主仍存活，则细菌或被消灭或被抑制和孤立，形成慢性骨髓炎。

一般来说，开放性损伤的治疗包括术后全身使用抗生素。2004 年，Cochrane 的系统性综述确立了抗生素对开放性骨折患者的益处。这篇综述表明，开放性骨折使用抗生素后可将感染风险降低 59%。数据统计显示，伤后迅速短期使用第一代头孢菌素并结合骨折伤口及时处理的方法，可以显著降低感染风险。其他常用的治疗方法尚缺乏足够的数据证明其有效性，例如，延长抗生素的使用时间或重复短程使用抗生素，扩大抗生素的抗菌谱至革兰阴性杆菌或梭状芽孢杆菌或者局部使用抗生素，如 PMNA 链珠。

多数方案建议使用广谱抗生素，通常是第一代头孢菌素，而对于有革兰阴性细菌污染风险的严重污染的 Gustilo Ⅲ型损伤的伤口，则需另加氨基糖苷类抗生素，如妥布霉素或庆大霉素。如果有厌氧菌感染的可能性，如梭状菌，则推荐使用大剂量青霉素。因为多数情况下病原菌是医源性的，所以抗生素治疗的时间应加以限制。对于Ⅲ型骨折，加用静脉注射庆大霉素（根据体重调整剂量）或左氧氟沙星（每 24 h 500 mg）。喹诺酮类对骨折愈合有不良反应，不应该作为开放性骨折患者的预防性抗生素应用。

尽管医师一致认为应用抗生素治疗开放性骨折有效，但对持续时间、给药方式和抗生素的种类还存在争议。一项前瞻性双盲研究发现，使用头孢菌素者感染率为 2.3%，与之相比，不使用抗生素者感染率则为 13.9%，但有学者对该结果提出了质疑，而关于这个问题目前还缺乏足够数量的可靠的研究。研究表明，每日 1 次大剂量抗生素和低剂量分次给药的效果是一样的。

关于何时对开放性伤口做细菌培养尚存争议。学者们认为，清创前仅有很少量的细菌最终造成感染，这说明清创术前或术后进行细菌培养基本没有价值。最常见的感染细菌是革兰阴性菌和甲氧西林耐药金黄色葡萄球菌（MRSA），多数可能是在院内获得的。我们建议对第二次清创时存在明显临床感染表现的患者进行培养。虽然可能增加二次手术率，学者们还提到一种显著改善感染率的方法，即根据清创术和创口冲洗后获得的细菌培养结果来决定是否需要重复进行正规的清创术和冲洗。根据伤口的具体情况，早期、快速按经验使用抗生素是预防开放性骨折感染的一种有效的方法。

三、软组织损伤的治疗

在将开放性损伤患者送往医疗机构前，初步处理应包括伤口压迫、骨折夹板固定、无菌敷料覆盖。组织暴露于空气可以导致细菌进一步污染，因此，必须将患者迅速转移至合适的医疗中心。有学者发现，受伤 20 min 内在创伤中心接受治疗的患者的感染率为 3.5%，而受伤 10 h 内由其他医院转至创伤中心的患者的感染率为 22%。

在急诊室，有必要对患者的状况进行快速评估，并即刻对伤口进行清创和冲洗。清创和冲洗第一次世界大战后开始用于防止创伤后感染。有学者在基于伤口的细菌学评估中引入了清除失活组织和延迟闭合伤口的概念，从那时起，清创连同冲洗就成为治疗开放性损伤的主要治疗方式，尤其是伴有骨折的开放性损伤。

伴随闭合性骨折的软组织损伤尽管不如开放性骨折明显，但可能更加严重。没有发现这些损伤并在治疗中加以考虑可能会导致严重的并发症，从延迟愈合到部分或全层组织坏死和严重感染。此型损伤中最常遗漏的是皮肤与筋膜分离时发生的 Morel-Lavallee 综合征。其将产生间隙并有大量出血。通常会形成皮下血肿，血肿过大时将危及表面皮肤的活力。此综合征常发生于骨盆骨折的患者，特别是遭受剪力损伤的肥胖患者。建议使用 MRI 和超声检查确定诊断。

许多治疗方法可以用于 Morel-Lavallee 综合征的治疗，包括：根治性切开术，这一术式经常留有巨大的伤口；以及微创方法，如伤口引流。最初的建议是在稳定骨折的同时处理软组织问题。由于切开会增加皮肤失去血供的风险，我们更愿意等待观察而非进行急诊减压。对于经皮穿刺我们有一定经验，但发现肿胀有复发的可能。股部（大腿）的血供不恒定，故此种情况尤其危险。有学者建议对血肿行小切口引流和绷带加压包扎。我们一直使用类似的引流技术，但发现当发生皮肤坏死或伤口裂开时，感染概率增加。

四、清创术

在决定清创所需的准确范围时，应考虑每个患者的特点；一般来说，皮肤应清创至边缘出血为止。清创时不应上止血带，以免不能分辨皮肤的活力。

肌肉清创应将没有收缩或明显污染的失活肌肉全部清除。严重污染的完全断裂的肌腱断端也应切除，尽管这点在肌肉肌腱单位完整时存在很大争议。清除污染的同时保留肌腱是可能的。必须注意保持肌腱湿润，肌腱一旦干燥将发生坏死，就必须切除。早期皮瓣或敷料覆盖可以防止这些脆弱组织干燥。处理肌肉时，必须遵守"4C"原则，即韧性（consistency）、颜色（color）、收缩性（contractibility）和循环（capacity）。夹持或电刺激时应该能看到肌肉的正常收缩。肌肉的质地应该正常，不能是苍白的或水煮样的。肌肉应该是正常的红色，而不是褐色。应该在组织边缘看到好的出血点。

及时清创的经验性标准为"6小时原则"，但是只有少数研究表明 6 h 内清创可以减少感染率，许多研究对这个标准的可靠性提出了质疑。有些学者认为，手术清创对于低级别的开放性骨折可能是不必要的。尽管如此，我们认为，伤后尽快进行彻底的手术清创是对所有开放性骨折的治疗标准。有研究质疑，手术医师是否清除了正常的肌肉。此研究中，手术医师根据"4C"原则来判断肌肉的活性，同时做组织学检查进行比较。在 60% 的样本，组织学显示为正常肌肉和轻度间质性炎症的组织，而手术医师认为是坏死或即将坏死的组织。如果这类肌肉组织未被清除，其预后不得而知。在没有更好的方法在术中判断肌肉活性之前，清除可疑的组织是谨慎的做法（否则还得回到手术室进行二次清创）。

在清除失活污染的坏死组织后，应进行大量冲洗。一些实验研究对冲洗的效果进行了评价，但这方面的临床研究很少。最常用生理盐水进行冲洗，可以通过球状注射器、倾倒、低压或高压灌洗的方式进行。每一种方法都有其各自的优点。高压灌洗较球状注射器能够清除更多的细菌和坏死组织，如果有大量污染或处理延迟，可能更加有效。然而，有学者注意到，高压灌洗后第 1 周新骨形成较对照部位减少，而且脉冲灌洗后伤口外 1～4 cm 受到污染。他们还注意到，污染可以沿骨髓腔扩散。另外，灌洗器尖端接近组织的位置可以影响清洁的程度。Draeger 和 Dhaners 在体外试验模型中发现，高压冲洗枪（HPPL）比球形注射器冲洗对软组织的损伤更大。他们也注意到，高压冲洗比其他清创方法清除的污染物少，并由此推断可能是由于高压使污染物进入更深层的组织内。其他学者也发现，高压冲洗较低压冲洗增加了组织损伤。目前一致认为，高容量、低压力、反复足够次数冲洗可以最好地促进愈合和预防感染。

液体的用量随冲洗方法而变。我们的方案是用 9L 液体进行脉冲冲洗。另外，对在灌洗液中使用添加剂是否有益尚存疑问。添加剂通常分为 3 种类型：①防腐剂，包括聚乙烯吡咯烷酮-碘、氯己定-葡萄糖酸盐、六氯芬和过氧化氢；②抗生素，如杆菌肽、多链丝霉素和新霉素；③表面活性剂，如橄榄皂或苯扎溴铵。Bhandari 等指出，用于低压冲洗的 1% 液体肥皂是体内清除细菌最有效的灌洗液。在近期的一项前瞻性随机对照研究中，Anglen 对非消毒橄榄皂和杆菌肽溶液灌洗的 398 例下肢开放性骨折进行了比较，发现在感染和骨愈合方面两者没有差异，但杆菌肽组存在更多的伤口愈合问题。

关于灌洗后是否闭合伤口仍存在争议。以往建议保持伤口开放，不过随着强效抗生素和早期积极清创技术的发展，越来越多的医疗机构报道松弛闭合伤口、留置或不留置引流获得成功。如果清创不能获得清洁的伤口，则不应闭合伤口。另外，为防止皮肤进一步缺血坏死，也不应在有张力的情况下闭合伤口。用 2-0 尼龙缝线关闭创口并保持不裂开时所产生的张力较为适当。局部的组织结构应用吸水敷料保持湿润。有学者报道，用含有万古霉素或妥布霉素等抗生素粉末浸染的甲基丙烯酸甲酯制成链珠，由线穿在一起放置于伤口内，对于深部感染的控制率较高。

早期闭合伤口可以减少感染、畸形愈合和不愈合的发生率。闭合切口的方法很多，包括直接缝合、皮片移植、游离或带蒂肌瓣等。方法的选择取决于以下几个因素，包括缺损的大小、部位及相关的损伤。一项需要皮瓣覆盖的 195 例胫骨干骨折的多中心研究发现，对于

ASIF/OTA 分类的 C 型损伤，行旋转皮瓣后发生伤口并发症而需要手术处理的概率为游离皮瓣的 4.3 倍。

真空辅助闭合伤口装置可以减轻慢性水肿，增加局部血液循环，促进肉芽组织形成，有利于伤口愈合。一些有关真空辅助闭合伤口装置在骨创伤治疗方面的报道得到普遍认同，但其有效性尚未明确。真空辅助闭合伤口装置一般在灌洗和清创后使用并使用到伤口清洁前。

五、骨损伤的治疗

对完全失去软组织附着而无血供的小骨折块可以摘除。由于很难清洁干净，被异物严重污染的小骨折块也应被摘除。对是否摘除无血供的大骨折块尚存争议。一般来说，最好摘除所有无血供的骨折块，并计划行二期自体骨移植。保留无血供的骨折块是一个细菌黏附的根源，而且是开放性骨折发生持续感染的常见原因。曾经有使用聚乙烯吡咯烷酮-碘、高压灭菌和氯己定-葡糖酸盐抗生素溶液对脱出的大段骨皮质进行实验性灭菌的报道。应用 Ilizarov 牵伸组织生长技术治疗大段骨缺损也有报道。对于开放性骨折的这类处置，必须用心判断。对有完整骨膜和软组织附着的小片骨折应该保留，以便作为小块植骨刺激骨折愈合。

除污染外，开放性骨折时骨膜的撕裂减少了骨骼的血供和活力，因此，较闭合性骨折更难处理。通常软组织撕脱越严重，骨折越不稳定，骨折固定就越困难。

一般来说，应该以对损伤区域的血供及其周围软组织损伤最小的方法来固定开放性骨折。对于 I 型损伤，任何适合闭合性骨折的方法均可取得满意的结果。对 II 型和 III 型损伤的处理则存在争议，可以使用牵引、外固定、不扩髓髓内钉，偶尔采用钢板和螺丝钉。对于干骺端-骨干骨折，更倾向于用外固定，偶尔用螺丝钉行有限的内固定。对于上肢，石膏、外固定、钢板和螺丝钉固定是常用的方法。对于下肢，已经应用髓内钉成功治疗了开放性股骨干和胫骨干骨折，结果显示，对于 Gustilo I 型、II 型和 III A 型骨折，应使用不扩髓髓内钉。

骨折复位和固定的方法取决于骨折部位、骨折类型、清创的效果和患者的一般状况。如果期望限制进一步的手术损伤且骨折稳定，闭合性骨折可以采用类似闭合性骨折的复位和石膏外固定技术予以治疗。石膏必须分为两半或开窗，以便观察伤口。用外固定架可以方便地评估皮肤和软组织，甚至适合于存在不稳定软组织的稳定骨折，如 Pilon 骨折。涉及肱骨、胫骨、腓骨或小骨骼的开放性骨折可以通过这种方式复位和制动。如果没有可以使用的成熟技术，骨牵引可以提供足够的稳定，对多数伤口允许足够的显露。骨折越不稳定，手术固定或分期固定就越具合理性。

涉及关节或骨骺的骨折可能需要内固定以维持关节面和骨骺的对线。通常，克氏针或有限内固定，伴或不伴外固定可以达到此目的，同时又不使用过多的内固定物。如果可能，我们先治疗软组织损伤并处理伤口，待软组织愈合后，再通过清洁切口行关节内骨折的切开复位和内固定。

（方　舟）

第三节　骨折愈合（骨再生）

尽管已有大量的临床、生物力学和实验研究探讨了许多影响骨折愈合的因素，但还没有最终定论。我们对控制骨折愈合的细胞和分子途径的理解正在深入，但尚不完全。骨折愈合可以从生物学、生物化学、力学和临床等角度加以考虑。

骨折愈合是一个复杂的过程，需要在正确的时间和地点募集合适的细胞（成纤维细胞、巨噬细胞、成软骨细胞、成骨细胞和破骨细胞）和相关基因（控制基质的生成和有机化、生长因子和表达因子）的继发表达。骨折可激发一系列炎症、修复和重塑反应，如果这一复杂的相互影响的过程的每一阶段都进展顺利，则患骨将在数月内恢复至初始状态。随着矿化进程而逐渐增加的刚度和强度使骨折部位获得稳定并使疼痛消失时，骨折即达到临床愈合。当 X 线检查显示骨小梁或骨皮质穿越骨折线时，骨折即达到愈合。放射性核素研究显示，在恢复无痛性功能活动和获得 X 线检查愈合以后的很长时间内，骨折部位仍有浓聚，提示重塑过程需持续数年。

在骨折愈合的炎症阶段，因创伤造成的血管破裂将形成血肿。随后，炎症细胞浸润血肿并激活坏死组织的酶解。Bolander 认为，血肿是信号分子来源，如转化生长因子-β（TGF-β）、血小板衍化生长因子（PDGF），可以激发和调控一系列导致骨折愈合的细胞反应。在创伤后 4 ~ 5 d 开始的修复阶段，其特征是多潜能间质细胞浸润，此类细胞可以分化为成纤维细胞、成软骨细胞、成骨细胞，并形成软骨痂。骨膜和髓腔内血管增生（血管生成）有助于引导相应的细胞进入骨折部位并促使肉芽组织床的形成。而骨痂转变为编织骨及矿化的过程可使新生骨质的刚度和强度增加，这标志着将持续数月甚至数年的重塑阶段的开始。最终编织骨被板层骨替代，髓腔重建，骨骼恢复至正常或接近正常的形态和力学强度。骨折愈合是一个连续的过程，每一个阶段均与后续阶段重叠。

Einhorn 描述了以部位为特征的 4 个不同的愈合反应：骨髓、骨皮质、骨膜和外周软组织。他认为，骨折愈合最重要的部位是骨膜，在骨膜中定向骨原细胞和未定向的未分化间质细胞通过重演胚胎时期的膜内骨和软骨内成骨过程促使骨折愈合。骨膜反应能够迅速桥接骨骼半径长度的缝隙；此过程可被运动加强而被坚强固定抑制。同样，外周软组织反应也非常依赖于力学因素，可被坚强制动抑制。这一反应涉及快速的细胞反应和稳定骨折块的早期桥接骨痂的形成。组织形成的方式是软骨内成骨，通过未分化间质细胞募集、吸附、增殖并最终分化为软骨形成细胞来完成。

在骨折愈合的复杂过程中，新骨形成的 4 种形式为：骨软骨骨化、膜内成骨、相对的新骨形成和骨单位迁移（爬行替代）。新生骨的类型、数量和部位受骨折类型、间隙状况、固定强度、负荷和生物学环境的影响。研究发现，承受压力和低氧张力的细胞向成软骨细胞和软骨分化，而承受牵张应力和高氧张力的细胞则向成纤维细胞分化并产生纤维组织，表明对不成熟或未分化组织施加的应力类型可以决定新生骨的类型。

Uthoff 列举了大量影响骨折愈合的全身和局部因素，并将其分为创伤当时存在的因素、创伤造成的因素、依赖于治疗的因素和并发症相关的因素。学者们发现，下列因素是骨折愈合并发症（特别是感染）较好的预测指标，包括 AO 骨折分类中软组织情况和创伤能量水平、体重指数 ≥40、并存疾病因素的存在（如年龄在 80 岁以上、吸烟、糖尿病、恶性疾病、肺功能不全和全身免疫缺陷）。存在上述 3 个或以上因素的患者发生感染的概率几乎是只存在一个因素患者的 8 倍。

一、骨移植

自体骨移植包含骨形成需要的 3 个要素——骨传导性、成骨性及骨诱导性。骨传导性是指能够让骨长入的支架。骨诱导性是指诱导产生成骨细胞的能力。成骨细胞的形成也需要原始的骨细胞。

自体骨移植物可从身体多部位获取。关节融合术时移除的骨，去除所有软组织且碎成更小的小骨块后可再次使用。可以用一个碎骨机来将骨弄碎。这样就会为骨诱导增加活细胞和蛋白质的数量。

髂嵴是自体骨移植的常用部位。髂骨的后方能比前方提供更多的骨质，可作为碎骨或结构性骨，例如，三皮质骨移植。但是，从髂嵴处取骨常造成取骨区疼痛、神经瘤、骨折及异位成骨等并发症。

腓骨可以用作结构性植骨，肋骨可以用作结构性植骨或碎骨移植。胫骨也可以用作长的皮髓质结构移植，然而，由于坚强内固定及可靠的同种异体骨移植的出现，这些结构移植的应用范围正在逐渐缩小。

可以使用股骨钉及一个特制的钻孔/冲洗/抽吸器（RIA）（Synthes）来获取大量股骨内部的骨髓。开发 RIA 就是为了降低髓内压，减少钻孔时造成的脂肪栓塞。有文献记载了使用 RIA 能使髓内压明显降低及股静脉内的脂肪明显减少。在该过程中，钻出物和流出物均可获得，可以抽吸出数量可观的骨髓用来移植。根据患者及来源骨的不同，可以获取 25 ~ 90 mL 的骨质。这些骨性的碎片富含间充质干细胞。另外，上清液内也含有成纤维细胞生长因子 2（FGF-2）、胰岛素样生长因子 β_1（IGF-β_1）以及隐性的转化生长因子 β_1（TGF-β_1），但不含有骨形态生成蛋白-2（BMP-2）。因此，RIA 是自体骨、间充质干细胞和骨生长因子的一个潜在来源。在不同位置的脊柱手术之前，采用这项技术获得的自体骨也可以用作椎骨移植物。

这项技术也有一些并发症。曾有报道，在供骨部位有骨折发生，一些需要额外的固定。也有报道，骨皮质钻孔的地方需要预防性地置入髓内固定装置。还有因为误吸出现明显的出血。为了避免这些问题或使这些问题降到最小，需要采取如下措施。

（1）术前对取骨区进行 X 线摄像，评估骨的变形情况，对峡部进行测量，来决定钻孔的最大值。

（2）进行输血来替代被吸取的血和骨髓。

（3）当进行钻孔而无法避免不必要的出血时，抽吸装置应该被关闭。

（4）钻孔后，对取骨区应进行详细评估，检查孔眼，如果发现一个孔眼，应该预防性地置入髓内固定装置。

（5）术后活动时应采取一些保护措施，避免取骨区的骨折。

（6）手术最后应该检查患者的血容量，接下来的 24 h 检查有无明显出血。

（7）最后，在有代谢性骨病的患者，如骨质疏松症骨量减少，都不太适合行此手术。

二、骨移植替代物

尽管自体骨如髂嵴骨移植依然是填充创伤、感染、肿瘤及手术造成的骨缺损的"金标准"，但是，使用自体骨常造成下列并发症增多：增加手术过程，延长手术时间，增加失血量，常存在术后供区并发症（疼痛、美容上的缺陷、疲劳骨折及异位成骨）。可以用于骨移植的自体骨也十分有限。正是由于这些限制，骨移植替代物有了大的发展。

Laurencin 等将这些替代材料分为 5 种主要的类型：同种异体材料、以生长因子为基础的材料、以细胞为基础的材料、以陶瓷为基础的材料以及以多聚体为基础的材料。同种异体材料使用同种异体骨，单用或复合其他元素，能被用作结构移植物或填充移植物。以生长因子为基础的移植材料既包括天然的生长因子，又包括重组的生长因子，能单独使用或结合其他材料使用。以细胞为基础的替代物是使用细胞产生新骨。以陶瓷为基础的材料是使用各种类型陶瓷作为骨生长的支架。以聚合物为基础的材料可以单独使用生物可降解多聚体，也可以复合其他材料使用。其各种各样的材料还包括来自海洋的材料，如珊瑚和海绵骨架。

1. 同种异体的骨移植替代物

同种异体移植物可以以很多形式存在，可以通过很多方法制备，包括冻干、辐照（电子束和 γ 射线）和脱钙。经冻干和辐照处理的材料能用作皮质骨的结构支撑。一些材料可以磨碎用作特殊的用途，如椎间融合器。脱钙骨是同种异体移植物脱钙后的产物，包含骨诱导蛋白，能刺激骨形成，可做成油状、可注射凝胶状、糊状、粉状、敷贴状和它们的混合。不同类型的材料可以与骨髓混合在一块以增加成骨多能细胞。不同脱钙骨基质（DBM）产品在刺激骨愈合方面有很大的差异，这可能受多种因素影响，包括移植物的来源［骨库和（或）捐赠者］、处理方法、形态和载体类型。矿化的同种异体移植物通常与载体混合在一起使用，如甘油、硫酸钙粉、玻璃酸钠和明胶。通过 γ 射线和环氧乙烷灭菌的 DBM 可减少疾病传播的风险，但也可减少产品的骨诱导活性。所有这些因素在骨活化的有效性上有明显差异。

DBM 在合并严重血管或神经疾病、发热、不可控的糖尿病、严重骨退变性疾病、孕妇、高钙血症、肾衰竭、脊柱结核（波特病）、手术部位有骨髓炎或脓毒血症的患者，禁忌使用。

来自供体的疾病传播是非常少见的，但是有潜在的风险。同种异基因骨移植并发症还有骨诱导能力不确定、移植物的感染。即使经过严格的筛查和无菌消毒，完全清除病毒及污染的细菌也是不可能的。大的结构性异基因骨移植增加了疾病传播的风险。细菌感染和乙型肝炎、丙型肝炎的感染在接受移植患者中也有文献报道。DBM 传播感染的可能性更小。

2. 以生长因子为基础的骨移植替代物

1965 年 Urist 发现了骨形态发生蛋白（BMP）。同时他发现，BMP 有诱导软骨内成骨的能力。此后，很多蛋白质从这组中分离出来。它们是一个非常大的细胞因子族团的一部分，对多种组织的生长发育有帮助。目前使用的 BMP 中很多被归类为骨转化生长因子家族（TGF-β）。这个家族包括抑制/激活家族、苗勒管抑制物质家族和生存因子蛋白家族。TGF-β 家族的很多蛋白质对成骨没有帮助，但是对其他组织的生长、调节有作用。目前，仅有两种蛋白质被分离、生产并运用于人类。通过重组产生的蛋白质被命名为 rhBMP-2 和 rhBMP-7。其他 BMP 家族中被发现有成骨性能的是 BMP-4、BMP-6 和 BMP-9。美国食品药品监督管理局（FDA）已经允许 rhBMP-2 在用钛融合器进行腰椎前路融合时使用。FDA 限制 rhBMP-7 和 OP-1 仅用于人道主义装置豁免下的脊柱融合翻修术。

BMP-2 和 BMP-7 是水溶性的，需要一种载体，以使其在手术位置发挥更有效的作用。它们可以由载体提供，也可以添加到载体上。选择一种具有骨传导性的载体，骨诱导的作用会显著增强。选择载体时一定要谨慎，以防 BMP 的丢失。

其他蛋白质可能对骨的生长有作用，包括血小板源性生长因子（PDGF）和血管内皮生长因子（VEGF）。

3. 以细胞为基础的骨移植替代物

细胞可以刺激种子细胞产生新生组织。目前，常使用的以细胞为基础的移植物是自体骨髓。未来，成熟干细胞和胚胎干细胞、成体干细胞将随着移植物的使用不断发展，如骨髓间质细胞、表皮干细胞和脐带血细胞。

变性的胶原是一种骨诱导材料。这种材料的常用形式是牛（异种移植物）和人 I 型胶原，常被用作 BMP 的载体。rhBMP-2 和 rhBMP-7 复合骨胶原在形成肌腱和韧带胶原时可避免 BMP 的压缩和潜在丢失。

4. 以陶瓷为基础的骨移植替代物

陶瓷和胶原骨替代物能提供骨传导的性能，没有疾病传播的风险。可利用的陶瓷包括硫酸钙、磷酸钙和生物活性玻璃。此外，它们产生骨传导的同时可保持骨的完整性并与组织产生紧密的粘合。这种产品易碎，需要作为一种载体或保护装置（如笼），与其他材料联合使用。磷酸钙陶瓷以多种形式存在，包括磷酸钙和人工羟基磷灰石。这些产品可以做成固体基质、油状、颗粒状。生物活性玻璃是以硅酸盐为基础的玻璃，具有生物活性，目前与聚甲基丙烯酸甲酯一起使用，可提高黏合性。如果这个产品没有进行改良或没有与强度更高的产品联合，单用此产品，不被推荐在负重区使用，这个产品应该与 DBM 一起用或作为 BMP 的载体使用。

5. 以聚合物为基础的骨移植替代物

可以用于骨移植替代物的聚合物包括天然和人工合成的聚合物，可以是降解的或非降解的。一些不能降解的天然和人工合成的聚合物由聚合物和陶瓷构成，可以用于负重区的填充。生物可降解的天然和人工合成的材料包括 PLA 和 PLGA。这些材料的可吸收性限制了其在负重区的应用。

6. 其他骨移植替代物

珊瑚羟基磷灰石是较早用作骨移植替代物使用的一种物质。它吸收缓慢，并且可以用作 BMP 的载体。这种材料具有抗压性强、抗剪切力弱的特性，这些限制了其在脊柱外科的应用。当用作填充物时，由于其吸收缓慢，骨的加压可能会导致置入物的移位。

壳聚糖和海绵状骨骼是一种非常有潜力的骨移植替代物，已经证明它们有可靠的疗效。但是需紧密接触宿主骨组织获得骨传导的作用。

三、电刺激和超声波刺激

从 20 世纪 70 年代早期起，电磁刺激就已被用来治疗骨折延迟愈合和不愈合，其成功率分别为 64% 和 85%，但其在新鲜骨折的治疗中却未被证明有效。前瞻性双盲研究显示，电磁刺激对股骨和胫骨截骨术后的愈合具有促进作用，但是对其促进骨折愈合作用的细胞机制目前还不清楚。将成骨细胞暴露于电磁场中培养发现，多种生长因子的分泌增加，包括 BMP-2、BMP-4、TGF-β 和 IGF-2。

尽管动物实验和临床研究已经证实超声能够促进骨折愈合，但其确切的机制尚未明确。低强度超声可以增加钙离子与培养的软骨和骨细胞的结合，并刺激大量参与骨折愈合过程的基因表达，包括 IGF 和 TGF-β。在鼠模型动物实验中，超声能够增加软骨痂的形成，导致软骨内化骨的早期启动。对大鼠和兔的动物实验显示，应用超声治疗新鲜骨折可平均加速骨折愈合达 1.5 倍。临床研究发现，超声可以使胫骨和桡骨骨折愈合时间缩短约 40%。另外，低强度超声对伴有糖尿病、供血不足、骨质疏松等疾病及服用激素、非甾体抗炎药或钙通道阻滞药等药物的患者的骨折愈合也有促进作用。

四、影响骨愈合的不利因素

许多因素不利于骨的愈合，吸烟是这些因素中最值得注意的。临床和动物实验均已经证明，吸烟、曾经吸烟、咀嚼碎烟末均会导致骨的延迟愈合。吸烟也会导致一般伤口的延迟愈合。吸烟可使骨折愈合时间加倍，并明显增加骨折不愈合的风险。非甾体抗炎药如布洛芬可以延迟甚至阻滞骨的愈合过程。其影响随个体使用药物的不同而不同。喹诺酮类抗生素也会减慢骨的愈合，尽管这些药物对深部骨感染有效。其他影响骨折愈合的因素包括缺乏负重，骨折部位肌肉收缩的刺激减少，以及患有糖尿病等合并症等。

（方　舟）

第五章

开放性骨折的诊断及处理

第一节　开放性骨折的分类与诊断

　　开放性骨折是指骨折经皮肤伤口与外界相通的骨折，通常由高能量损伤导致，致伤原因包括交通事故、高处坠落伤、枪弹伤、锐器砍伤或刺伤以及其他严重创伤。高能量创伤所致的开放性粉碎性骨折，经常伴有周围软组织的严重损伤，甚至累及距离骨折部位较远的其他部位合并损伤，术后感染率和截肢率明显增加。另外，由于疼痛、恐惧、失血等原因，对呼吸、血压等生命体征产生重大影响，甚至发生休克。文献报道，下肢开放性骨折死亡率约为39%。

一、开放性骨折的分类

（一）根据致伤原因和损伤性质

可将开放性骨折分为以下4类。

1. 切割伤或穿刺伤

多由锐器或骨折断端刺穿皮肤导致。这类开放性骨折软组织伤口创缘整齐，污染不严重，损伤范围明确。清创易于实施，预后较好。

2. 撕裂伤和剥脱伤

皮肤、肌肉等软组织大面积撕裂或剥脱，伤口不规则，伴有不同程度的污染，多为粉碎性骨折。

3. 碾挫伤

多由车轮碾挫、机器绞轧或重物压砸等严重创伤导致，软组织广泛严重损伤，多为粉碎性或多段骨折，严重者甚至需要截肢治疗。

4. 枪弹伤

多为子弹或者弹片等高速撞击导致的投射伤，损伤范围和深度与致伤物的速度以及爆炸力有关。

（二）根据开放性骨折的形成机制分类

将其分为自内而外的开放性骨折、自外而内的开放性骨折和潜在性开放性骨折。

1. 自内向外的开放性骨折

根据损伤形态可分为 3 个亚型。

（1）尖端哆出伤：骨折断端尖锐碎片刺破皮肤和软组织，伤口 < 2 cm；该类骨折损伤较轻，骨折断端往往自行还纳，就诊时骨折一般无外露。

（2）钝端哆出伤：较大的骨折断端自内向外穿破软组织和皮肤形成开放损伤；伤口一般呈横向，大小与穿出骨端的直径相当；骨折端不易自行还纳。伤口皮肤及软组织损伤较重，应予以重视。

（3）哆出撕裂伤：暴力更为强大，骨折断端穿出后首先造成横向伤口，暴力继续作用，骨折端沿其长轴纵向撕裂，伤口多呈 L 型，长数厘米，甚至达 30 cm。骨折端外露，骨膜剥离，骨折明显移位。皮肤和肌肉挫灭严重。

2. 自外向内的开放骨折

多为暴力直接作用于局部，损伤软组织及骨骼。

（1）贯通伤：贯通物穿破皮肤、肌肉等软组织，击断骨骼，多为粉碎性骨折。贯通物可滞留于局部或者经对侧穿出。伤口径线与贯通物的大小、速度有关；软组织损伤程度较皮肤损伤严重，与贯通物的性质、速度以及是否爆裂有关。

（2）锐器伤：锐器直接砍伤或刺伤局部，造成软组织损伤和骨折。伤口边缘较整齐，损伤不严重。此外，在闭合性骨折基础上，坠落或倒塌物体较锐利部分可能刺破软组织与骨折断端相通而导致开放性骨折。

（3）撞击压砸伤：多由于打击、碰撞或重物砸伤造成，暴力直接作用于局部，皮肤、肌肉等软组织损伤不规则，与致伤物的形状、暴力作用方向有关，往往有一定程度挫伤。多为粉碎性骨折，范围较广。

（4）撕脱伤：多由于重物挤压、机器碾压或绞轧导致。皮肤及皮下组织广泛撕脱，四肢损伤往往是脱套伤，多合并深部肌肉、神经、血管损伤。骨折常为多发，明显移位，往往伴有缺损。这类开放性骨折损伤严重。

3. 潜在性开放性骨折

潜在性开放性骨折可见于严重碾挫伤，肢体发生广泛皮下剥离，同时合并骨折，如果覆盖闭合性骨折的皮肤、肌肉等软组织部分或全部坏死，骨折与外界相通，即为开放性骨折。部分移位的闭合性骨折，骨折断端压迫局部皮肤，如果皮肤坏死，骨折与外界相通也可发展为开放性骨折。经及时积极治疗这类损伤也可不发展为开放性骨折。

（三）Gustilo 和 Anderson 提出了开放性骨折分型

该分型根据伤口大小、软组织损伤严重程度、污染情况以及是否合并血管损伤进行评价。Gustilo 分型包括 3 型，其中 III 型又分为 3 个亚型。

I 型：伤口小于 1 cm，较为清洁，软组织损伤轻，骨折多为简单骨折或轻度粉碎性骨折。

II 型：伤口超过 1 cm，中度污染，软组织较大范围损伤，无软组织撕脱。

III 型：多为高能量损伤导致，伤口一般超过 10 cm，软组织广泛损伤或需创伤性截肢，碾压或挫伤严重，骨折粉碎。火器伤和农机损伤导致的开放性骨折也属于此型损伤。

III A 型：多段或粉碎性骨折，骨折端仍有充分软组织覆盖。

III B 型：严重软组织缺损，骨折外露伴骨膜剥脱，需行软组织转移术覆盖外露骨折，污染严重。

ⅢC 型：在ⅢB 型损伤基础上，伴有血管损伤，需行修复术以挽救肢体。

（四）北美骨科创伤协会（OTA）提出的开放性骨折分型系统

OTA 开放性骨折分型见表5-1，于初次清创结束后评估开放性骨折损伤严重程度。该分型仍会在进一步的应用实践中修改完善。

表5-1　OTA 开放性骨折分型

皮肤	污染
可以估计损伤范围	无或轻度污染
不能估计损伤范围	浅表污染，容易清除；骨骼和软组织深部无污染
广泛脱套伤	骨骼或深部软组织受污染；高危性环境因素（农
肌肉	场、排泄物和污水等）
损伤区域无肌肉；无明显的肌肉坏死；部分肌肉损伤但是仍有完整功能	骨缺损
	无骨缺损
部分肌肉缺损，但是仍有功能；损伤区域部分肌肉坏死需要切除，但是肌肉-肌腱结构完整	骨缺损；或骨折块无血运，但是仍与近端和远端骨折相连
肌肉坏死，功能丧失，部分或全部筋膜室切开，肌肉-肌腱结构完全断裂，不能评估肌肉缺损范围	大块骨缺损
动脉	
无损伤	
动脉损伤，无缺血	
动脉损伤，缺血坏死	

上述分型系统各有侧重点，在应用不同分型系统评估开放性骨折时，应同时考虑以下各方面：致伤物、暴力作用部位和方向、损伤性质、伤口的大小和形状、皮肤损伤范围和严重程度、肌肉等深部软组织损伤范围和挫灭程度、骨折严重程度及是否有缺损、骨折端外露部分可否为剩余软组织覆盖、污染严重程度、是否伴有神经和血管损伤、是否处于高温环境并有化学损伤等情况。全面客观评估开放性骨折损伤，为选择合理的治疗方案和策略提供基础。

二、开放性骨折的诊断

在多数病例中，开放性骨折的诊断很直观，骨折局部或邻近部位存在皮肤伤口、软组织撕裂，骨折通过软组织伤口与外界相通或骨折块穿出软组织，直接暴露在环境中。部分开放性骨折是骨折断端刺破黏膜、空腔器官而与外界相通。例如，骨盆开放性骨折往往为骨折端刺伤泌尿生殖道或直肠而与外部环境相通。然而，有部分开放性骨折由于皮肤伤口远离骨折部位，正确诊断较为困难。因此，在怀疑开放性骨折存在时，骨科医生要认真检查患者，仔细阅读 X 线摄片，分析致伤物作用部位及方向，判断软组织伤口与骨折的关系，及时正确诊断。对于难以确诊的肢体关节周围骨折合并同侧肢体皮肤伤口时，需按照开放性骨折处理原则确定治疗方案。对于这类损伤，在清创时注意探查伤口底部，如果伤口底部与骨折相通则为开放性骨折，反之则为闭合性骨折。

（施万义）

第二节　开放性骨折的早期处理

对于严重开放性骨折患者，首先判断患者基本情况，如果生命体征不稳定，先予以抗休克等治疗纠正全身情况，暂缓清创等进一步处理。开放性骨折患者的早期评估和处理要遵循高级创伤生命支持系统原则。在急救现场接诊开放性骨折患者时，首先要判断患者的血压、脉搏、呼吸等生命体征是否平稳，意识是否清楚。对于血流动力学不稳定或休克的患者，进行急救复苏，包括：使患者维持于休克体位，保持气道通畅，操作时注意保护颈椎（A：airway maintenance with cervical spine protection）；保持患者正常呼吸或行机械通气（B：breathing and ventilation）；及时建立有效液路，要避免在受伤肢体的远端进行输液，积极补充血容量，控制出血，稳定循环（C：circulation with hemorrhage control）；对患者行神经功能评估（D：disability/neurologic evaluation），暴露（E：exposure/environmental control）开放性骨折局部，初步评估损伤严重程度。对于开放性骨折患者而言，血流动力学不稳定以及休克的主要原因是活动性出血，可通过在损伤近端上止血带、加压包扎或血管结扎等方式治疗。对于明显的骨折或脱位应该及时纠正其力线，然后应用小夹板固定，防止搬运过程中因骨折断端刺破神经、血管等加重损伤。立即用无菌敷料覆盖伤口和迅速转运尤为重要。另外，需要注意的是对于骨折端刺出体外的患者，严禁手法复位后包扎，这样会把细菌带入伤口深部，增加深部感染的风险。转运过程中，应该尽早使用抗生素。对于开放性骨折，细菌会侵入伤口繁殖并产生毒素。一般6~8 h局部污染组织即可转化为感染组织，快者只需3~4 h。因此，尽早使用抗生素可以延迟细菌感染时间。

开放性骨折患者转运至医院急诊室，应遵循高级创伤生命支持系统（ATLS）原则进行再次评估。在保证患者气道通畅、呼吸和循环功能稳定的基础上，对患者进行彻底的系统检查确诊合并损伤。对患者的头部、胸部、腹部、脊柱和骨盆进行全面检查，确定是否合并严重的脏器损伤以及神经、血管损伤。在患者行颈椎X线检查前要佩戴颈托，行胸片检查排除肺部异常，行骨盆X线检查排除潜在性失血。处理开放性骨折时，详细询问病史可以了解致伤物、暴力作用的部位和性质以及损伤肢体吸收的能量，详细记录外界环境有助于判断软组织损伤和污染程度。骨科医生要尽可能详细记录每侧肢体的神经和血管功能。注意观察肢体的循环情况，如毛细血管红白反应、静脉充盈、外周血管搏动及周围神经功能情况。部分四肢开放性骨折由于骨折断端刺激或压迫周围神经，使其压迫远端出现缺血表现，初步复位骨折、纠正力线往往可解除受压血管，恢复肢体损伤远端血运。如果骨折力线纠正后损伤远端仍然有血运不足的表现，则应怀疑动脉损伤并行进一步检查。

开放伤口中可能残留异物或较大的碎片，如草、石块、树叶等，首先将这些异物清除。然后应用1~2 L生理盐水冲洗伤口，伤口覆盖消毒纱布。早期处理伤口、消毒、敷料包扎可极大地降低开放骨折感染率；如果无特殊情况，在手术室清创前不要再次去除敷料检查。初步处理完成后，患者行X线检查初步评估骨折范围和粉碎严重程度，患者生命体征及伤情稳定时可行CT扫描检查，进一步了解骨折信息。

一、清创原则

清创是指清洁伤口或创面的污染物，去除受污染和失活的组织。实施彻底的清创可以避免污染的进一步蔓延，减轻炎性反应和对周围组织的进一步损害。缩短术后抗生素的应用时间，为骨折固定、创面覆盖等进一步处理创造条件。正确掌握清创术是开放性骨折早期处理的关键，是决定最终疗效的重要因素。

（一）清创时机

开放性骨折早期，细菌停留在伤口表面，尚未侵入组织深部，应尽早进行清创手术。伤后 8 h 内是行清创术的黄金时间。但在临床工作中，部分患者就诊时，受伤时间已经超过 8 h；还有部分损伤严重的患者，伤口周围组织形成潜行分离，形成的空腔加上外力作用于肢体时产生的虹吸作用，使细菌已经进入伤口深部。对于这些患者，一次清创往往不能完全清除所有的坏死和失活组织，需在 24 h 后对创面再次评估。如有必要，可多次行清创术，直至清除所有坏死组织，创面新鲜、清洁，可以接受皮瓣或游离植皮。负压封闭引流（VAC）装置目前已应用于临床，有利于减少多次换药对创面的刺激，促进创面生长，缩小修复创面所需的皮瓣面积。

（二）清创步骤

为达到彻底清创的目的，必须遵循一定的清创顺序，按受伤部位的解剖层次和特点，正确选择清创起始部位，逐步扩大清创范围，由浅入深，细致轻柔操作。已经清创的区域要用无菌敷料覆盖保护，注意不可遗漏未清创的组织。清创时要间断冲洗，防止组织干燥。清创术的主要步骤如下。

1. 止血带的使用

部分学者建议清创时不使用止血带，以便辨认组织活力和防止组织缺氧。如果急救处理时已上止血带，应在手术前做好充分准备，然后将其放松，使伤肢及早恢复血供，便于观察组织失活情况。但在临床工作中，四肢开放性骨折大多使用止血带，以控制出血使创面清晰，有利于手术操作。

2. 刷洗

刷洗可以初步达到清理创面的目的，是清创术中的必要步骤。麻醉成功后，术者严格按无菌要求，利用毛刷和肥皂水彻底清洗伤肢和创面四周健康皮肤上的污垢、尘土和异物。冲洗可用等渗盐水或 1 : 1 000 苯扎溴铵溶液。如有油垢，可用乙醚脱去油垢。避免冲洗液流入创面，以防加重污染。

3. 异物及组织碎片

创口内的异物、组织碎片、血凝块等，应彻底清除。但异物如铁片、子弹等无机物质，投射部位深，不在创面表层，也可暂不取出，留待二期处理。清创后应仔细止血以免形成血肿。清创手术结束后，用 1 : (1 000 ~ 2 000) 苯扎溴铵液浸泡创面，然后应用大量无菌生理盐水冲洗创腔，彻底清洗血凝块、组织残渣和微小的异物。近年来很多学者采用脉冲水流冲击法，清创效果较持续水流冲洗法高出 2 倍左右，冲洗后组织反应减少，细菌数量少。

4. 皮肤和筋膜

多数情况下，开放性骨折局部创面的形状是不规则的，可形成各种各样的组织瓣。在开始切除污染的皮肤及皮下组织前，医生应考虑伤口的部位、污染程度、皮肤剥脱和缺损范围等情况，对清创先有一个总体规划。如需扩创，则应沿肢体纵轴扩大皮肤伤口，清除足够宽度的严重挫伤的皮肤，切除范围应达到血运正常皮肤边缘 1~2 mm。应尽量保留健康的皮肤，特别是组织覆盖少的部位或者功能部位，如胫前、手和足的皮肤，要尽可能少地去除。对于大面积的皮肤剥脱伤，应将剥脱的皮肤修薄或行反取皮术，植于清创后的创面上。彻底清除坏死、损伤或污染严重的筋膜。筋膜切开可防止骨筋膜室综合征的发生，对于易发本病的部位，应常规进行。

5. 肌肉和肌腱

肌肉富含水分，易受冲击波的损害。坏死的肌肉是细菌最好的培养基，如不彻底清除，极易加剧感染。通常采用"4C"原则（颜色：color；收缩性：contractility；张力：consistency；出血状态：capacity to bleed）标准来判断肌肉的活力。肌肉有活力时，色泽鲜红，切割时创面渗血，钳夹时有收缩，肌肉有一定韧性。无生机的肌肉，色泽暗红无张力，切割时不出血，钳夹时不收缩，应予以清除。肌肉清创要彻底，直至有活动性渗血为止，以防止厌氧菌感染。失去生机的肌腱，要予以切除，肌腱对功能的恢复至关重要，应尽可能保留。如为整齐的肌腱切割伤，予以一期缝合。

6. 骨和关节

所有游离的皮质骨片都是死骨，原则上都应该清除，但影响肢体长度、对线和关节完整性的大骨折片应保留。小的松质骨骨块可用来植骨。与软组织相连的骨块，有可能获得血供，不应去除。涉及关节的损伤，原则上应对关节腔进行探查。如伤口较大，直接打开关节腔进行清创术，如伤口较小，可应用关节镜探查受累的关节腔。

7. 血管和神经

清创时，应按受损血管的重要程度和损伤程度选择修复方式。血管损伤程度可按张英泽等提出的血管损伤编码系统进行评估：对于不影响患肢和重要组织血供的小血管，清创后可不吻合，仅进行结扎止血处理；如为重要血管损伤，清创固定骨折后，无张力缝合。

如果血管缺损较少，通过游离断端直接将其缝合。如果血管缺损较大，无法直接吻合者，对于关节附近血管损伤，可通过改变关节位置吻合；如果改变关节位置后仍然无法直接吻合，为保证无张力吻合，应行血管移植。如缺损动脉的直径小于 5 mm，需应用自体血管移植；当缺损动脉的直径大于 6 mm 时，以人造血管移植为佳。如果主干动、静脉同时损伤，断端不整，需采用血管移植修复，多用自体大隐静脉移植修复受损动脉，同时用人造血管修复静脉主干的缺损。血管修复后应以软组织覆盖，消灭周围死腔，防止感染。

神经干损伤，清创彻底后一期修复。但如有缺损或断端回缩不易吻合，清创时不可单纯为了探查神经进行广泛暴露，可将其标记，留待二期处理，局部情况允许时最好进行一期移植。

8. 骨折断端

污染明显的皮质骨骨折端，用刀片刮除或清洗即可达到清创要求，因为一般皮质污染深度不会超过 1 mm，骨松质和骨髓腔至多渗透 1 cm 左右。骨髓腔内如有污染可用刮匙伸入髓腔 1~2 cm 将其刮除。完全游离的小骨片可以清除，但有骨膜相连的小骨片和较大的游离骨片应保留，以免发生骨缺损，造成骨不连。如确实已有骨缺损，清创比较彻底，可以一期予以植骨、内固定治疗。

9. 负压辅助闭合（VAC）

负压能够保证引流的及时性和通畅性，使伤口处于相对洁净、封闭的环境，同时也有利于创面肉芽组织生长。临床研究证实，VAC 在复杂创面的治疗上具有很多优势，已成为处理复杂创面的标准模式之一。

（1）适应证：大面积软组织缺损后的创面、创腔；骨筋膜室综合征切开减压术后；开放性骨折伴有软组织缺损，难以一期闭合创面者；急、慢性骨髓炎需开窗引流者；骶尾部压疮等。

（2）禁忌证：创面有神经、血管或内脏器官直接暴露者；有出血倾向的患者；伴有活动性出血的伤口。

（3）注意事项：①早期彻底清创依然是最重要环节，VAC 只有在彻底清创的前提下，才能更有效地发挥其作用；②应用 VAC 覆盖的创面处于相对隔离状态，利于厌氧菌繁殖生长，应常规进行抗厌氧菌治疗；③根据每日 VAC 中吸出渗出物的量，调整患者的液体入量，维持水、电解质平衡和氮平衡（渗出物中含蛋白质含量往往很高）；④经常观察伤口情况，及时处理意外情况，例如，医用泡沫膨胀，提示装置已经漏气；⑤3 d 后根据创面情况决定是否拆除或更换，如果创面条件允许，及早进行植皮、皮瓣转移等Ⅱ期处理。VAC 使用时间超过 7 d，创面容易出现感染和出血等并发症；⑥感染伤口是否应用 VAC 的问题，目前还存在争议，建议感染患者不应用 VAC。

10. 截肢问题

截肢对患者的心理和身体造成巨大的伤害，严重影响患者的身心健康和生活质量。救治创伤时，如果可较好地重建肢体功能，应尽量予以保全肢体。但是对于肢体严重损伤，如果不能及时的将损伤肢体彻底去除，将会引起严重的毒血症，造成机体内环境的紊乱。如心肌损伤、DIC、高钾血症等，可引起猝死和严重的呼吸循环并发症。所以对严重受损肢体进行周密评估后，及时决定保肢还是截肢治疗是非常重要的。一般认为，高温下缺血时间超过 6 h 或者胫后神经断裂是截肢的绝对指征。应用肢体损伤评分系统（MESS）（表 5-2）有助于对开放性骨折损伤严重程度作出正确判断，当评分大于 7 分时，建议行截肢治疗。

表 5-2 肢体损伤评分系统（MESS）

肢体损伤评分（MESS）	评分
骨与软组织损伤	
低能量损伤（戳伤/刺伤，简单骨折，手枪所致的火器伤）	1
中等能量损伤（开放性骨折或多发骨折，脱位）	2
高能量损伤（高速交通事故或高速枪伤）	3
极高能量损伤（高速创伤和明显污染）	4
肢体缺血	
动脉搏动减弱或消失，无缺血体征	1
无动脉搏动，感觉缺失，毛细血管充盈延迟	2
无动脉搏动，发凉，瘫痪，麻木	3
休克	
收缩压 >90 mmHg	0

肢体损伤评分（MESS）	评分
短暂低血压	1
长时间低血压	2
年龄	
<30 岁	0
30~50 岁	1
>50 岁	2
缺血时间超过 6 h 评分加倍	

二、早期正确使用抗生素

对开放性骨折的患者，早期正确使用抗生素可以预防感染，但这并不是决定性的因素。预防感染的根本措施是彻底清创和充分引流。清创不彻底、引流不通畅会使坏死组织和积血积液聚集在伤口内，成为良好的细菌培养基，创面残留的细菌在其中得以迅速生长，造成感染。

细菌入侵伤口后，有一定的繁殖时间，一般为 6~8 h，其快慢取决于入侵细菌的数量、种类和受伤时的环境温度等因素。患者从受伤到送到医院的时间往往超过 6 h，因此对于有条件的医疗转运单位，运送过程中即应开始应用抗生素，从而起到最佳的效果。如果患者在转运时不具备应用抗生素的条件，在急诊室就诊时应尽早使用。研究表明，对于 Gustilo Ⅰ 型开放性骨折，早期可应用针对革兰阳性菌的广谱抗生素，如第一代或第二代头孢类抗生素；对于Ⅱ型和Ⅲ型骨折，联合应用第二代头孢类抗生素和氨基糖苷类抗生素可治疗多数革兰阴性和阳性细菌感染。对于受油污和农场环境污染的开放性骨折，以及伴有血管损伤和挤压伤的患者，怀疑厌氧菌感染时，需早期加用青霉素 G。对青霉素过敏的患者或伤口有粪臭的患者，需加用甲硝唑。同时采集伤口局部破损组织及污染物，进行细菌涂片、培养和药物敏感试验，根据检查结果，及时调整抗生素的使用。

（一）开放性骨折感染因素的分析

影响开放性骨折创面感染有很多因素，其中最重要的因素为全身合并伤的严重程度、骨和软组织损伤程度、伤后清创开始的时间和骨折固定的稳定性等。早期正确使用抗生素虽有助于降低感染率，但不是决定性的因素。合并全身重要脏器的严重损伤，机体免疫力下降，感染的概率大大增加，这是决定感染的最重要因素。

另外需要指出的是，清创应在手术室内进行。急诊室是医院内污染较严重的地方，其菌群的毒性和抗药性高于普通环境的菌群，且以革兰阴性细菌为主。有学者认为，造成开放性骨折感染的致病菌主要来源于医院内，因此不应在急诊室内对伤口进行清创，遗憾的是在广大的基层医院这一现象仍然存在，甚至在某些三甲医院，在急诊室内清创的情况还很常见。

（二）抗生素使用原则

（1）尽早尽快使用，至少入院后即应开始使用。

（2）首次使用广谱抗生素，根据清创后创面组织的细菌培养结果和药敏试验结果及时调整。

（3）广谱抗生素应用时间不超过 48 h，避免产成耐药性。

（4）对于需要反复清创的患者，每次术前 20 min 预防应用单剂量抗生素，每次清创术后持续应用 24 h。

（5）对于开放性骨盆骨折由于尿道、阴道、直肠等伴发损伤，内部污染严重，感染是造成患者死亡的第二大原因，因此抗生素的使用上要强调早期应用高效能广谱抗生素，用量要足。

（6）研究证实，清创时向冲洗液中加入抗生素、清创后放置缓释抗生素链珠均能起到预防感染的作用。

（三）开放性骨折抗生素使用指南

对于其正确使用具有很好的指导意义，其主要内容包括以下 6 个方面。

（1）伤后应该尽快使用针对革兰阳性细菌的抗生素。

（2）对于 Gustilo Ⅲ 型骨折，应同时应用针对革兰阴性细菌的抗生素。

（3）对有粪便污染的创面，以及可能存在梭菌属污染的情况，应同时应用青霉素。

（4）与头孢类及氨基糖苷类抗生素相比较，喹诺酮类抗生素没有明显优越性，且喹诺酮类抗生素具有延缓骨折愈合的风险，有报道指出应用其治疗 Gustilo Ⅲ 型骨折，感染率较高。

（5）对于 Gustilo Ⅲ 型骨折，抗生素需持续应用 72 h；在转移皮瓣一期覆盖伤口的前提下，抗生素应用时间可少于 24 h。

（6）对于 Gustilo Ⅱ、Ⅲ 型骨折患者，每日应用一次氨基糖苷类抗生素是安全有效的。

这为我们临床上针对开放性骨折的患者使用抗生素提供了有益的参考。

三、开放性骨折感染的早期处理

（一）早期诊断

对于开放性骨折的患者，术后要密切观察伤口情况，早期发现感染征象，早期处理，把损失控制到最低限度。

1. 临床表现

伤口的浅表感染，具有红、肿、热、痛的典型症状，观察起来比较容易。而深部感染一般则没有炎性浸润的表现，往往难以察觉。此时患者通常有不适感，并有倦怠、厌食、体温升高、心动过速等症状，这些症状对于早期诊断具有一定的提示作用。另外，深部感染的患者，其患肢肿胀往往持续存在，且被动活动肢体时疼痛明显，有时可触及深部压痛，此时 B 超引导下穿刺抽取脓液送检，有利于早期诊断。

2. 实验室检查

白细胞计数、C 反应蛋白和红细胞沉降率的增高，往往提示早期感染。在最初的 48 h 内，红细胞沉降率可在正常水平或升高到 100 mm/h，并在接下来的几周内持续上升，但它是一个非特异性的指标，需和 C 反应蛋白结合使用判断感染情况，如果两者同时出现阴性结果，一般可排除早期感染的诊断。凝固酶阴性葡萄球菌作为一种常见的污染菌和致病菌，其血培养阳性并不能证实感染的存在，需要结合其他检查结果和患者的临床症状做出判断。

需要注意的是，对于机体功能低下的患者，白细胞计数往往不会增高，甚至会降低。

3. X 线检查

早期感染的患者，其 X 线片表现一般是正常的。感染的典型影像学征象，如骨小梁疏松、模糊、骨皮质吸收等，往往出现在急性感染后 10 d 左右，因此对于早期诊断的意义不大。

4. 骨扫描

骨扫描指将趋骨性的放射性核素静脉注入体内，通过观察其在体内的代谢过程来反映骨组织的代谢和病变范围，在诊断早期感染方面具有一定的价值。骨扫描中最常用的核素为^{99m}Tc，其半衰期为 6 h，静脉注射后优先结合于代谢活跃的骨组织，一般 2～4 h 后可获得骨成像，注射后即可在特异区域获取动态成像（第一相血流相，第二相骨池相），在注射后3 h 左右可获取延迟相，也就是第三相。骨髓炎患者局部血流量增加，三相都表现为热区，且第三相中有局灶性的摄取。研究表明，它在感染后的 24～48 h 即可有阳性表现，对骨髓炎早期诊断的敏感性优于平片。

5. 磁共振（MRI）检查

MRI 具有良好的软组织分辨率，可发现早期的骨水肿，并能区分感染的骨组织和其附近的软组织结构，有良好的早期诊断价值。骨髓炎一旦发生，炎症反应促使骨髓中的水分含量增多，这种水肿表现为 MRI 的 T_1 加权像信号减弱，而 T_2 加权像信号增强。但这种信号改变没有特异性，在骨折患者中也可以出现，而且开放性骨折患者所应用的金属固定物也会不同程度的影响到检查结果，这都影响了其临床应用。另外，MRI 的费用较高，不易推广。

6. CT 检查

在感染的早期诊断方面，CT 检查的作用不大。目前它常被用来评估慢性骨髓炎患者皮质骨受侵袭的程度。

综上所述，尽管各种高科技检查方法层出不穷，在开放性骨折感染的早期诊断方面，对患者临床症状的仔细观察，以及 B 超引导下对脓性渗出物的穿刺和检查仍然是最简单有效的方法。

（二）早期治疗

1. 取出内固定物，更换为外固定

开放性骨折内固定术后一旦发生感染，内固定物就会成为细菌的繁殖和隐蔽场所，此时全身应用抗生素的浓度再大，内固定物周围也不能达到足够的杀菌浓度。因此，取出内固定物，更换为外固定维持骨折的稳定性往往是治疗感染的必需步骤。外固定维持骨折的稳定有利于感染的控制。需要指出的是，对于某些因为皮缘坏死造成的浅表感染，骨折外露，但感染尚未侵及内固定物，可在清创、换药处理创面肉芽新鲜后，行转移皮瓣术，而不需要取出内固定物。

2. 充分引流

充分引流是治疗外科感染的重要手段，同样适用于开放性骨折感染的早期治疗。对于缝合的伤口，应将缝线部分或者全部拆除，以利于引流；对于深部的感染以及伤口较小引流不充分者，可采用 B 超等辅助检查确定脓肿的部位、大小和深度，然后结合患肢的体位设计引流通道，通畅充分的引流使感染不向周围组织扩散，有利于早期控制。

3. 抗生素溶液局部冲洗

对于感染的腔隙采用抗菌溶液冲洗的方法，具有清洗和杀菌的双重作用，尤其适用于开放性骨折侵袭到关节内的患者。

4. 全身使用抗生素

在细菌培养和药敏试验的指导下，全身应用抗生素可以起到一定的治疗效果。

5. 支持疗法

指导患者饮食，纠正贫血和低蛋白血症，增强机体的内在抵抗力，另外多次少量输入新鲜血也能起到很好的抗感染作用。

（施万义）

第三节　开放性骨折的有效固定

一、开放性骨折的固定原则

对开放性骨折进行有效固定，可以同时稳定周围软组织、神经、血管等结构，避免感染的进一步扩散，恢复血管、神经和肌肉的解剖位置，减轻骨折断端对创面和周围神经、血管的进一步损伤，有利于保护血运和促进患肢的静脉回流，减轻创面水肿和促进患肢的功能恢复。正确选择固定方式是治疗开放性骨折的一个重要环节。

选择对开放性骨折的最佳固定方式应根据创面的损伤和清创情况、骨折的部位和类型、软组织的血运和覆盖程度、有无血管和神经等合并伤综合考虑选择。例如，对于 Gustilo Ⅲ 型开放性骨折患者，患者全身情况差和（或）局部损伤情况严重，不允许一期彻底清创。此时应选择简单的固定方式：加外固定架，待其生命体征平稳后再对创面进一步处理。对于关节周围血管挫伤的 Gustilo Ⅲ C 型患者，为了吻合血管，重建血运和挽救肢体。往往需要选用可以把伤肢固定在特定位置的固定方式，这时倾向于选用跨关节的外固定架来解决骨折的固定问题。某些特定致伤原因，如海水浸泡、伴有周围软组织烧伤的创面、严重挫伤的创面，尚不能很好地估计周围组织是否有进行性损伤和坏死时，不宜选用内固定。上肢软组织丰富，常可覆盖内固定物，如果清创彻底，可以选择内固定进行固定，而胫骨骨折，因其软组织覆盖少，如果是 Gustilo Ⅱ 型以上的开放性骨折，避免选用接骨板固定。

骨折固定方式的选择，必须建立在创面正确处理的基础上，并结合具体伤情决定。对开放性骨折的有效固定应考虑 3 点：①有效稳定骨折断端，恢复骨骼的连续性和正常力线，防止创面及骨折断端的进一步损伤；②便于进行创面处理；③有利于进行早期康复锻炼。多数学者根据患者伤情选择固定方式的经验如下：Gustilo Ⅰ 度开放性骨折，最好采用接骨板或髓内钉等简单稳定的固定方式，如果情况允许，交锁髓内钉内固定为首选；Gustilo Ⅱ 度开放性骨折则视软组织损伤和创面处理的情况而定，如软组织条件好，创面清洁，可选用内固定，且以髓内固定为好，反之则以应用外固定架为稳妥；对骨折部位或关节周围软组织损伤严重的 Gustilo Ⅲ 度开放性骨折，应首选外固定支架固定为妥，有时也可采取其他可靠的外固定方式（牵引或石膏固定）固定骨折，以暂时稳定关节和骨折端，利于软组织和关节功能的恢复。待创伤局部条件改善后，择期行进一步手术，更换永久的固定方式。

二、开放性骨折常用的固定方法

开放性骨折常用的固定方法有以下 5 种。

（一）石膏固定

石膏固定是常用的外固定方式的一种，但存在以下缺点：无法稳定地固定骨折断端；透气性差，敷料覆盖层次多，对伤口愈合和换药不利；固定肢体范围较大，不利于患肢早期功能活动。所以石膏固定目前很少单独长期应用，仅作如下用途：暂时固定 Gastilo Ⅰ、Ⅱ 型开放型骨折；其他固定方式的辅助方式；某些小儿骨折，不宜采取其他固定方式的情况。应用时，应在开放伤口处开窗，以利于换药。在开放性骨折早期，尽量避免管型石膏固定。

（二）骨牵引加小夹板外固定

采取本方法固定骨折断端时，伤口换药困难，不能有效固定骨折断端。牺牲上下关节活动和肌肉的活动，以换取骨折断端的暂时稳定。固定时间长，不能进行早期功能锻炼。往往导致关节强直、肌肉萎缩等骨折远期并发症。所以，本方法仅适用于开放性骨折治疗过程中的临时固定，待局部软组织条件改善后，更改为其他的内固定方式。

（三）接骨板内固定

接骨板内固定可以提供坚强的固定力，稳定骨折断端。可用于 Gustilo Ⅰ 型、Ⅱ 型开放性骨折。应用接骨板固定时，应注意做无张力闭合伤口，不闭合深筋膜，避免骨筋膜隔室综合征的发生。但是应用接骨板固定时要进行广泛骨膜剥离，有时需要在伤口附近做较大皮肤切口，对骨折周围血运和软组织造成进一步的破坏，影响骨折的愈合，且接骨板占据容积大，易引起皮肤坏死、创面感染、接骨板外露，甚至导致骨折片的血供障碍，骨折延迟愈合或不愈合。如果必须采用接骨板固定，为获得足够的覆盖和减少对骨膜和周围组织的进一步损伤，其固定位置不一定选择在生物力学效果最佳的位置上，尽量在进行彻底清创后，从创口植入。

（四）髓内钉内固定

分为扩髓和不扩髓两大类。传统理论认为，使用髓内钉最大的弊端在于：一旦感染，易沿髓腔扩散，并导致骨髓炎，常需去除内固定，后果极为严重。但是近年来，大量文献和研究表明，髓内钉与外固定架固定相比，并不增加深部感染和骨不连的概率，反而减少了再手术率。也有学者认为，对于 Gustilo Ⅲ 型开放性骨折，立即行扩髓髓内钉内固定，会增加有菌并发症的发生率。在多发性创伤患者中，使用扩髓髓内钉固定会增加肺部并发症的发生率。对于接近关节部位的骨折和儿童骨折不宜采用髓内钉固定。

（五）单纯外固定架固定

对于开放性粉碎骨折，如果内固定术不能获得骨折断端良好的接触和复位、稳固的固定，可酌情考虑进行外固定。外固定架可提供快速、简便的固定，恢复肢体的正常力线和大致形态，尤其适用于骨盆骨折开放性损伤，可以迅速缩小骨盆容积，提供稳定的固定。并可提供超关节的固定，可把关节固定于某一特定功能位置，这一点是内固定所不能实现的。外固定架的另一个特点是以简单的固定预防某些畸形的发生。如胫、腓骨开放性骨折常发生外伤性足下垂，河北医科大学第三医院报道了胫跗弹性骨牵引法使之得到了有效的治疗和预防。但是应用外固定架固定骨折，骨碎片有时不能复位，骨折对位欠佳，且外固定支架生物力学性能较差，抗骨折断端之间的剪切力能力较差，术后骨碎片移位或骨折端的活动，影响骨折愈合，并且也存在钉道感染和骨折不愈合的风险。有时，为了获得良好的固定，外固定架可以配合拉力螺钉使用。

（马　钢）

第六章

多发骨与关节损伤的诊断及处理

第一节　多发骨与关节损伤的原因及特点

迄今为止，对于多发骨与关节损伤尚无一个明确而被公认的诊断标准。如果只单纯地从伤及的骨和关节数目出发，将2个或2个以上骨或关节损伤者皆称为多发骨与关节损伤显然不具有临床意义，如多个掌骨、指骨，跖骨、趾骨，肋骨，脊椎骨，尺骨、桡骨、胫骨、腓骨等骨折均不列为多发骨与关节损伤；相反，同一骨的骨干骨折合并关节脱位却具有明显的、与单一损伤不同的临床特征，如股骨干骨折合并同侧髋关节脱位在诊断和处理上均与单一损伤具有显著性差异。因此，考虑这一诊断标准时，主要应以临床特点和实际应用为依据。

多发骨与关节损伤原因主要有4种类型，分别为交通损伤、重物压砸伤、高处坠落伤及机器绞伤。每种伤因造成的损伤各具特征，了解这些伤因规律及临床特征，不仅有利于防止或减少其发生，还有利于全面诊断和及时治疗。

一、原因

（一）交通损伤

近年来，随着交通事业的发展，各种车辆增多及城市人口密集而导致多发骨与关节损伤显著增加。具体致伤原因以机动车事故最为常见，包括汽车、摩托车、电动自行车与火车等。其临床特征如下。

（1）创伤失血性休克发生率最高。

（2）死亡率最高。直接死亡原因多为大量失血、严重颅脑或胸部损伤。

（3）损伤部位以下肢居首，依次为股骨骨折、胫腓骨骨折、肋骨骨折。损伤机制以撞击和碾压为主，挡泥板的高度约相当于成人膝部，故撞伤时易发生下肢骨折；而肋骨及骨盆骨折多因碾压或挤压所致。

（4）最常见的合并损伤为胸及颅脑损伤。

（二）重物压砸伤

多因在劳动中不慎或由于机械事故被重物砸伤或突然塌方被砸埋致伤。受伤者多为年轻工人或农民。其临床特征如下。

（1）截瘫发生率高，这与损伤机制有关，如弯腰劳动时被重物由后上方砸伤，腰背部发生屈曲型脊柱骨折而导致截瘫；同时可伤及下肢或直接砸伤下肢及骨盆。因此，对所有塌方砸伤者均应注意有无脊柱骨折及截瘫，在解救及搬运过程中防止发生或加重脊髓损伤。

（2）损伤部位多发生在胫腓骨、股骨和脊柱。

（3）胫腓骨骨折中开放性骨折的发生率较高，且伤口污染较严重，少数合并特殊感染如气性坏疽等，在处理伤口时应予注意。

（4）最常见的合并损伤为胸部及脊髓。

（三）高处坠落伤

多因高空作业或其他原因失足由高处坠落致伤。其临床特征如下。

（1）由高空坠落时，由于反射性自我保护作用，多以双足首先落地，暴力经下肢、脊柱传导至颅底，常形成典型的足踝-下肢-脊柱-颅底骨折传导性连锁损伤。少数人以双手支撑着地，造成上肢及颌面部损伤。头颅先着地者多为当场死亡。

（2）最常见的损伤部位为足踝部骨折脱位、脊柱骨折和膝关节周围骨折。

（3）合并损伤中以颅脑及脊髓损伤最为常见，截瘫发生率也较高。

（四）机器绞伤

肢体被卷入机器正在运转中的滚轴、齿轮或传送带中是主要致伤机制，多数为青年工人或农民。其临床特征如下。

（1）最典型的损伤为同一上肢的多发骨折脱位，伤及下肢者较少，当手、手套或衣袖被卷入后，随着机器的转动将肢体继续绞入，可将肢体扭转数周，导致手、尺桡骨及肱骨干骨折的典型损伤。如未能及时停机，患肢被机器强力牵拉，致使胸壁挤压在机身上而导致肋骨骨折，甚至合并血气胸。少数可有头皮撕脱伤。

（2）在各种伤因中，开放性骨折的发生率最高。

（3）软组织损伤大多广泛而严重，致使有些肢体难以保留，由于原发损伤严重而截肢者占35%。

（4）合并损伤周围神经及血管损伤最为多见。

二、多发伤的病理生理特点

（一）机体处于应激状态

多发伤对机体是强烈有害的刺激，致使机体产生了一系列的神经、内分泌变化，包括心率加快、心肌收缩加强、心排血量增加、外周血管收缩，以保证冠状血管和脑血管等重要脏器的循环血量；胰高血糖素分泌增加，促进糖原分解，外周组织对葡萄糖利用减少，使机体呈现高血糖；抗利尿激素和醛固酮分泌增加，减少了水分的排出，尿量减少，有利于维护血容量；β-内腓肽合成增加，可产生镇痛作用和降低血压作用等。

（二）机体呈高代谢率

高血糖、脂肪动员分解加强、血中游离脂肪酸和酮体明显增高，蛋白分解加强，合成减少，机体呈现负氮平衡状态。

三、严重多发伤的临床特点

严重多发伤伤情重，损伤范围广，容易发生休克、低氧血症、电解质紊乱、酸中毒、低体温、凝血机制紊乱、感染、出血、急性呼吸窘迫综合征（ARDS）、多器官功能障碍综合征（MODS）等并发症。严重多发伤早期漏诊、误诊率高，处理上存在交叉和矛盾，死亡率高。

（马　钢）

第二节　严重多发伤的诊断及处理

一、严重多发伤的诊断

多发伤是可以发生在机体任何部位的一种严重创伤，对多发伤的诊断必须简捷，尽量减少搬动伤员，不得耽误必要的抢救，又必须全面，不致遗漏隐蔽的致命伤。在最短时间内明确脑、胸、腹是否存在致命性的损伤。

（一）对危重多发伤的初步观察

在抢救现场或伤员刚送到急诊室时，医务人员首先对伤员进行快速全面的粗略检查，注意患者的意识、面色、呼吸、血压、脉搏、瞳孔及出血情况，排除患者是否有呼吸道梗阻、休克、大出血等致命征象。心搏呼吸骤停者，应立即进行心肺复苏；意识不清者，应保持呼吸道通畅，并观察记录意识、瞳孔、呼吸、脉搏和血压的变化。

（二）对危重多发伤的进一步检查

在危及伤员生命的征象如窒息、休克及大出血等得到初步控制后，就要对其实施进一步检查，包括病史采集、体格检查、实验室检查及特殊检查，以尽可能准确诊断，指导下一步治疗。

1. 病史采集

可以询问伤员、家属及护送人员或目击者，要问清受伤时间、受伤部位及方式、有无昏迷史、急救处理经过、是否使用止血带及时间等，注意不要遗漏有意义的细节。

2. 体格检查

为了不遗漏重要的伤情，Freeland 等建议急诊医师在体格检查时应牢记"CRASH PLAN"以指导检查。其含义为：C = cardiac（心脏），R = respiratory（呼吸），A = abdomen（腹部），S = spine（脊柱），H = head（头部），P = pelvis（骨盆），L = limbs（四肢），A = arteries（动脉），N = nerves（神经）。医生对呼吸、循环、消化、泌尿、脑、脊髓以及四肢骨骼各系统进行必要的检查，然后按各部位伤情轻重缓急安排先后抢救顺序。一般来说各部位贯通伤的诊断并无困难，但钝性伤诊断比较困难，需要反复检查、动态观察。需要指出的是，CRASH PLAN 只能作为检查时防止漏诊的参考，而并不一定完全按此顺序进行。如头部伤常重于脊柱伤而需要优先处理。

3. 辅助检查

伤员到达急诊室后需要立即对其行血型检查和交叉配血，做血常规、尿常规、动脉血气分析，并测定肝功能、血电解质、血糖、血尿素氮、血肌酐等。血常规可能需要多次测定以评估出血情况。在伤员全身情况允许时，可以进行一些必要的 X 线、超声、CT 及 MRI 检查等，如伤员情况不允许搬动，有条件可进行床旁摄片、床旁 B 超检查。此外，胸腔穿刺、腹腔穿刺方法简单有效，可反复多次进行。需要指出的是，在威胁生命的征象未得到控制、血流动力学不稳定的情况下，进行各种检查均可能加重病情，因此必须把握伤情，经过适当的处理后才能按情况做各种检查。

（三）对危重多发伤的再评估

多发伤是一种变化多端的动态损伤。经过全身系统检查得出的初期估计多不够全面。原因是有些深部而隐藏的损伤在初查时其体征还不明显，另外还有继发性损伤和并发症的发生，并且外伤后机体往往呈现动态性的变化。因此，初期全身检查得出的结论不一定是全面和一成不变的，必须进行动态观察。再评估的重点包括：腹膜后脏器损伤，如十二指肠破裂、胰腺损伤；隐性大出血，继发颅内、胸内、腹内出血；躯干软组织损伤合并邻近内脏破裂；伤员对治疗的反应等。

二、严重多发伤的处理原则

处理多发性损伤的首要任务是保全患者的生命，减少残疾，防止伤情恶化。经全面检查后，要对各部位的创伤及其严重性迅速做出判断，找出对患者生命威胁最大的创伤，安排好各部位创伤处理的顺序，使需要优先处理的创伤确实获得优先处理。多发伤的处理主要包括院前现场急救、院内生命支持、患者情况评定、进一步处理以及创伤并发症的防治等。

（一）院前现场急救

对严重多发性创伤伤员最初几分钟的急救常关系到伤员的预后，应该十分重视现场和转运途中的急救。高效、快速的院前救护为许多严重创伤濒临死亡的伤员赢得了抢救时机。现场急救人员必须迅速到达现场，去除正在威胁患者生命安全的因素。现场急救的关键是气道开放、心肺脑复苏、包扎止血、抗休克、骨折临时固定及安全运送。当灾害性事故有大批伤员时，有组织、有效地进行抢救和分送伤员，是减少死亡率的关键。

（二）院内生命支持

伤后 1 h 是决定严重多发性创伤伤员生死的关键时间，因此也被称为"黄金 1 小时"。现场急救和转运已用去部分宝贵时间，因而伤员到达医院后要争分夺秒，快速做出伤情估计和开展抢救工作，两者同时进行。在急诊抢救室对多发伤伤员首先进行生命支持，由一组训练有素和协调一致的医护人员进行诊治。可以按照 VIPCO 程序进行。V（ventilation），控制通气及呼吸道管理；I（infusion），输血输液扩容及抗休克；P（pulsation），对心泵功能的监测及心肺复苏；C（control bleeding），控制出血；O（operation），急诊手术治疗。

1. V（ventilation）——控制通气及呼吸道管理

气道与呼吸系统等情况要优先处理，多发伤伤员最紧迫的症状是窒息，如不及时解除，将迅速致命。治疗的优先选择是除去任何气道阻塞。在急诊室，建立人工气道最可靠的方法是经鼻或口气管插管，它能完全控制气道，防止误吸，保证供氧。在处理多发伤伤员，特别是头、颈、胸部伤伤员时，首先应维持呼吸道通畅。对颅脑外伤者要及时清除口鼻血块、分泌物、呕吐物及痰液，即刻行气管内插管，必要时使用呼吸机进行机械通气。对颌面外伤、颈椎外伤、喉部外伤应早期行环甲膜切开或气管切开术。接下来就是要保持呼吸道通畅及充分通气供氧。呼吸道不畅常由于胸或中枢神经功能障碍引起。胸部损伤如肺挫伤、血胸、张力性气胸等可以引起急性呼吸紊乱，需要尽早进行胸腔引流减压。头外伤可引起中枢性呼吸功能障碍，对于严重多发伤患者尤其伴有颅脑损伤者，应立即气管插管和通气以保证充分氧合，降低缺氧造成的进一步损害。

2. I（infusion）——输血输液扩容及抗休克

多发伤休克主要的病理变化是有效血容量不足，微循环障碍。因此，在抢救严重多发伤伤员时恢复血容量的重要性不次于纠正缺氧。一旦患者到达急诊室，应迅速开通合适的静脉通道，必要时可实施足踝部大隐静脉切开术。严重多发伤休克伤员可在第一个 30 min 内快速输入平衡盐液 2 000 mL，低分子右旋糖酐 500～1 000 mL，在此基础上给予碳酸氢钠，以纠正代谢性酸中毒。需要指出的是，对严重多发伤休克伤员滥用血管收缩药以代替补充血容量提高血压是禁忌的，因为血压虽有上升，但组织的血流灌注反而减少，加剧了缺血缺氧的损害，并发各种内脏的功能障碍、衰竭、坏死。多发伤患者最常见的休克是低血容量性休克和失血性休克，如果伤员来院前存在大量出血的可能，当其达到急诊室时需要尽快着手快速液体疗法，并尽早输注浓缩红细胞。关于复苏液体的选择，在大多数救治中心第一选择为使用晶体液。关于液体支持疗法的监测，最初常通过患者的临床反应、血压、脉搏、尿量及毛细血管充盈等简单测量来监测。对严重损伤的伤员，可考虑早期使用侵入性技术，包括动脉监测、中心静脉压或肺动脉压力监测等。一般的目标是保持中心静脉压为 8～15 mmHg。同时要连续监测酸碱平衡情况，特别是血清乳酸盐，对于评价疗效反应和血液灌注情况十分有用。如果持续过度输液输血，休克情况无纠正，提醒医生要反复寻找失血原因，需尽快确定内部或外部的出血。外部出血一般容易确定，而确定内部出血则往往比较困难，对于所有患者都应考虑内部出血的可能，休克难治者出血部位常见于胸腔、腹部或者骨盆。辨认内部出血常需结合临床资料、穿刺检查及 X 线、CT、超声检查等。

3. P（pulsation）——对心泵功能的监测及心肺复苏

严重多发伤休克的另一个特点是低血容量休克和心源性休克同时存在。出血性休克应与心源性休克相鉴别。颈静脉扁平提示可能为失血性休克，而颈静脉怒张则提示可能为心源性休克。对于伴有胸部外伤的多发伤，可因心肌挫伤、心脏压塞、心肌梗死或冠状动脉气栓而致心泵衰竭。

4. C（control bleeding）——控制出血

在多发伤抢救中要紧急控制明显或隐蔽性出血。控制明显出血的最有效的急救方法是压迫出血点止血和抬高伤肢或用敷料加压包扎。隐蔽性出血的诊断较难，在大量快速输血、输液条件下，如出现不能解释的低血压，应高度警惕胸、腹、腹膜后有大出血的可能。简易有效的方法是做胸腔、腹腔穿刺或 B 超检查。明确诊断后可采用紧急手术止血、血管栓塞疗法止血等。

5. O（operation）——急诊手术治疗

有些危及生命的多发性创伤常需在创伤诊断明确后，急诊于手术室完成救命手术。这些情况多见于：腹内大血管或实质性脏器损伤出血；严重颅脑损伤；严重颈部外伤，主要动脉破裂，呼吸道梗阻；骨盆粉碎性骨折，腹膜后血肿进行性增大循环不能稳定者；腹部多器官损伤伴胸部严重创伤者；心脏外伤、心脏压塞者；多发伤抢救过程中心搏骤停，胸外心脏按压无效，需开胸挤压者；四肢严重开放性骨折，周围大血管损伤等。

（三）患者情况评定

在初步评估和处理完成之后，应对伤员的情况进行评定，初步归类到以下 4 个范畴内，以配合随后的治疗和护理。为达到复苏目的，将患者分类到合理的范畴很重要。

1. 稳定

对于稳定的患者，其对初期治疗反应良好，损伤不会立即威胁生命，他们的生理储备可以经受得住早期全面处理（ETC）方法。

2. 临界

这类患者对于初期复苏反应稳定，但有病情迅速恶化的风险。这类患者首先应用 ETC 方法处理，但应谨慎实施，并考虑到下一步患者病情变化的策略。

3. 不稳定

这类患者虽然经过早期干预，但是仍有病情快速恶化、继发多系统器官衰竭和死亡的风险。对这类患者的治疗已转变为损伤控制外科（DCS），仅在绝对必要时才快速实施救命手术，并转移到 ICU 以便进一步稳定和监测。复杂的重建手术和确定性手术应在病情稳定后实施，以减轻手术造成的二次打击力度。

4. 濒死

此类患者损伤严重，非常接近死亡，虽然经过连续复苏努力，仍然极不稳定，随时可能发生生命危险甚至死亡。这时必须要实施损伤控制，仅尝试挽救生命的操作而不应进一步操作，继而将患者直接转移到 ICU 密切监护，继续生命支持。任何重建手术均应延期到病情稳定后实施。

患者的最终复苏一般包括血流动力学稳定、氧饱和度稳定、体温恢复正常、乳酸盐浓度 $<2\ mmol/L$、无凝血功能障碍、每小时尿量 $>1\ mL/kg$、不需要使用强心药物。

（四）进一步处理

1. 颅脑损伤的处理

闭合性颅脑损伤是造成多发伤患者死亡的重要原因。颅脑损伤可分为原发性损伤和继发性损伤。原发性脑损伤是受伤时脑与颅骨内板或外来致伤物发生撞击所致；继发性脑损伤的原因有多种，如脑缺氧、脑供血减少、酸碱紊乱、高温、颅内血肿、颅内压增高等。治疗颅脑损伤主要围绕以下方面进行：保证或尽早建立足够的通气和循环；迅速诊断并清除颅内占位病变（包括血肿和挫伤坏死组织）；监测和控制颅内压改善脑灌注压；进行脑保护治疗。

2. 胸部损伤的处理

严重的胸部损伤也可以导致多发伤患者高的死亡率。有些损伤需要立即实施挽救生命的处理，如张力性气胸、开放性气胸、连枷胸、大量血胸、心脏压塞等。胸外伤中能现场处理提高抢救成功率的是张力性气胸。张力性气胸院前安置胸腔引流管能明显改善患者的生命体征。连枷胸伴有反常呼吸，仍然是严重胸外伤的标志。连枷胸治疗的重点是浮动胸壁的固定与急性呼吸窘迫综合征（ARDS）的防治，其死亡的主要原因是 ARDS。有血气胸者，行胸腔闭式引流，当引流速度过快或引流量过多时，应行剖胸探查术。大血管损伤和心脏损伤需要手术一期修复，若血管壁严重破损，可行血管移植。气管损伤也可一期修复。

3. 腹部损伤的处理

多发伤常伴有腹部损伤。在腹部闭合伤中，仍以实质性脏器损伤为主。传统的诊断技术是腹腔诊断性穿刺和腹膜腔灌洗，虽然有效但有其固有的缺陷。可以借助腹部超声检查、腹部或盆腔 CT 扫描、血管造影术、腹腔镜检查等来帮助确定诊断。当存在明确的剖腹探查指征时，不应再做广泛的诊断性检查。

4. 骨骼损伤的处理

在 20 世纪中期以前，当时认为多发伤患者极不稳定，无法耐受外科手术，因而除特殊情况外，不主张骨折固定。但随着医学的不断发展，早期牢固的骨折固定的优势越来越多，此治疗方法也被更多人接受。很多研究证实了早期全面处理（ETC）的优点，当解除对患者生命的威胁、恢复生理稳定性的同时，尽早将骨折复位固定，这有利于控制失血和减轻疼痛，从而加速生理稳定的恢复。研究表明，早期手术固定多发伤患者的主要长管状骨骨折、脂肪栓塞综合征、ARDS 等并发症的发生率和死亡率可以明显下降，并且可以预防血栓静脉炎及压疮的发生，可获得良好的护理及早期康复治疗，防止肌肉萎缩及关节僵硬，并达到满意的功能恢复。另外，近年来的研究已证实早期全面处理可以显著降低 ISS 评分。而晚期骨折固定的患者则愈合时间延长、住院时间延长、费用增加。当然早期全面处理的前提条件是伤员复苏理想，复苏时间较短，且伤员情况评估为稳定状态。而对于临界患者和不稳定患者，损伤控制外科（DCS）为其提供了思路。在这类患者中，早期全面处理并没有给多发伤患者带来好处，因为他们病情危重，面临着预后不佳的风险。对于这类伤员，损伤控制的观念是在受伤早期控制而不是修复损伤，在正常生理恢复后，才能实施最终的损伤处理。基于损伤控制外科的理念，处理合并骨折的多发伤患者也应用相似的原理，首先早期临时固定不稳定骨折，控制出血；然后在 ICU 复苏使患者身体情况变得最佳；最后在患者条件允许的情况下对骨折进行确切处理。对于四肢长骨骨折和骨盆骨折较好的临时固定方法是外固定器，外固定器经皮固定，损伤小，使用方便，对骨折可起到有效稳定作用。高能量损伤造成患者严重开放骨折很常见，对于重症患者选择保肢还是截肢也是尤为重要，一般来说，采用重建或保留肢体的策略是其预期结果优于截肢和安装假肢的结果。在决定保留肢体之前，一定要全面评估保肢过程带来的手术创伤打击、代谢负荷及其对机体的影响，若毁坏的肢体预计其功能极差或患者病情危重，则应考虑早期截肢。

总之，对于复苏后稳定的伤员，采取早期全面处理对骨折进行早期固定是有益的；而对于严重多发伤不稳定的伤员，在初期需要采取损伤控制外科理念对骨折临时进行固定，这也是有益的。

（五）创伤并发症的防治

1. 感染

严重创伤使各种防御功能下降，创口污染严重，易发生感染。研究表明，虽然近年来多发伤总的死亡率有明显下降，但创伤感染导致的死亡率却无明显变化。因而，感染仍然是创伤后具有挑战性的并发症。因此，早期局部创口处理要彻底，选用适当的抗生素，以预防感染的发生。一旦发生感染，应及时发现和处理感染病灶，并选用敏感抗生素。

2. 应激性溃疡

多发伤患者由于机体应激、低氧血症、代谢性酸中毒等高危因素，可能会发生应激性溃疡。其原因可能为黏膜缺血、黏膜屏障受损、胃酸分泌增高等。最常见的临床表现就是消化道出血，而一旦发生，则往往后果严重，因此预防很重要。在受伤早期可以使用质子泵抑制剂、抗酸剂和胃黏膜保护剂，并加强营养支持治疗以预防其发生。如发生应激性溃疡出血不止，可以采用内镜下止血或外科手术以控制出血和挽救患者生命。

3. 急性呼吸窘迫综合征（ARDS）

目前普遍认为，早期通气能改善肺功能并减少 ARDS 的发生率。目前低潮气量的压力控制通气模式普遍受到欢迎。另外，早期对长骨骨折施行内固定可有效降低 ARDS 的发生率。

4. 呼吸机相关性肺炎（VAP）

对创伤后使用机械通气治疗的患者，需积极防治呼吸机相关性肺炎。对高危人群如气管切开患者要实施保护性隔离，ICU 实行空气层流交换与封闭式管理，切断交叉感染，严防混合感染，同时予以营养支持及免疫调节治疗，有助于创伤后呼吸机相关性肺炎的防治。应根据病原菌针对性应用敏感抗菌药物，在病原学诊断未报告或不能肯定病原菌时，可采取经验治疗。

5. 多器官功能障碍综合征（MODS）

多发伤患者由于休克和感染易发生多器官功能不全。多器官功能不全一旦发生，对症治疗是唯一选择，其死亡率极高，关键在于预防。早期进行有效抗休克及防治感染可预防多器官功能不全的发生，如发生 MODS 则应积极支持已衰竭的脏器，尽量减少衰竭脏器的数目，以提高抢救成功率。

三、多发伤的康复

随着社会和医学的发展，多发伤患者的存活率不断提高，主要治疗目标为达到最佳康复效果，并使患者恢复到原来的生活方式。多发伤患者在术后需早期开始康复治疗。在 ICU 治疗阶段以持续被动功能锻炼为主，还应尽可能活动所有大关节。患者转到普通病房后，可以结合主动功能锻炼，这需要有经验的康复医生指导进行。患者的活动方式和负重程度都应经外科医生和康复医生共同讨论指导完成。认真解释和鼓励对患者康复很关键，这可以让患者放心，并使其意识到肌肉活动、关节活动及负重的重要性。总之，早期开始循序渐进、有计划、合理的康复治疗能使多发伤患者受益，促进其早期恢复。

（罗　斌）

第三节　多发骨与关节损伤的并发症

一、创伤性休克

创伤性休克是由于严重创伤引起的以有效循环血量减少，组织和重要器官缺血、缺氧和代谢障碍为特征的全身性病理过程和临床综合征。创伤性休克在多发伤患者中比较常见，其发病率可高达 50%，临床主要表现为精神淡漠或烦躁不安，脉搏细数，皮肤湿冷，黏膜苍白或发绀，尿量减少等。

（一）创伤后引起的休克在临床上常见 4 种类型

1. 创伤后低血容量性休克

此为临床最常见的类型，又称为创伤后失血性休克，是由于严重创伤后大量失血和体液丢失导致的有效循环血量急剧减少而引起。

2. 创伤后心源性休克

此为创伤造成心功能受损，心排血量降低而发生休克。

3. 创伤后神经性休克

常见原因为剧烈疼痛、恐惧，交感神经过度兴奋；头部创伤直接累及血管运动中枢；或脊髓损伤后肌肉瘫痪，静脉容积扩大，血液滞留于外周回流减少。

4. 创伤后感染性休克

一般出现在创伤中、后期，发生在感染的基础上。严重创伤后机体免疫功能遭受打击，细菌和相关微生物的感染，各种毒素和代谢物释放，导致休克的发生。

以上几种类型的休克在创伤的不同阶段都有可能发生，有时会同时存在，只不过是以某一种类型为主，对此要注意鉴别以便于治疗。

（二）创伤性休克的诊断

（1）诱发休克的创伤病史。

（2）意识异常，精神淡漠或烦躁不安。

（3）脉搏数，常超过 120 次/分或不能触之。

（4）四肢湿冷，胸骨部位皮肤指压阳性，再充盈时间 >2 s，黏膜苍白或发绀，尿量小于 30 mL/h 或无尿。

（5）收缩压 <90 mmHg。

（6）脉压 <20 mmHg。

（7）高血压患者，收缩压较原水平下降20% 以上。

凡符合（1）、（2）、（3）、（4）项中两项和（5）、（6）、（7）项中一项者，诊断即可以成立。

（三）创伤性休克的处理原则

（1）保持呼吸道通畅，清除气道内异物。

（2）控制呼吸，吸氧，必要时气管插管，呼吸支持。

（3）去除病因，是控制休克的根本措施。如出血导致的低血容量性休克，要及时止血控制出血；感染性休克要彻底清创病灶通畅引流，在此基础上合理应用抗生素。

（4）补充血容量，无论哪一种类型的休克，均有血容量不足，尤其是创伤后低血容量性休克和神经性休克，及时补充和维持有效循环血容量至关重要。

（5）纠正酸中毒，休克时组织灌流不足，无氧代谢增加，酸性代谢产物产生过多，常有不同程度上的酸中毒。休克不严重时，通过去除病因和补足血容量，酸中毒可逐渐自行纠正。严重休克时，可静脉应用碳酸氢钠以减轻酸中毒。

（6）药物应用，包括血管活性药物和类固醇激素等，血管活性药物应用主要指血管扩张剂和血管收缩剂。目前血管扩张药的应用越来越受到重视，在补足有效循环血容量的基础上，应用血管扩张药可使主要脏器的供血增加，组织缺血、缺氧情况好转，微循环功能得到改善。

（7）改善心功能，对于心功能不全的患者，可以酌情使用洋地黄类强心剂，同时注意控制补液速度。

（8）其他治疗包括对症治疗、支持疗法、防止继发感染、加强护理等措施。

二、脂肪栓塞综合征

脂肪栓塞综合征为长管状骨或骨盆骨折数日后出现的以缺氧、精神混乱和瘀斑三联征为表现的疾病，90% 患者在伤后 72 h 出现症状。常发生于年轻的多发伤患者，下肢骨折尤其是闭合性骨折多见，其发生率各家报道不同，但总体来说，与创伤的严重程度及长骨骨折的数量成正比。它不同于创伤后肺功能不全、休克肺和急性呼吸窘迫综合征。发病机制还不是完全清楚，综合为机械性学说和化学性学说两种。机械学说认为，损伤后的骨髓或软组织局部的游离脂肪滴，由骨折周围损伤的静脉进入血液循环，机械栓塞小血管和毛细血管，造成脂肪栓塞综合征。化学性学说认为，创伤后机体应激反应，机体和骨折部位释放的介质使血中脂肪乳糜微粒发生凝集，同时血管内处于高凝状态，两者相互作用形成栓子，导致脂肪栓塞综合征的发生。

目前临床诊断多采用 Gurd 标准，将脂肪栓塞综合征的表现分为主要标准和次要标准。主要标准包括低氧血症（$PaO_2 < 60$ mmHg），中枢神经系统抑制，瘀斑损害和肺水肿。次要标准包括心动过速 > 120 次/分，发热 > 38.3 ℃，眼底镜检视网膜脂肪栓塞，脂肪尿，唾液中含脂肪颗粒，血小板减少和血细胞计数降低。诊断脂肪栓塞综合征至少需要 1 个主要指标和 4 个次要指标。

由于没有直接溶解脂肪栓子的药物，因此，治疗的主要方法为生命支持，对症治疗，预防并发症，所以采取措施降低发生率很重要，患者伤后适当的临时固定和转运，氧疗和下肢长管状骨骨折早期手术固定是比较有效的预防措施。治疗方法包括呼吸支持疗法，保护脑部和应用药物。其中呼吸支持疗法可以改善呼吸功能障碍，纠正低氧血症，是最基本的治疗措施。在药物治疗中应用大剂量激素具有确切的治疗价值，主要作用是保持血小板膜的稳定性，减轻或消除游离脂肪酸对呼吸膜的毒性作用，从而降低毛细血管通透性，减轻肺间质水肿，稳定肺泡表面活性物质的作用。其他药物包括应用脱水剂、肝素和低分子右旋糖酐等，也具有一定的效果。

三、血管损伤

邻近大血管的骨折脱位、肢体严重挤压伤都可能发生血管损伤，其发生率在 5% ~ 30%。如果治疗不及时，患者有可能出现截肢，甚至危及生命。骨科手术中骨折合并血管损伤，常见的多为膝关节脱位和严重下肢骨折合并腘动脉或胫动脉等栓塞。膝关节脱位合并血管损伤的可达 23% 胫骨骨折合并腘动脉等主要血管损伤的发生率为 1.5% ~ 2.8%，但胫骨开放性骨折患者合并动脉损伤的发生率可达 10%

血管损伤常见类型包括血管痉挛，血管内膜破裂、游离或内膜下血肿，血管壁损伤，假性动脉瘤形成或破裂出血，血管断裂和动静脉瘘等。其中闭合性骨折常造成血管痉挛或者血管内膜损伤和内膜下血肿形成，并可继发血管栓塞。

急性血管损伤包括出血和缺血，由于动脉栓塞可造成损伤血管远端的肢体缺血，出现典型的体征，包括无脉、疼痛、肢端苍白、肌肉麻痹、感觉减退和皮温降低。但是有脉搏仍可能存在血管损伤。对于怀疑血管损伤的患者要密切观察，可用多普勒血流探测器和超声检查，最准确的诊断措施是血管造影。妥善处理损伤血管，尽早恢复肢体血液循环，可以最大限度地保全肢体，减少残疾。时间因素与死亡率、截肢率、感染率和肢体缺血性挛缩发生率有密切关系。一般认为6 h内为缺血安全期，在此期间，肌肉和周围神经发生永久性损害的可能性很小。而缺血时间超过8 h，治疗效果将会显著降低，故应争取在8 h内修复血管，恢复血液供应。虽然时间因素很重要，但是还要综合考虑其他因素，如存在严重的软组织损伤，往往需要早期截肢。如果进行保肢治疗，大量坏死组织进入血液循环，会对肾等重要脏器造成损害，甚至出现肾衰竭，危及患者生命，同时也会导致延期截肢。

四、周围神经损伤

关节周围骨折常可发生周围神经损伤，临床检查结合电生理检查可以提高诊断的准确性，也便于科学评估。周围神经损伤造成肢体功能丧失，所以诊断和及时治疗对于患者的预后具有重要意义。一些常见的骨折神经损伤的发生率相当高。肱骨骨折并发桡神经损伤高达60%；肘部损伤并发尺神经损伤为18%；腓骨小头骨折并发腓总神经损伤为15%；桡骨下端骨折并发正中神经损伤为6%。

神经损伤可分为3类。

1. 神经失用

周围神经损伤较轻，轴索完整，可伴有局部阶段性髓鞘水肿或破坏。表现为神经传导功能的暂时性丧失，但可以完全恢复，预后良好。

2. 轴索断裂

较神经失用损伤严重，但神经内膜管和施万细胞保持完整。特点为运动和感觉功能完全丧失，肌肉失用性萎缩，并有营养性改变。有神经再生的可能，如果恢复常可获得满意的功能。

3. 神经断伤

神经损伤严重，结构完全离断或仅有神经束膜和外膜的桥接。轴索，神经内膜管和施万细胞完全破坏，此类损伤神经恢复困难，预后差。

周围神经损伤后出现该神经支配区的运动麻痹、感觉障碍和植物性神经功能紊乱。损伤远端神经分支所支配的肌张力消失，肌肉迅速萎缩，肌电检查没有明显变化，失神经支配的纤颤电位伤后3周左右才能见到。

周围神经损伤后，如果病情允许要积极治疗。对于锐气造成的切割伤，应彻底清创，去除异物、坏死和失活的组织，同时施行一期缝合。牵拉伤、爆炸伤和碾挫伤等组织损伤严重，常伴有严重的污染，不能确认坏死范围，即使缝合也不能期望获得好的结果。这种情况可以彻底清创缝合，待伤口愈合3周后二期缝合。对于合并骨折的闭合性周围神经损伤，如果骨折需要切开复位固定的，可以同时进行神经探查。对于骨折不需要切开手术或是单纯的闭合性周围神经损伤，通常不需要早期手术探查，通过检查评定神经损伤的程度，观察2～3个月等待神经功能的恢复，没有回复征象时应进行手术探查。如果闭合复位后出现神经损伤的情况，则应早期探查，积极修复。

五、骨筋膜隔室综合征

骨筋膜隔室综合征又称骨筋膜室综合征、骨筋膜间隔区综合征，即由骨、骨间膜、肌间隔和深筋膜形成的骨筋膜隔室内压力增加，进而影响该区内的血液循环，引起肌肉和神经坏死，并最终因为过度肿胀导致皮肤坏死。

从理论上看，身体任何部由筋膜包绕形成间隔的部位，均有可能发生骨筋膜隔室综合征，但临床上下肢多见于小腿部位，上肢多见于前臂，足和手发生骨筋膜隔室综合征的病例也有报道。小腿和前臂较其他部位更容易发生骨筋膜隔室综合征，其原因可能是这两处肢体骨骼都是由两平行骨组成，并有坚韧的骨间膜相连，表面覆盖的深筋膜又较其他部位结实，整体形成的骨筋膜室弹性变化小，无缓冲余地。而肢体其他部位间隔的四壁多数由肌间隔组成，弹性较骨间膜和深筋膜大得多，间隔内压力变化相对较小，对该区内的血液循环影响也相应较小。

在前臂有 4 个骨筋膜隔室，分别为掌侧浅层骨筋膜隔室、掌侧深层骨筋膜隔室、背侧骨筋膜隔室和包含 Henry 流动束（包括肱桡肌、桡侧腕长伸肌和桡侧腕短伸肌）的骨筋膜隔室。掌侧骨筋膜隔室最容易发生，其中掌侧深部骨筋膜隔室经常单独受累（包含指深屈肌、屈拇长肌和旋前方肌），其他几个骨筋膜隔室可以单独受累，也可以与掌侧骨筋膜隔室同时受累。

小腿也有 4 个骨筋膜隔室，分别为胫前骨筋膜隔室、胫后浅骨筋膜隔室、胫后深骨筋膜隔室和外侧的腓骨肌骨筋膜隔室。其中胫后深骨筋膜隔室和胫前骨筋膜隔室最易发生，其次为胫后浅骨筋膜隔室。小腿外侧的腓骨肌骨筋膜隔室，其骨壁仅是单独的腓骨，而不是骨间膜和双骨，该区具有相对的可扩展性，所以发生在该区的骨筋膜隔室综合征相对较少。

多发伤患者肢体损伤后更容易发生骨筋膜隔室综合征，这是由于多发伤患者创伤比较严重，伤后血压往往降低，舒张压与组织压的差值减少。另外，多发伤患者因为颅脑损伤或昏迷等情况的存在，影响了病史采集和体格检查，而不能对骨筋膜隔室综合征及时发现和诊治。

骨筋膜隔室综合征的发病和进展比较迅速，所以要密切注意症状和体征变化。疼痛和活动障碍是最主要的症状。肢体损伤后都造成疼痛，但在骨筋膜隔室综合征的患者，疼痛是进行性的，不会因为肢体固定或经过处理而减轻。疼痛持续存在，而且逐渐加重，直至肌肉完全坏死。同时由于肌肉的缺血麻痹，出现肢体活动功能障碍。骨筋膜隔室综合征重要的体征包括肿胀、压痛和肌肉的被动牵拉痛。皮肤肿胀明显，张力很大，常出现水疱。肌腹处明显压痛是筋膜间区内肌肉缺血的重要体征。被动牵拉肢体末端，如小腿前间隔骨筋膜隔室综合征时屈曲足趾，会引起伸肌群的严重疼痛。熟悉骨筋膜隔室综合征的症状和体征，能够便于及时发现、诊断和治疗，早期治疗对于预后非常重要，组织缺血后造成的损害与缺血时间关系密切。一般情况下，周围神经缺血 30 min 即可产生功能障碍，缺血超过 12 h，神经功能将永远丧失。肌肉缺血 2~4 h 出现功能改变，在缺血 4~12 h 后可以发生永久性功能丧失，肌肉发生挛缩。因此，治疗原则是早期充分的切开，彻底的减张。

（罗　斌）

第七章

手部骨与关节损伤的诊断及处理

第一节　手部损伤的检查

手部损伤大多是复合性的，可有手部皮肤、骨、肌腱、神经、血管损伤及其他的损伤。因此，要仔细询问受伤时间、原因，受伤情况，急救经过和出血量的估计，要注意有无其他部位损伤症状；同时测血压、脉搏、呼吸和体温，对全身做较全面的检查，以便分清轻重缓急进行处理。

一、一般检查

初步检查可暂不去除敷料，以免疼痛、出血和伤口污染。可露出手指，观察各指的循环，检查手指的痛觉和各指屈伸活动，判断血管、神经和肌腱有无损伤。必要时拍摄 X 线片，判断手部骨关节损伤及移位情况。如出血不多，在轻缓手法下打开敷料观察伤口情况，但不可探入伤口，以免疼痛和污染。

麻醉后，洗净伤口周围及手臂皮肤。消毒铺单后，一边清创，一边由浅入深地全面检查伤口情况，注意皮肤循环情况，有无缺损，肌腱、神经有无断裂，有无骨折及其类型和移位情况，有无关节损伤等。

二、皮肤

检查时注意伤口大小、方向与部位，有无缺损。肌腱与骨关节是否暴露。皮肤的血液循环可根据颜色、毛细血管充盈反应、温度及皮缘有无出血做出判断。皮肤的感觉，主要检查痛觉和触觉，根据神经分布，即可判断损伤的神经。

三、肌腱

1. 屈肌腱

根据手指的活动和伤口部位可以判断指深、指浅屈肌腱有无断裂。如指深、指浅屈肌腱均断裂，则远、近指间关节不能屈曲；如指深屈肌腱断裂，则远侧指间关节不能屈曲；如指浅屈肌腱断裂，检查时将其相邻区指固定在伸直位，则该指近侧指间关节不能屈曲。拇长屈肌腱断裂时，拇指的指间关节不能屈曲。

2. 伸肌腱

手背指伸肌腱断裂后，不能伸直掌指关节。拇长伸肌腱断裂，不能伸直拇指指间关节。近侧指间关节以上指背伸肌腱（中央束）断裂，近侧指间关节有屈曲畸形，努力伸直时，远侧指间关节呈过伸畸形，即呈现钮孔状畸形。如中、远侧指节处伸肌腱断裂，则不能伸直远侧指间关节，呈锤状指畸形。

四、神经

1. 正中神经

正中神经的感觉支分布于掌部桡侧三个半手指，根据手指感觉消失范围和伤口部位，可以判断损伤的神经支。运动：主要为鱼际肌支，如肌肉本身损伤不重，拇指不能做对掌动作，多系正中神经或其鱼际肌支损伤引起。

2. 尺神经

尺神经的感觉支支配手掌尺侧一个半手指，手背尺侧两个半手指，通过检查感觉可以判断损伤的神经支。运动：手部肌肉大部为尺神经供给，如骨间肌、小鱼际肌、拇内收肌和尺侧两个蚓状肌。尺神经损伤后，手指不能内收、外展，不能同时屈曲掌指关节和伸直指间关节，拇内收无力，小指不能与拇指对捏。

3. 桡神经

手部只有桡神经浅支，分布于手背桡侧两个半手指。纯桡神经感觉支支配区只有虎口附近。

五、骨

检查手部的骨和关节时，应注意骨骼的外形，有无成角畸形、异常隆起或凹陷、局部肿胀和压痛，骨质有无外露等。X线检查，一般拍摄前后位及斜位，必要时拍摄侧位，以确定骨折、脱位的部位和有无移位。

（李　洋）

第二节　手部开放性损伤的处理

一、现场急救

现场急救用消毒敷料或清洁布类包裹伤口，再用绷带或宽布加压包扎即可止血，一般不需用止血带。滥用止血带，有时会增加出血，甚至造成肢体缺血挛缩或坏死。伤口内不可敷磺胺粉或其他异物。包扎后应悬吊抬高患肢，迅速送医院。

二、初期外科处理

初期外科处理是处理手外伤的主要环节，也是再次处理的基础。处理原则：早期彻底清创，防止伤口感染；根据伤情和受伤时间，尽量保留和修复损伤的组织，最大限度地保留手的功能。具体步骤：清创；修复组织；闭合伤口；包扎固定并及时止痛，注射破伤风抗毒素和抗感染药物。

1. 麻醉

手术应在完善的麻醉下进行。单指外伤，可用指神经阻滞麻醉。伤口累及手掌、手背或多指损伤或较广泛损伤时，可做腕部神经阻滞，最好在臂丛麻醉下进行。

清创术在充气止血带下操作，便于解剖及减少出血，但每次持续时间不应超过 1 h。如需继续用止血带，应放松止血带 10 min 再用第二次，再上止血带不宜超过 40 min。一般经清创止血后，即不需用止血带。

2. 清创

清创的目的是清除伤口内异物，去除失活组织，使污染伤口变成清洁伤口，从而预防感染。

（1）认真做好伤口清洗，是预防伤口感染的重要步骤。

（2）遵循清创术的原则，从外到里、由浅入深按层次有计划地清创。盖好伤口，用生理盐水加肥皂过氧化氢，洗净手、前臂至上臂，然后清洗伤口并用生理盐水冲洗。手的结构复杂精细，循环丰富，清创时应尽量保留可保留的组织。如循环好，只切除少许皮缘。

（3）清创时仔细检查损伤组织，判断损伤程度及范围，必要时松放止血带观察组织及血液循环，再拟订手术计划。

3. 修复组织

平时手外伤，6 h 内，污染不严重者，只要条件许可，应一期修复损伤组织。此时解剖关系清楚，继发改变轻微，手术效果好，操作容易，功能恢复快。处理顺序如下。

（1）骨、关节的处理与一般清创原则一样，尽量保留骨块，仅去除完全游离的小骨片。复位后用克氏针斜行或交叉固定（图 7-1）或微型钢板固定。然后缝合修复关节囊。不可用通过邻近关节的克氏针髓内固定，否则会损伤关节，且固定不良，有旋转运动，也不利于早期功能练习。

（2）修复肌腱、神经。

（3）一侧指动脉或指总动脉损伤，对手指循环影响不大，可不修复。两侧指动脉全断，手指供血不足，需要修复；争取修复两侧血管，增加供血量。

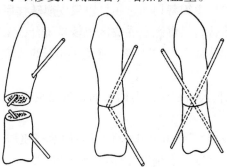

图 7-1　克氏针交叉固定法

4. 缝合伤口

闭合伤口是预防伤口感染的重要措施。在彻底清创的基础上闭合伤口，保护外露的深部组织，防止细菌入侵，防止感染。手的循环丰富，抗感染能力强，手部闭合伤口的时限一般可延长至受伤后 12 h。还应考虑伤情、污染程度及气温，然后决定是否闭合伤口。人被动物咬伤，一般不做一期缝合。闭合伤口有以下几种方法。

（1）直接缝合：如皮肤无缺损或缺损很少，可直接缝合，但切忌勉强做张力缝合。对跨越关节掌、背面及与掌纹垂直与指蹼平行的直线伤口，宜做局部"Z"形皮瓣转移，避免瘢痕挛缩。如条件不好，则二期做整形手术。

（2）游离植皮：皮肤缺损而创面有良好血供，无骨质、肌腱裸露，可做游离植皮。如骨骼、肌腱外露很少，可用附近软组织（肌肉、筋膜）或软组织瓣覆盖，再行植皮。一般以中厚皮片为好，指腹和手掌也可用全厚皮片。

（3）皮瓣覆盖：骨、肌腱有较大裸露时，常需皮瓣覆盖，根据部位和面积，分别采用下述方法。

1）局部皮瓣：指端小面积缺损可用各种指端皮瓣。手背用局部任意皮瓣（图 7-2）。拇指、虎口可用示指桡侧皮瓣或示指背侧带神经血管蒂岛状皮瓣覆盖。

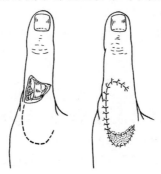

图 7-2　旋转皮瓣

2）邻指皮瓣：是用相邻手指背侧的皮肤形成皮瓣，常用于覆盖指端或指腹的缺损。

操作注意事项：一是游离皮瓣时，注意保留伸肌腱上的一层疏松腱周组织，否则肌腱裸露，不能接受游离植皮；二是皮瓣蒂切勿过短，以致皮瓣转移后有张力，影响皮瓣循环，皮瓣蒂应略长，转移较易，断蒂时供皮区及受皮区也较易闭合；三是皮瓣转移后，指间用纱布隔开，妥善固定；四是皮瓣转移 3 周后断蒂。避免手指长期非功能位固定，造成关节僵直，影响手功能恢复。

3）远位皮瓣：骨、肌腱大面积裸露需用大面积远位皮瓣，常用的有前臂交叉皮瓣、腹部皮瓣和髂腰皮瓣。

随着显微外科的迅速发展，近 10 年来设计了多种游离皮瓣，为手部创面覆盖提供更多的选择。例如，比较适用于手部的有前臂皮瓣、臂外侧皮瓣、足背皮瓣、肩胛背皮瓣、腹股沟皮瓣和隐动脉皮瓣等，可根据具体情况选用。

随着工农业机械伤及交通事故伤的增加，手及前臂碾轧撕脱伤较多见，常有大面积软组织缺损或挫伤，并伴有肌腱、肌肉、骨骼以及神经、血管外露或断裂，早期处理困难。腹部大型动脉皮瓣修复手及前臂大面积软组织缺损，不仅修复手及前臂巨大软组织缺损，还可通过二期转移肌腱重建功能手术，获得良好的功能恢复（图 7-3）。其优点在于不仅能修复巨大创面，而且采取推进供皮区皮瓣直接缝合消灭继发创面，无须游离植皮。

操作注意事项：一是腹部大型动脉皮瓣游离时，为了保证不损伤皮动脉，须严格在浅筋膜与深筋膜之间分离，当皮瓣游离近蒂时，可清晰看到进入皮瓣的血管，注意保护，切不可损伤；二是为了保证推进皮瓣能覆盖创面，需广泛游离皮瓣，上方要游离至剑突平面，下方游离至腹股沟平面；三是在腹部大型动脉皮瓣的蒂部，将推进皮瓣用 3 ~ 4 针减张缝合固定。由于该皮瓣有多个直接皮动脉供血，减张缝合不影响血液循环。

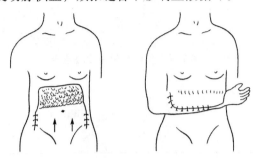

图 7-3　腹部大型动脉皮瓣修复手及前臂巨大软组织缺损

三、常见损伤

1. 切割伤

如刀伤、玻璃或车床铁屑割伤和电锯伤等，常有深部肌腱、神经等组织损伤，暴力大者可造成肢体大部或完全离断。检查时须结合解剖部位和伤情判断受伤组织，详细检查后确定处理方案。处理时多需延长切口，显露损伤组织，切忌在小伤口内用器械探查。寻找回缩屈肌腱法：屈曲手指及腕关节，在前臂由近及远用手或缠绕橡皮驱血带，挤出屈肌近断端。必要时可在掌部或前臂延长或另做切口找到。一期修复肌腱、神经，效果多较满意。

2. 刺伤

如针、钉、刀和木片等刺伤，常发生在手指末端。浅刺伤如无异物存留伤口内，一般可自愈。如刺伤较深，有异物存留，常易发生感染，如腱鞘炎等，严重时可导致手功能障碍。处理时除做好清创外，应注意异物的去除。

3. 挤压伤

铁锤、门窗缝可对手指造成挤压伤，机械、滚轮、压型机和车辆等可造成手的重度挤压伤，可毁坏真皮层血管，临床上有皮肤循环障碍，皮肤失活；还可产生皮肤撕裂和撕脱性损伤。处理时应根据损伤的轻重程度及皮肤是否存活等采取相应措施。轻者只需包扎或清创缝合包扎，重者需行植皮、皮瓣覆盖，甚至截肢。

4. 指端缺损

切割伤、挤压伤或爆炸伤均可造成指端缺损，包括指腹指背的斜行、横行截断或不整齐缺损等。较整齐完整的完全断指应做再植术，其他可按以下方法处理。

（1）指端 0.5 cm 以内的指腹整齐切削伤，可做原位缝合术（图 7-4）或用足趾趾端腹面组织移植于手指创面（图 7-5）。

（2）单纯指端皮肤缺损，无骨质外露，用中厚或全厚皮片植皮。

（3）指腹缺损、指背缺损或侧斜行缺损，指骨外露，应做邻指皮瓣或远位皮瓣转移或前移推进皮瓣修复（图 7-6）。

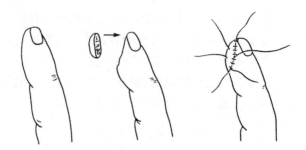

图 7-4　复合组织块原位缝合

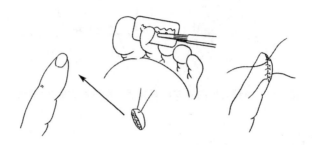

图 7-5　足趾趾端复合组织移植

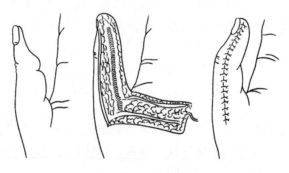

图 7-6　前移皮瓣

（4）指端不整齐缺损：一般需做残端修整术，残端用鱼嘴缝合法、V-Y 皮瓣、指背皮瓣和邻指皮瓣等方法闭合。做残端修整时应注意：①尽可能利用残端有循环的皮肤，保留最大长度；②咬除足够的末端指骨，无张力缝合残端皮肤；③于稍高位切断指神经末端，使其回缩到截指平面以上软组织内，防止神经瘤形成和手指残端痛；④将残端修整成圆形，避免两侧形成"猫耳"。

（5）拇指急症创伤，有较大范围软组织缺损，骨关节、肌腱和神经裸露或末端断指不能再植时，可用示指背侧带神经血管蒂岛状皮瓣转移覆盖创面，面积可达 4 cm×2.5 cm 以上。术后可及时获得痛觉、温觉、触觉和实物感，一次完成手术。

操作注意事项：①清创后画出皮瓣和切口的轮廓，示指近节背侧皮肤可全部应用，在充气止血带下手术，不做静脉驱血，保持静脉充盈，便于游离和保护；②在切口近侧游离第 1 掌背动脉及神经，向远侧游离，血管、神经周围软组织宜保留，以利分离及保护，游离 2 条浅静脉并保护至示指背的静脉支；③在示指背切口，沿其血管、神经向近侧游离，至上述神经、血管会合处，注意勿损伤；④血管蒂要够长，皮下隧道要宽松，防止神经血管蒂受压、扭转及产生张力。

5. 皮肤撕脱伤

滚动物体碾压伤可造成大片皮肤撕脱。手卷入机器的滚轴之间或车轮下时，常发生手指、手掌、手背皮肤撕脱或全手皮肤套状撕脱。其特点是皮肤连同皮下组织从近端撕脱，虽远端仍与手指相连，但供血多已中断，皮肤本身也有碾挫伤，故撕脱皮肤多已失去活力。如做皮肤原位缝合，常导致大片皮肤坏死和感染。手掌有掌腱膜保护，撕脱后掌部循环多存在；手背皮下疏松，撕脱后伸肌腱仍有腱膜保护；手指神经血管束常随皮肤一并撕脱，即使肌腱、骨挫伤不重，手指供血却已丧失，不能单纯植皮覆盖。处理首先是判断撕脱皮肤能否成活。常用方法有：毛细血管充盈试验及利刀切除皮缘，视切面有无新鲜出血，是皮肤能否存活的指征。处理方法如下。

（1）手掌或手背皮肤撕脱且血液循环丧失者，如创面基底血供良好，可用中厚皮片游离植皮。撕脱的皮肤无挫伤者，可供切取中厚皮片。大片肌腱、骨骼外露，须用带蒂皮瓣或游离皮瓣覆盖。

（2）有重要血管损伤时，应予吻合修复。

（3）拇指单指撕脱，可采用甲瓣，足背皮瓣游离移植或前臂逆行岛状皮瓣，示指背皮瓣，示、中指（或中、环指）双岛状瓣转移。也可修复神经后，用锁骨下皮管包埋。示、中、环、小指单指撕脱，创面基底无血供而不能修复血管者，应考虑截指。

（4）多指撕脱或全手撕脱处理困难，目前尚无理想方法。一般是用腹部袋形皮瓣包埋；如创面尚有循环，争取游离植皮覆盖，不能植皮的剩余创面用腹部皮瓣覆盖，3 个月后行二期修复。也可用侧胸壁、上臂夹心皮瓣以及各种游离皮瓣修复。

6. 咬伤

咬伤带有多种毒力较强的细菌，新鲜咬伤及已有感染者，伤口均不应缝合。

要做好清创，用过氧化氢、生理盐水充分冲洗。不宜修复神经、肌腱等组织。术后适当固定，应用抗生素防止感染，早期活动。轻伤可渐愈合。有空腔者应保持开放引流。如基底已呈健康外观，可在无张力下定点缝合。伤愈后二期修复神经、肌腱或行皮肤整形手术。

7. 火器伤

子弹、弹片、炸药爆炸所致，多有严重软组织损伤和粉碎性骨折。伤口内外有泥土、弹片等异物存留，污染严重，应早期彻底清创，伤口定点缝合，肌腱、神经待伤愈后 2 周修复。如伤口已有感染，清创后，不缝皮，湿敷，全身用抗生素，控制感染后植皮或缝合。

四、手部战伤的特点及分级救治

战时手部损伤以火器伤为主，多为炸伤，伤情复杂，污染重，合并伤多，给手外伤处理带来困难。

分级救治的内容为：团卫生队的主要工作是急救、包扎、分类和后送。用较多敷料加压包扎，控制出血，抬高伤手，不用止血带，迅速送一线医院，争取尽快做决定性治疗；也可用直升机送后方医院或二线医院。师卫生营一般是做伤口检查、止血、包扎、固定，记录伤情和分类后送。

各级医院根据记录和检查结果做初期外科处理，有条件的师卫生营、一线野战医院也可做清创等初期外科处理。伤口可做定点缝合，不严密缝合，固定伤手于功能位。如伤口污染严重，初期处理后不缝合，5 d 后在后方医院行二次外科处理，清创，整复骨折，用各种方法促使伤口愈合。整形重建手术在伤愈水肿消退后进行。

（李　洋）

第三节　手部骨与关节损伤的处理

一、掌骨及指骨骨折

掌骨及指骨骨折为常见的骨折。影响手功能的因素较多，如骨折畸形，关节内骨折，邻近的关节僵硬、水肿，肌腱粘连。大多数骨折不难做到准确复位，但手功能的恢复还与其他因素有关。

掌骨骨折较指骨骨折对手的功能影响小，因其周围为肌肉，不影响肌腱的滑动，且掌骨间有联系，一般移位不大。但如骨折累及掌指及掌腕关节，未能及时恰当处理，则影响较大。

（一）掌骨骨折

1. 第 1 掌骨基底部骨折

是指第 1 掌骨基底部 1 cm 处骨折，多为横行或粉碎性骨折。骨折近段受拇长展肌的牵拉，向桡侧背侧移位，骨折远段受拇长屈肌及拇内收肌的牵拉，向掌侧尺侧移位，骨折部呈向背侧桡侧成角畸形（图 7-7）。

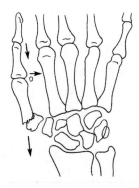

图 7-7　第 1 掌骨基底部骨折

伤后局部肿胀、疼痛、压痛，拇指对掌外展动作受限，掌指关节及指间关节仍可活动。

新鲜骨折较易复位，一手牵引并外展拇指，另一手拇指加压骨折处，纠正成角畸形。复位后用前臂石膏固定拇指于外展位 4~6 周，石膏应包括近节指节。不稳定的骨折可行克氏针皮下穿针或开放固定，也可采用牵引固定。

轻度成角的陈旧骨折，对拇指功能影响不大者，可不处理。如成角大，虎口过小，可行第 1 掌骨基底部楔形截骨术。

手术方法：在臂丛麻醉下，在第 1 掌骨桡背侧做约 3 cm 长的纵向切口，切开皮肤、皮下组织及骨膜，向两侧剥离暴露第1掌骨。在其隆起骨突处，根据畸形角度的大小用扁平骨凿或电锯做楔形截骨术，矫正成角畸形，并用克氏针交叉固定或微型钢板固定，针尾埋于皮下。术后石膏托固定3~4周后练习活动，骨愈合后去除克氏针或钢板（图7-8）。

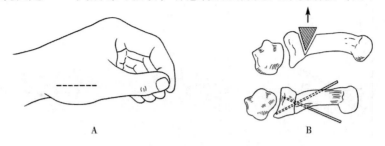

A   B

图7-8 陈旧性掌骨基底部骨折，背侧成角畸形截骨矫正术

A. 切口；B. 截骨及克氏针固定

2. 第1掌骨基底部骨折脱位（Bennett 骨折）

为第1掌腕关节骨折脱位。第1掌骨受轴向暴力，使基底部尺侧发生斜行骨折，骨折线通过腕掌关节，尺侧骨块呈三角形，因其附着于掌骨间韧带而保持原位。拇指腕掌关节是鞍状关节，掌骨基部尺侧骨折后，失去骨性阻挡，加之拇长展肌及鱼际肌附着于外侧骨块，肌肉牵拉导致腕掌关节脱位或半脱位，骨折远端滑向桡侧、背侧与近侧（图7-9），不稳定，严重影响拇指对掌和外展活动。

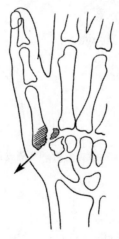

图7-9 Bennett 骨折

临床上见第1掌骨基底部向桡侧背侧突出，局部肿胀，有压痛及拇指活动受限。X线检查可确诊。

主要困难是复位后不易保持。手法复位方法与单纯第1掌骨基底部骨折相似。复位后若能保持稳定，可于拇指外展位固定4~6周。手法复位后不能保持者，可采用经皮克氏针内固定（电视X线机下）或开放复位用一克氏针固定小骨块，另一克氏针固定掌骨基底部于第2掌骨保持复位（图7-10）。术后石膏固定4~6周。骨愈合后及时去除内固定，练习活动。

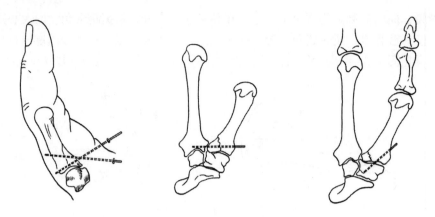

图 7-10　Bennett 骨折复位克氏针内固定

3. 第 2～5 掌骨骨折

多为直接暴力引起。由于骨间肌、蚓状肌及屈指肌的牵拉，骨折端向背侧成角（图 7-11）。

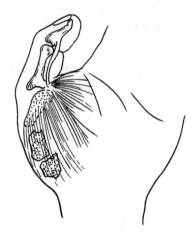

图 7-11　拇指掌骨骨折（背侧成角畸形）

多发掌骨粉碎性骨折时，骨间肌损伤严重，可发生手内肌纤维化挛缩，影响手指功能。掌骨颈部骨折，因伸指肌腱牵拉，引起掌指关节过伸。暴力也可造成多发性掌骨基底部骨折或腕掌关节脱位，掌骨基底部向背侧桡侧斜行移位。X 线片可确定骨折类型。

4. 掌骨干骨折

牵引相应手指，推压成角隆起的骨端即可复位。屈指位固定以松弛手内肌。固定范围应包括近侧指节，固定 4 周（图 7-12）。复位后不稳定及多发掌骨干骨折，可用克氏针斜行固定或微型钢板螺丝钉内固定，也可用外固定架固定。

5. 掌骨颈骨折

掌指关节侧副韧带附着于掌骨头偏背侧，若伸指牵引，使掌骨头更向掌侧旋转，增加畸形而复位困难。因此，手法复位时，要将掌指关节屈曲 90°牵引，再手法推压骨隆起处。复位困难者可用克氏针固定或微型钢板固定。

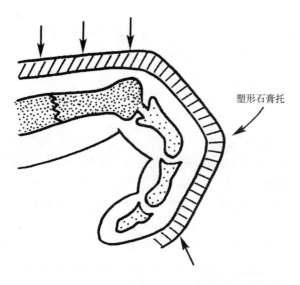

图7-12　掌骨干骨折复位固定

（二）指骨骨折

1. 近节指骨骨折

骨折近端受骨间肌的牵拉，向掌侧移位，远端受指总伸肌腱牵拉而向背侧移位，形成向掌侧成角畸形。骨端正好顶在屈肌腱上，如不复位将阻碍屈肌腱滑动并形成粘连。

手法复位后固定该指于屈曲位4~6周。不稳定斜行骨折或手法不成功时，可用持续牵引或开放复位克氏针固定或微型钢板固定。陈旧性骨折畸形连接，可采用开放复位克氏针斜行或交叉固定或微型钢板固定。

2. 中节指骨骨折

中节指骨基底部骨折，骨折线在指浅屈肌腱附着点的近侧，因受指浅屈肌腱牵拉，骨折远端向掌侧移位，骨折近端向背侧移位。指浅屈肌附着点以远骨折，因受浅肌腱的牵拉，骨折处往往向掌侧成角（图7-13）。手法复位后屈曲患指固定4~6周。必要时开放复位克氏针固定。

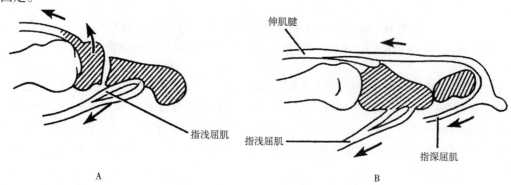

图7-13　中节指骨骨折发生畸形的机制

A. 骨折近段向背侧移位，远段向掌侧移位；B. 骨折近段向掌侧移位，远段向背侧移位

3. 远节指骨骨折

多为直接暴力致伤，如挤压、砸伤等，造成横行骨折或粉碎性骨折，较少移位。

仅需夹板固定或软固定。如为闭合性骨折，甲下血肿，患者有剧痛时，将针端烧红，穿透指甲，使血流出减压即可止痛。

指骨基底部关节内骨折，破坏关节面，常合并脱位，需开放复位，使骨折端解剖对位，用克氏针固定。

4. 末节指骨基底部背侧撕脱骨折

伸指肌腱附着于末节指骨的背侧，强力伸指时，在暴力打击下猛然屈曲可引起伸腱断裂或连同基底部小片骨呈撕脱性骨折。患指末节下垂，不能伸直，陈旧病例畸形明显，称为杆状指。治疗上，无论肌腱断裂还是撕脱骨折，在新鲜病例均将近侧指间关节屈曲60°，远侧指间关节过伸，使侧腱松弛，消除对骨片的牵拉，外用匙形石膏或金属夹板固定6周。如为远侧指间关节脱位或骨片超过关节面的1/3，应切开复位用克氏针或铆钉固定。

二、关节脱位及韧带损伤

（一）掌指关节侧副韧带损伤

拇指掌指关节侧副韧带损伤较多，因过伸、侧向或旋转暴力而发生。尺侧副韧带损伤多于桡侧。伤后局部肿胀，疼痛，拇指侧向不稳定，无力，影响握、捏功能。检查有被动侧向异常动度，伴疼痛。X线片多为正常。可伴有小片撕脱骨折，被动外展或内收位X线片，可见韧带撕脱的一侧关节间隙增宽，关节呈半脱位（图7-14）。

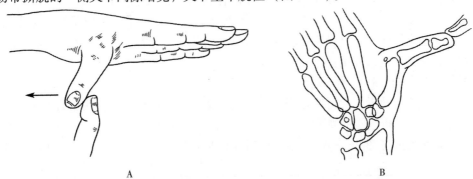

A   B

图7-14 拇指掌指关节侧副韧带断裂，外展时可见关节半脱位

A. 被动侧向异常动度；B. 侧副韧带断裂，强力外展X线片呈半脱位

韧带不完全断裂，关节稳定，侧向无异常动度者，用石膏托固定断裂韧带于松弛位3～4周。韧带完全断裂时，断裂的韧带回缩、卷曲，拇内收肌腱膜嵌入回缩的韧带之间，使韧带两端不能接触（图7-15），石膏固定失败率达50%，故宜早期手术，修复断裂的韧带。陈旧性完全断裂者，则需手术重建侧副韧带。有严重创伤性关节炎的晚期病例，只是在必要时做掌指关节融合术。

第2～5指的掌指关节侧副韧带损伤较少见，除急性期疼痛外，多无症状。因邻指及手内肌的支持，无关节不稳定，不需手术。陈旧损伤不需处理。

对拇指掌指关节侧副韧带损伤病例，采用掌长肌腱重建侧副韧带，取得满意疗效。

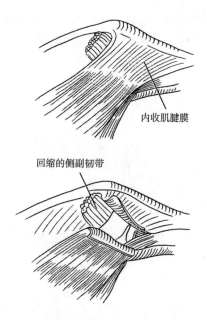

图 7-15　韧带回缩，内收肌腱膜嵌入

　　方法是用 2.5~3.5 mm 直径的钻头，从尺侧韧带附着点，分别在掌骨头和指骨基底部各钻一骨洞，从桡侧穿出骨皮质。取同侧掌长肌腱，穿入骨洞，在桡侧做重叠缝合或用拉出钢丝固定（图 7-16）。

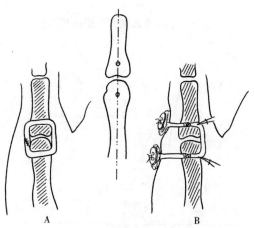

图 7-16　拇指掌指关节尺侧韧带断裂的修复法
A. 重叠缝合法；B. 拉出钢丝法

（二）掌指关节脱位

　　手指扭伤、手指强力背屈等可引起掌指关节脱位，多见于拇指和示指。脱位后指骨向背侧移位，掌骨头突向掌侧，形成关节过伸位畸形（图 7-17、图 7-18）。示指脱位后常偏向尺侧，指间关节半屈曲。关节脱位手法复位往往失败，此因拇指脱位时，掌骨头穿破掌侧关节囊，颈部被卡在纵行撕裂的关节囊间，掌板嵌入两关节面之间，有时籽骨或拇长屈肌腱也嵌入其中，使复位困难。示指脱位时，掌骨头从掌板近端穿破关节囊，掌板嵌于两关节面之间，掌骨颈两侧夹在屈指肌腱和蚓状肌之间，造成复位困难（图7-19）。

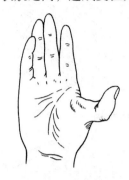

图7-17　拇指掌指关节脱位畸形

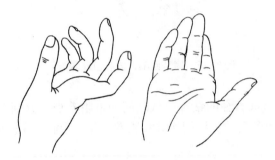

图7-18　示指掌指关节脱位畸形

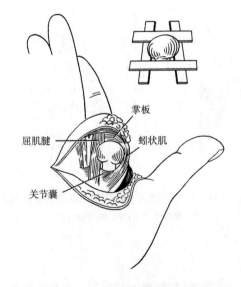

图7-19　掌指关节脱位后复位困难机制

　　治疗：可先试行手法复位（图7-20）。如手法不成功应即行手术复位，牵开夹住掌骨颈的组织，还纳掌骨头，半屈曲位固定3周。

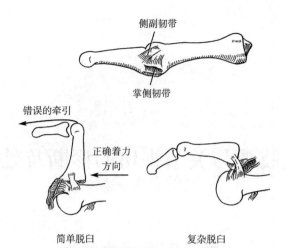

图 7-20 掌指关节脱位的手法复位

（三）指间关节脱位及侧副韧带损伤

过伸、旋转或侧向暴力可使指间关节脱位及侧副韧带断裂。韧带断裂常为单侧，局部肿胀、疼痛，屈指活动尚好，完全断裂时有侧向异常动度。脱位后有明显畸形，远段指多向背侧及侧方移位，活动受限。

治疗：韧带断裂后，可固定患指 3 周。也有学者主张早期手术修复断裂的韧带。指间关节脱位复位较易，复位后固定 3 周。陈旧性韧带断裂，有关节不稳定和疼痛者，可手术治疗，紧缩或重建韧带。

（刘立东）

第八章

上肢骨与关节损伤的诊断及处理

第一节　锁骨骨折

一、损伤机制

锁骨干较细，弯曲呈"S"形，内侧半弯凸向前，外侧半弯凸向后，内端与胸骨相连构成关节，外侧与肩峰相连构成肩锁关节，横架于胸骨和肩峰之间，是肩胛带与躯干唯一的联系支架。锁骨骨折为常见骨折，多发生于儿童及青壮年。锁骨外端受侧向伤力，肩部被推向胸壁，常引起锁骨中段骨折，直接外力常引起锁骨内侧段骨折，自上而下的外力常引起外侧段骨折，严重外力可并发锁骨下血管、神经损伤或肋骨骨折。

间接暴力造成骨折多见，跌倒时手或肘着地，外力自前臂或肘部沿上肢向近端冲击，肩部着地更多见，撞击锁骨外端造成骨折。间接暴力造成骨折多为斜行或横行骨折，其部位多见于中段，直接暴力造成骨折因着力点不同而异，多为粉碎性或横行骨折，幼儿多为青枝骨折。

骨折好发于锁骨中段，因肌肉牵拉和肢体重力骨折断端重叠移位。近段受胸锁乳突肌牵拉向上，远段因上肢重量及胸大肌牵拉向下，向前及向内移位。

二、分类

锁骨骨折按解剖部位分为：①内侧 1/3 骨折；②中 1/3 骨折；③外侧 1/3 骨折。约80%的锁骨骨折发生在中 1/3 段。

外侧 1/3 骨折又可分成 3 个类型：①无移位骨折，喙锁韧带无断裂；②有移位骨折，喙锁韧带断裂；③关节内骨折，易漏诊，后期可发生创伤性关节炎。

三、诊断

1. 病史要点

外伤致锁骨部位疼痛，患肩活动受限。

2. 查体要点

锁骨位置表浅，骨折后肿胀，压痛或有畸形，能摸到骨折断端，可有骨擦音、骨擦感，患肢有活动障碍，伤肩下沉并向前内倾斜，上臂贴胸不敢活动，健手托扶患侧肘部，以减轻上肢重量牵拉引起疼痛，注意有无锁骨下血管及臂丛神经受损的情况。

幼儿多为青枝骨折，皮下脂肪丰满，畸形不明显，因不能自述疼痛位置，只有啼哭表现，但患儿头多向患侧偏斜，下颌部转向健侧，此为临床诊断特点之一。

3. 辅助检查

（1）常规检查：摄锁骨正位 X 线片，了解骨折类型。

（2）特殊检查：必要时做 CT 检查及三维重建，明确骨折的详细情况；对怀疑有神经损伤的患者，进行肌电图检查明确诊断。

4. 诊断标准

（1）患者多有明显外伤史。

（2）查体局部疼痛，肿胀，可有皮下瘀斑，肩关节活动受限。

（3）X 线检查显示骨折。

（4）对难以确诊的患者采用 CT 检查。

四、处理

（一）治疗原则

锁骨骨折大多数经非手术治疗可获得较好疗效，仅少数需手术治疗。即使骨折对位略差，骨折愈合后对患侧上肢的功能影响很小。

（二）治疗方法

1. 非手术治疗

幼儿和年龄较大的儿童无移位者，用吊带或三角巾保护 3 周；有移位者，常用"8"字绷带固定 3 周。成人无移位者，用吊带或三角巾保护 3～4 周；有移位者，需要手法复位 + "8"字绷带或锁骨带固定 6～8 周。全身情况较差者和老年人也可仅用吊带或三角巾保护。

手法复位可在局部麻醉下进行。患者坐在木凳上，双手叉腰，肩部外旋后伸挺胸，医生位于背后，一脚踏在凳上，顶在患者肩胛间区，双手握住两肩向后、向外、向上牵拉纠正。复位后纱布棉垫保护腋窝，用绷带缠绕两肩在背后交叉呈"8"字形，然后用石膏绷带同样固定，使两肩固定在高度后伸、外旋和轻度外展位置（图8-1）。固定后即可练习握拳，伸屈肘关节及双手叉腰后伸，卧木板床休息，肩胛区可稍垫高，保持肩部后伸，3～4 周拆除。锁骨骨折复位并不难，但不易保持位置，愈合后上肢功能无影响，所以临床不强求解剖复位。

2. 手术治疗

手术适应证包括：①并发血管、神经损伤；②骨折断端间有软组织嵌入；③开放性或多发性骨折；④非手术治疗不能改善骨折的严重移位者；⑤骨折不愈合者；⑥锁骨外端骨折并发喙锁韧带撕裂。

内固定方法：①钢针髓腔内固定；②钢板螺钉内固定；③螺钉内固定；④经皮内固定等。目前认为，钢板螺钉固定较为牢固，可以实现早期功能锻炼。术后需用三角巾固定 3～6 周。

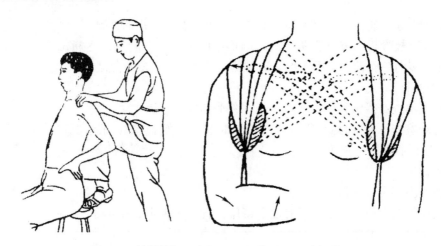

图 8-1 锁骨骨折手法复位及"8"字形石膏绷带固定法

（刘立东）

第二节 肩胛骨骨折

肩胛骨为一扁宽形不规则骨，位于胸廓上方两侧偏后，肩胛骨对稳定上肢以及发挥上肢的功能起着重要的作用，肩胛骨骨折较为少见，文献报道仅为 0.4% ~1% 。

肩胛骨包括体部、肩胛冈、肩峰、喙突、肩胛颈及肩盂，喙突是喙肱肌、肱二头肌短头及胸小肌的起点，腋动脉及臂丛神经位于胸小肌腱深层，经喙突的内下方通过，喙突基底的内侧、肩胛骨的上缘部分是肩胛切迹，切迹上有肩胛横韧带桥架相连，肩胛上神经在肩胛横韧带下通过肩胛切迹走向背侧，肩胛上动脉在该韧带上方通过。

肩峰与锁骨形成肩锁关节，从而使肩胛骨通过肩锁关节、锁骨、胸锁关节连接，此外肩胛骨通过肌肉与躯干形成软组织连接。肩胛骨的稳定主要由肌肉连接来完成，上臂上举过程中，1/3 的活动发生于肩胛胸壁间，肩胛胸壁之间虽不具备典型的关节结构，但却提供相当于关节功能的活动，肩关节的活动是盂肱关节和肩胛胸壁之间协调一致的活动，肩胛骨旋转到外展位，以便于上臂前屈、内收、上举、外展活动，肩胛骨的活动限定于胸壁的床内。肩胛骨骨折后，肌肉、软组织瘢痕粘连、骨折畸形愈合，可影响肩胛骨的协调运动，从而可使肩关节的活动范围受限。

一、损伤机制

肩胛骨虽然扁薄，但是周缘部位骨质明显增厚，因此加强了肩胛骨的强度，而且肩胛骨被丰厚的肌肉包绕，形成完整的肌肉保护垫，外力首先作用于软组织，不易造成骨折。此外，肩胛骨在胸壁上有一定的活动度，作用于肩胛骨的外力可以得到一定的缓冲，因此肩胛骨骨折发生率较低。

肩胛骨骨折多为严重暴力引起，高能量、直接外力是造成肩胛骨骨折的主要原因，汽车事故占 50% ，摩托车事故占 11% ~25% ，因此常并发有多发损伤。

肩盂骨折多因外力直接作用于肱骨近端外侧，肱骨头撞击盂窝所致。直接外力撞击也可造成肩胛骨骨突部位的骨折，如肩胛冈、肩峰或喙突骨折。

部分肩胛骨骨折可由间接外力引起，当上肢伸展位摔倒时，外力通过上肢的轴向传导可造成肩盂或肩胛颈骨折。

此外，肩关节脱位可造成盂缘的撕脱骨折，拮抗肌不协调的肌肉收缩（如电休克）也可造成骨突起部位的撕脱骨折。

二、分类

肩胛骨骨折的分类有多种不同方法。

1. 根据解剖部位分类

可分为肩胛骨体部骨折、肩胛冈骨折、肩盂骨折、喙突骨折、肩峰骨折等，体部骨折最为多见，占肩胛骨骨折的49%～89%，其次为肩胛颈骨折。

2. 根据骨折与肩盂相关的位置以及肩关节整体的稳定性分类

将肩胛骨骨折分为稳定的关节外骨折、不稳定的关节外骨折和关节内骨折3种。

（1）稳定的关节外骨折：包括肩胛体骨折和肩胛骨骨突部位的骨折，肩胛颈骨折，即使有一定的移位，常相当稳定，也属关节外稳定骨折。

（2）不稳定的关节外骨折：为肩胛颈骨折并发喙突、肩峰或锁骨骨折，此种类型骨折使整个肩关节很不稳定。

（3）关节内骨折：为肩盂的横行骨折或大块盂缘骨折，常并发肱骨头脱位或半脱位。

3. Zdravkovic 和 Damhoh 将肩胛骨骨折分为3种类型

Ⅰ型为体部骨折；Ⅱ型为骨突部位的骨折，如喙突、肩峰骨折；Ⅲ型为肩胛骨外上部位的骨折，即肩胛颈、肩盂的骨折。Ⅲ型骨折是肩胛骨骨折中最需要特殊治疗和最难以治疗的部位，移位的或粉碎的Ⅲ型骨折只占全部肩胛骨骨折的6%左右，肩盂骨折中只有10%有明显的骨折移位。

（1）肩盂骨折：约占肩胛骨骨折的10%，根据盂的骨折部位和损伤程度，将肩盂骨折分为以下几种类型。

1）Ⅰ型骨折是盂缘骨折，盂前缘骨折为Ⅰa型，盂后缘骨折为Ⅰb型。

2）Ⅱ型骨折是外力通过肱骨头，斜向内下方撞击盂窝，造成自盂窝至肩胛体的外缘骨折，形成盂窝下半骨折块移位。

3）Ⅲ型骨折是外力通过肱骨头斜向内上方撞击盂窝，造成盂窝外上部分骨折。骨折块可包括盂内上部关节面和喙突，骨块向内上方移位，常并发肩峰、锁骨骨折或肩锁关节脱位。

4）Ⅳ型骨折是肱骨头撞击盂窝的中央，骨折线横行通过盂窝，并通过肩胛体部至肩胛骨内缘，肩胛骨连同盂窝横向分裂为二，上方骨块较小，下方骨块较大。

5）Ⅴ型骨折是Ⅱ、Ⅲ、Ⅳ型骨折的组合损伤，其主要损伤是从盂窝至肩胛骨内缘的横行骨折，是由更加复杂、强大的外力引起，可分为以下3种类型：①Ⅴa型是Ⅱ型和Ⅳ型损伤的组合，即有肩胛骨横行骨折再加一盂窝至肩胛体外下缘的骨折线，形成一附加盂下方的分离骨块；②Ⅴb型是Ⅲ型和Ⅳ型损伤的组合，即再附加一盂上方分离的骨折块；③Ⅴc型是Ⅱ、Ⅲ、Ⅳ型损伤的组合，即盂上、下方各增加一附加的骨块。

6）Ⅵ型骨折是盂窝严重的粉碎性骨折。

（2）喙突骨折：占全部肩胛骨骨折的 2% ~5%，根据损伤机制及骨折部位及范围将喙突骨折分为以下 5 种类型：①Ⅰ型为喙突顶端或骺的骨折；②Ⅱ型为喙突中部骨折；③Ⅲ型为喙突基底骨折；④Ⅳ型为波及肩胛体上部的骨折；⑤Ⅴ型为延及肩盂的骨折。

三、诊断

1. 病史要点

有明确的外伤史。肩胛骨骨折后局部疼痛，上臂处于内收位，肩关节活动时疼痛加重。

2. 查体要点

体部骨折时，由于血肿的刺激可引起肩袖肌肉的痉挛，使肩关节主动外展活动明显受限，临床上表现为假性肩袖损伤的体征，应与神经损伤和真正的肩袖损伤相鉴别。当喙突骨折或肩胛体部骨折深吸气时，胸小肌和前锯肌带动骨折部位活动可使疼痛加剧。移位的肩胛颈或肩峰骨折时，肩外形变扁，骨折严重时可见肩部软组织肿胀及瘀斑，并有触压痛，有时可触到骨折部位的异常活动及骨擦音。

诊断骨折的同时，应注意检查肋骨、脊柱以及胸部脏器的损伤。

3. 辅助检查

肩胛骨骨折多由高能量直接外力引起，因此并发损伤发生率高达 35% ~98%。多发损伤患者或怀疑有肩胛骨骨折时，应常规拍摄胸部平片。由于肩胛骨平面与胸廓冠状面有一定角度并且相互重叠，因此一般胸部正位片肩胛骨显示不清。根据需要尚需摄肩胛正位、肩胛侧位、腋位和穿胸位 X 线片，肩胛正位片可清楚显示盂窝的骨折，腋位片可显示盂前后缘的骨折，并可确定肱骨头是否有半脱位，向头倾斜 45°前后位片可较清楚地显示喙突骨折。

必要时可在麻醉后，在透视的条件下进行动态的检查，确定肩关节及骨折的稳定性。对肩胛盂骨折常需施行 CT 检查，关节镜检查也可为确定关节面骨折移位情况以及决定治疗提供帮助。

4. 诊断标准

（1）患者多有明显外伤史，局部疼痛，上臂处于内收位，肩关节活动时疼痛加重。

（2）查体：局部疼痛，肩部软组织肿胀淤血，并有触压痛，有时可触到骨折部位的异常活动及骨擦音，肩关节活动受限。

（3）X 线检查显示骨折。

（4）对关节盂骨折可进行 CT 检查，进一步了解骨折情况。

四、处理

肩胛骨骨折中绝大多数病例采用非手术方法治疗，由于血液循环丰富，骨折愈合较快，只有少数病例需进行手术治疗。

（一）体部及肩胛冈骨折

一般经过保守治疗即可取得满意的效果，以三角巾悬吊上肢或将上肢固定于胸壁，伤后 48 h 内骨折部位可以冷敷，以减轻水肿及出血，也可减轻疼痛。伤后 1 周，即可令肩关节做钟摆样运动，进行功能训练，防止肩关节粘连。有学者报道，肩胛体骨折移位超过 1 cm，手术治疗者功能恢复较满意。

（二）肩胛颈骨折

对无移位或轻度移位的肩胛颈骨折，采用保守治疗，三角巾保护患肢 2～3 周，伤后 1 周内开始肩关节功能锻炼。

对有明显移位的肩胛颈骨折可采用尺骨鹰嘴牵引 3～4 周，再改用三角巾保护治疗，也可进行手法整复，再以肩人字石膏固定 6～8 周。

肩胛颈骨折并发同侧锁骨骨折时，由于失去锁骨的支撑稳定作用，使颈部骨折移位明显而且很不稳定，称为浮动肩，应施行锁骨切开复位，并用钢板固定。锁骨骨折复位固定后，肩胛颈骨折也会得到大致的复位而不必手术治疗，并可获得相对的稳定。

（三）肩峰骨折

无移位的肩峰骨折，保守治疗即可，以三角巾悬吊上肢，症状消失后早期功能锻炼。对移位的肩峰骨折、骨折不愈合的肩峰骨折，应切开复位内固定，以张力带钢丝或钢板螺钉内固定，肩峰基底部骨折不愈合的可能性较大，早期切开复位内固定是良好的选择。

（四）喙突骨折

Ⅰ～Ⅲ型喙突骨折一般可施行非手术治疗，用三角巾保护 3 周。Ⅳ型及 Ⅴ型的移位骨折多需手术复位以松质骨螺钉固定，喙突骨折并发臂丛神经受压迫或通过肩胛切迹部位的骨折并发肩胛上神经损伤，经肌电图检查证实有冈上肌和冈下肌麻痹时，应施行手术探查。

（五）肩胛盂骨折

对大多数无移位和轻度移位的肩盂骨折可用三角巾或吊带保护，一般制动 6 周，早期开始肩关节功能锻炼。

盂缘的小片撕脱骨折，一般是肱骨头脱位时由关节囊、唇撕脱所致，前脱位时发生在盂前缘，后脱位时见于盂后缘。肱骨头复位后，采用三角巾或吊带保护 3～4 周。

1. Ⅰ型骨折

如骨折移位大于 1 cm，骨折块占关节面 1/4 以上，即有可能造成不稳定，需手术治疗。

2. Ⅱ型骨折

肱骨头移位，盂肱关节不对称，关节面台阶超过 0.5 cm，即有手术指征。

3. Ⅲ型骨折

关节面台阶超过 0.5 cm，同时关节上方悬吊复合体损伤，就应考虑手术。

4. Ⅳ型骨折

关节面台阶超过 0.5 cm，上、下方骨折块有分离，即有手术指征。

5. Ⅴ型骨折

手术指征是关节面台阶超过 0.5 cm，关节面分离，肱骨头移位，盂肱关节不对称，肩关节上方悬吊复合体损伤伴关节盂移位。

6. Ⅵ型骨折

由于盂窝严重粉碎，不论骨块移位与否或有无肱骨头半脱位的表现，都宜进行切开复位。如果肩上方悬吊复合体有严重损伤，可手术复位、固定，改善盂窝关节面的解剖关系。

（刘相成）

第三节 肩关节脱位

一、损伤机制

在关节脱位中，肩关节脱位最常见，约占全身关节脱位的 50%。这与肩关节的解剖和生理特点有关，如肱骨头大，关节盂浅而小，关节囊松弛，其前下方组织薄弱，关节活动范围大，遭受外力的机会多等，肩关节脱位多发生在青壮年，男性较多。

肩关节脱位根据肱骨头的位置分为前脱位和后脱位。肩关节前脱位者多见，常因间接暴力所致，如跌倒时上肢外展外旋，手掌或肘部着地，外力沿肱骨纵轴向上冲击，肱骨头自肩胛下肌和大圆肌之间薄弱部撕脱关节囊，向前下脱出，形成前脱位。肱骨头被推至肩胛骨喙突下，形成喙突下脱位，如暴力较大，肱骨头再向前移至锁骨下，形成锁骨下脱位。肩关节后脱位很少见，多由于肩关节受到由前向后的暴力作用或在肩关节内旋位跌倒时手部着地引起（图8-2）。肩关节脱位如在初期治疗不当，可发生习惯性脱位。

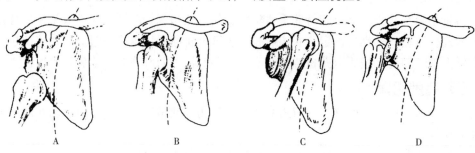

图 8-2 肩关节脱位的分类
A. 盂下脱位；B. 喙突下脱位；C. 锁骨下脱位；D. 后脱位

二、诊断

1. 病史要点

外伤性肩关节前脱位均有明显的外伤史，肩部疼痛、肿胀和功能障碍。

2. 查体要点

伤肢呈弹性固定于轻度外展内旋位，肘屈曲，用健侧手托住患侧前臂。外观呈"方肩"畸形，肩峰明显突出，肩峰下空虚，在腋下、喙突下或锁骨下可摸到肱骨头。伤肢轻度外展，不能贴紧胸壁，肘部贴于胸前时，手掌不能同时接触对侧肩部（搭肩试验阳性，即杜加斯征）。

肩关节后脱位临床症状不如前脱位明显，主要表现为喙突明显突出，肩前部塌陷扁平，在肩胛下部可以摸到突出的肱骨头，上臂略呈外展及明显内旋的姿势。

3. 辅助检查

X 线检查可明确脱位类型和确定有无骨折情况。

4. 诊断标准

（1）患者多有明显外伤史，肩部疼痛、肿胀和功能障碍。

（2）查体：伤肢呈弹性固定于轻度外展内旋位，外观呈"方肩"畸形，杜加斯征阳性。

（3）X 线检查：明确脱位类型。

三、处理

（一）保守治疗

脱位后应尽快复位，选择适当的麻醉方法（臂丛麻醉或全身麻醉），使肌肉松弛并使复位在无痛下进行，注意防止在复位过程中造成医源性骨折，习惯性脱位可不用麻醉。复位手法要轻柔，禁用粗暴手法以免发生骨折或神经损伤等附加损伤。常用复位手法如下。

1. 手拉足蹬复位法（Hippocrates 法）

患者仰卧，术者位于患侧，双手握住患肢腕部，足跟置于患侧腋窝，两手用稳定持续的力量牵引，牵引中足跟向外推挤肱骨头，同时旋转，内收上臂即可复位（图 8-3），复位时可听到响声。

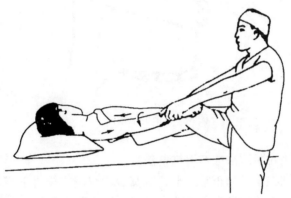

图 8-3 手拉足蹬法

2. 科克尔复位法（Kocher 法）

此法在肌肉松弛下进行容易成功，切勿用力过猛，防止肱骨颈受到过大的扭转力而发生骨折。手法步骤：一手握腕部，屈肘到 90°，使肱二头肌松弛，另一手握肘部，持续牵引，轻度外展，逐渐将上臂外旋，然后内收使肘部沿胸壁近中线，再内旋上臂，此时即可复位，并可听到响声（图 8-4）。

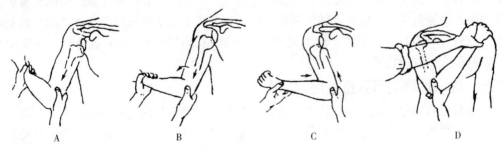

A   B   C   D

图 8-4 科克尔复位法

A. 一手握腕部，屈肘到 90°，另一手握肘部，持续牵引；B. 将上臂逐渐外旋；
C. 上臂内收，使肘部沿胸壁靠近中线；D. 内旋上臂，可听到响声，表示已复位

3. 牵引推拿复位法

患者仰卧，第一助手用布单套住胸廓向健侧牵拉，第二助手用布单通过腋下套住患肢向外上方牵拉，第三助手握住患肢手腕向下牵引并外旋内收，三方面同时徐徐持续牵引，术者用手在腋下将肱骨头向外推送还纳复位（图8-5）。

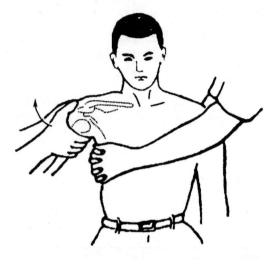

图8-5　牵引推拿法

肩关节后脱位可用手拉足蹬法或牵引推拿法复位。

复位后肩部即恢复圆钝丰满的正常外形，腋窝、喙突下或锁骨下摸不到脱位的肱骨头，搭肩试验变为阴性，X线检查肱骨头在正常位置上。如并发肱骨大结节撕脱骨折，因骨折片与肱骨干间多有骨膜相连，在多数情况下，肩关节脱位复位后撕脱的大结节骨片也随之复位。

复位后处理：肩关节前脱位复位后应将患肢保持在内收内旋位置，腋部放棉垫，再用三角巾、绷带或石膏固定于胸前，3周后开始逐渐做肩部摆动和旋转活动，但要防止过度外展、外旋，以防再脱位。后脱位复位后则固定于相反的位置（外展、外旋和后伸位）。

（二）手术复位

有少数肩关节脱位需要手术复位，其适应证包括：肩关节前脱位并发肱二头肌长头肌腱向后滑脱阻碍手法复位者；肱骨大结节撕脱骨折，骨折片卡在肱骨头与关节盂之间影响复位者；并发肱骨外科颈骨折，手法不能整复者；并发喙突、肩峰或肩关节盂骨折，移位明显者；并发腋部大血管损伤者。

（三）陈旧性肩关节脱位的治疗

肩关节脱位后超过3周尚未复位者，为陈旧性脱位。关节腔内充满瘢痕组织，与周围组织粘连，周围的肌肉发生挛缩，并发骨折形成骨痂或畸形愈合，这些病理改变都阻碍肱骨头复位。

陈旧性肩关节脱位的处理：脱位在3个月以内，年轻体壮，脱位的关节仍有一定的活动范围，X线片显示无骨质疏松和关节内、外骨化者可施行手法复位。复位前，可先进行患侧尺骨鹰嘴牵引1～2周；如脱位时间短，关节活动障碍轻易可不做牵引。复位在全身麻醉下进行，先进行肩部按摩并做轻轻地摇摆活动，以解除粘连，缓解肌肉痉挛，便于复位，复位操作采用牵引推拿法或手拉足蹬法，复位后处理与新鲜脱位者相同。必须注意，操作切忌粗暴，以免发生骨折和腋部神经、血管损伤。若手法复位失败或脱位已超过3个月者，对青壮年伤员，可考虑手术复位。如发现肱骨头关节面已严重破坏，则应考虑做肩关节融合术或人工关节置换术。肩关节复位手术后，活动功能常不满意，对年老患者，不宜手术治疗，鼓励患者加强肩部活动。

（四）习惯性肩关节前脱位的治疗

习惯性肩关节前脱位多见于青壮年，究其原因，一般认为首次外伤脱位后造成损伤，虽经复位，但未得到适当有效的固定和休息，由于关节囊撕裂或撕脱、软骨盂唇及盂缘损伤没有得到良好修复，肱骨头后外侧凹陷骨折变平等病理改变，关节变得松弛，以后在轻微外力或做某些动作如上肢外展外旋和后伸动作时可反复发生脱位。肩关节习惯性脱位诊断比较容易，X线检查时，除摄肩部前后位平片外，应摄上臂60°~70°内旋位的前后X线片，如肱骨头后侧缺损可以明确显示。

对习惯性肩关节脱位，如脱位频繁宜用手术治疗，目的在于增强关节囊前壁，防止过分外旋外展活动，稳定关节，避免再脱位。手术方法较多，较常用的有肩胛下肌关节囊重叠缝合术和肩胛下肌止点外移术。

（刘相成）

第四节　肱骨近端骨折

肱骨近端骨折的类型和患者人群各不相同，治疗目标是重建无痛、满意的肩关节功能，这主要通过重建骨的解剖结构和保护软组织完整来达到，治疗因患者和骨折的众多变异因素不同而差异很大。

一、损伤机制

肱骨近端由4个解剖部分组成：大结节、小结节、肱骨干和肱骨头。解剖颈是肱骨头周围稍细呈环状的部分；外科颈是肱骨上端与体交界处稍细的部分，在解剖颈下2~3 cm处，该区域皮质薄，使其结构薄弱易于骨折。颈干角平均145°，肱骨头相对于纵轴线后倾25°~30°，肩胛带肌和肩袖止点使肱骨近端处于平衡状态，每一个部分的骨折都会破坏这种平衡，对骨折块造成变形力，胸大肌通过其在肱骨干的止点对肱骨干施加向前和向内的变形力，冈上肌、冈下肌和小圆肌附着于大结节，对肱骨头施加外旋力，肩袖的完整性比骨质量更重要，尤其是对老年人。骨折时，肱骨头关节部分的位置由保留下来的骨-韧带止点来决定，这些变形力及其带来的骨折块移位使闭合方法很难达到满意的复位。

肱骨头的供血动脉主要来自旋肱前动脉的分支，旋肱前动脉来自腋动脉，旋肱前动脉沿肩胛下肌下缘水平走行向外，于喙肱肌深层通过，到达二头肌腱沟处，并发出一升支，在大结节的水平进入到骨内，在骨内弯曲走行通向后内，供应头部的大部血运。在头内弯曲走行的血管称为弓形动脉，此外，通过大、小结节肌腱附着于骺端的血管以及旋后动脉的分支后内侧血管，肱骨头也能得到部分血液供应。在肱骨近端四部分骨折后，上述血管都受到损伤，易造成肱骨头坏死。

二、诊断

1. 病史要点

同样的外力作用于肱骨近端，由于年龄因素以及骨与关节囊韧带结构的强度不同，可发生不同类型的损伤。一般肱骨近端骨折有明显的外伤史，造成肱骨近端骨折最常见的外伤机制是上肢伸展位摔伤。造成骨折的外力多较轻微或为中等强度，而发生骨折的内在因素是骨质疏松。年轻患者遭受严重的外力，可造成严重的损伤，常表现为骨折伴盂肱关节脱位。造成肱骨近端骨折的另一种外伤机制是上臂过度旋转，尤其是在上臂外展位过度旋转时，肱骨上端与肩峰相顶触发生。肩部侧方遭受直接外力可造成肱骨大结节骨折。此外，肿瘤转移性病变，可使骨质破坏，骨强度减弱，遭受轻微外力即可发生骨折，肱骨近端是病理性骨折好发部位之一。

2. 查体要点

（1）伤后患侧肩部疼痛、肿胀、活动受限。

（2）外伤 24 h 后肩胛带区、患侧上肢以及胸廓广泛的瘀斑。

（3）由于肩部肿胀，局部畸形可不明显。

（4）主动、被动活动时可引起疼痛加重，可听到骨擦音。

3. 辅助检查

（1）常规检查：最先摄与肩胛骨纵轴垂直和平行的肩胛正、侧位像，还需摄腋位像来判断脱位、结节移位程度和关节盂损伤的情况，该 X 线片需稍外展，否则会引起患者的不适，改良 Velpeau 腋位像是退而求其次的方法。

（2）特殊检查：肱骨头的劈裂和压缩损伤可通过 CT 来加以鉴别，该技术可以进一步了解骨折程度、骨折块移位情况以及肱骨头和关节盂损伤的范围。

4. 诊断标准

（1）典型的外伤史。

（2）伤后患肩疼痛、肿胀、活动受限。

（3）肩胛正、侧位像及腋窝位像。

（4）肱骨头的劈裂和压缩损伤可通过 CT 来加以鉴别。

三、处理

肱骨近端骨折的治疗原则是争取理想的复位，尽可能地保留肱骨头的血液循环供应，保持骨折端的稳定，并能早期开始功能锻炼。但也要认识到肩关节是全身活动范围最大的关节，所以一定程度的畸形，由于活动范围的代偿，一般不会造成明显的功能障碍。因此，在决定治疗方案时，除了考虑骨折的移位、成角的大小及骨折的解剖部位等因素外，还需考虑患者年龄、全身状况、并发损伤、医疗技术条件等因素。

（一）轻度移位骨折

肱骨近端骨折中 80%～85% 为轻度移位骨折，一般可以采用非手术方法治疗。骨折块间没有明显的移位和成角畸形，骨块间仍留有一定的软组织联系，因此，骨折比较稳定，一般无须再复位。初期治疗是适当制动，保持患者舒适与骨折的稳定，早期开始肩关节功能锻炼，一般可取得满意的治疗效果。对有一定的移位或成角的骨折，也可给予适当的整复后采用相应的方法制动。可使用颈腕吊带、三角巾将患肢保护于胸侧，腋窝部垫一棉垫，也可采用绷带、棉垫将患肢包扎固定于胸侧，以达到制动、止痛舒适的效果。制动 7～10 d，在肿胀开始消退、疼痛减轻，骨折端相对更为稳定后，即可开始肩关节功能锻炼。功能锻炼期间需间断拍摄 X 线片，复查骨折有无移位，以便指导功能锻炼的进程。功能锻炼的活动范围和强度应由小到大、循序渐进。初期主要为被动活动，增加活动范围为主，随着软组织的修复及骨折的愈合进程，逐渐转变为主动的增进肌肉力量的锻炼和抗阻力功能锻炼，一般每日练习 3～4 次，每次持续 20～30 min，初期功能锻炼时可配合应用止痛药物。

（二）解剖颈骨折

解剖颈骨折较为少见，由于肱骨头的血液循环受到破坏，肱骨头易发生缺血坏死。对于年轻患者，早期仍建议采用切开复位内固定。术中操作应尽量减少软组织的剥离，减少进一步损伤肱骨头血运，尤其头后内侧仍连有部分干骺端骨折块时，肱骨头有可能经由后内侧动脉得到部分供血而免于坏死。此外，有碎骨块或解剖复位有困难时，可接受一定的骨折移位，不必强求解剖复位而增加更多的软组织剥离。内固定应力求简单有效，多采用克氏针、螺钉或钢丝张力带固定，以减少手术创伤。如果肱骨头骨折块较小，难以进行内固定或老年患者，可进行一期人工肱骨头置换术。

（三）外科颈骨折

移位的外科颈骨折原则上应首选闭合复位治疗，闭合复位应在满意的麻醉下进行，全身麻醉效果较好，以保证肌肉松弛，易于手法操作及复位。复位操作应轻柔，根据创伤解剖及移位的方向按一定的手法程序进行，不要盲目、反复、粗暴地进行复位，否则不仅增加损伤，而且使骨折端变得圆滑，影响骨折端的稳定，有条件者可在 C 形臂 X 线机监视下进行复位，移位的外科颈骨折可分为骨折端间成角嵌插、骨折端间完全移位及骨折端间粉碎移位3 种类型，嵌插成角畸形大于 45°者，应予手法矫正。外科颈骨折正位 X 线片上为内收畸形，侧位多有向前成角畸形，整复时需先进行轻柔牵引，以松动骨干与近骨折端间的嵌插，然后前屈和轻度外展骨干，矫正成角畸形。整复时牵引力不要过大，避免骨端间的嵌插完全解脱，影响骨端间的稳定。复位后用颈腕吊带或绷带包扎固定，也可采用石膏夹板固定。断端间有移位的骨折，近骨折块因大、小结节完整，旋转肌力平衡，因此肱骨头没有旋转移位；远骨折段因胸大肌的牵拉向前、内侧移位，整复时应先沿上臂向远侧牵引，当骨折断端达到同一水平时，轻度内收上臂以中和胸大肌牵拉的力量，同时逐渐屈曲上臂以使骨端复位，最好能使骨端复位后正位片上呈轻度外展关系，整复时助手需在腋部行反牵引，并以手指固定近端骨折块，同时，帮助推挤骨折远端配合术者进行复位。复位后如果稳定，则可以吊带及绷带包扎固定或以石膏固定，如果骨折复位后不稳定，可进行经皮穿针固定，骨折复位后，自三角肌止点以上部位进针斜向内上至肱骨头，一般以两枚克氏针固定，然后从大结节部位斜向内下进针以第三枚针固定。最好在 C 形臂 X 线机监视下操作，核实复位固定后，将克氏针尾剪断并折弯留于皮下，必要时可在前方经远端骨折块向头方向以第四枚针固定。术后以三角巾保护，早期进行肩关节功能锻炼，术后 4～6 周，可拔除固定针。有时骨端间由于软组织嵌入，影响骨折的复位，肱二头肌长头肌腱夹于骨块之间是常见的原因，此时只能采用切开复位内固定治疗，手术操作应减少软组织的剥离，可以松质骨螺钉、克氏针、钢丝缝合固定或以钢板螺钉固定。粉碎性外科颈骨折，如果移位不明显，复位改善移位后以吊带、绷带或以石膏夹板固定，有时也可采用肩人字石膏固定或应用尺骨鹰嘴骨牵引维持复位，上臂置于屈曲，轻度外展位，待骨折处相对稳定或有少量骨痂时，可去除牵引，三角巾保护，并开始肩关节功能锻炼。如粉碎性骨折移位明显，不能进行闭合复位或复位很不稳定时，则需进行切开复位内固定，一般可用钢板螺钉内固定，如内固定后骨折断端仍不稳定时，则需加用外固定保护。

（四）大结节骨折

移位大于 1 cm 的大结节骨折，骨折块向后上方移位，肩外展时大结节与肩峰撞击，影响盂肱关节功能，应采用手术治疗，缝合固定。盂肱关节前脱位并发大结节骨折发生率较高，一般应先进行闭合复位肱骨头，脱位复位后大结节骨块多也自动复位，可采用非手术方法治疗，如骨块不能复位，则需进行手术复位固定。

（五）小结节骨折

单独小结节骨折极为少见，常并发于肩关节后脱位，骨块较小，不影响肩关节内旋时，可进行保守治疗，骨块较大且影响内旋活动时，则应进行切开复位、缝合固定。

（六）三部分骨折

三部分骨折原则上应手术治疗，手法复位难以成功。由于肱骨头的血液循环受到部分损伤，因此肱骨头有缺血坏死可能，发生率为 3% ~25%。手术的关键是将移位的结节骨块与肱骨头及干骺端骨块复位固定，无须力求解剖复位而剥离更多的软组织，以免增加损伤肱骨头的血液循环。内固定以克氏针、钢丝、不吸收缝线固定为主，不宜采用钢板、螺钉固定。有报道经钢板固定治疗者，肱骨头坏死率高达 34%。年老、严重骨质疏松者，难以进行内固定维持复位时，可进行人工肱骨头置换术。

（七）四部分骨折

四部分骨折常发生于老年人、骨质疏松者。肱骨头缺血坏死发生率比三部分骨折更高，有的报道高达 13% ~34%，一般应施行人工肱骨头置换术，只在年轻患者，如果肱骨头骨折块没有脱位，并保留有一定的软组织附着条件下，可试行切开复位，以克氏针、钢丝等较小创伤的内固定物固定。

（八）骨折脱位

1. 两部分骨折脱位

盂肱关节脱位并发结节移位骨折时，应先复位肱骨头，关节脱位复位后，结节骨块也多可复位，复位后以吊带或绷带固定患肩。肩关节脱位复位后，如果结节骨块仍有明显移位，需手术复位固定结节骨折块。肱骨头脱位并发解剖颈骨折移位时，多需施行人工肱骨头置换术。肱骨头脱位并发外科颈移位骨折时，可先施行闭合复位肱骨头，然后复位外科颈骨折，如闭合复位不成功，则需施行切开复位内固定。

2. 三部分骨折脱位

一般需切开复位肱骨头及移位的骨折，选择克氏针、螺钉、钢丝缝合固定，术中注意减少组织剥离。

3. 四部分骨折脱位

由于肱骨头失去血液供应，应施行人工肱骨头置换术。

（九）肱骨头嵌压和劈裂骨折

肱骨头嵌压骨折一般是关节脱位的并发损伤，头压缩面积小于20%的新鲜损伤，可进行保守治疗。后脱位常发生于较大面积的肱骨头压缩性骨折。如果压缩面积达20%～45%，由于肩关节不稳，可发生复发性后脱位，需进行肩胛下肌及小结节移位至骨缺损处，以螺钉固定。如果压缩面积大于45%，需进行人工肱骨头置换术。肱骨头劈裂骨折或粉碎性骨折多需进行人工肱骨头置换术，年轻患者如果肱骨头骨折块连有较长的颈骨片，肱骨头骨折块可能仍保留有一定血液循环供应，可进行切开复位内固定。

（朱怡璇）

第五节 肱骨干骨折

一、损伤机制

肱骨干骨折占所有骨折的1%～3%，可发生在任何年龄段，但在各人群中的发生原因不同，骨折可同时并发神经损伤，因此细致的询问病史和体检非常重要。完整的软组织覆盖和丰富的血供为骨折愈合提供了良好的环境，大多数病例保守治疗能够获得成功的愈合和优良的功能结果，但附着在肱骨上的多块肌肉共同作用可引起畸形和患者的不适，所以部分骨折仍需要手术治疗。

二、诊断

1. 病史要点

大多数肱骨干骨折由创伤引起，摔倒时前臂伸展或体育活动时的低能量机制引起，螺旋骨折可由摔跤或投掷造成。更为复杂的肱骨干骨折并发更高能量的损伤机制，包括交通事故、高处坠落、工业事故和火器伤。病因很重要，因为高能量损伤和开放性骨折常并发肢体的神经和血管损伤。桡神经损伤可并发于远端骨折和开放性骨折，病理性骨折更多见于老年人群，常由低能量损伤机制造成，多并发代谢性或转移性肿瘤疾病。

2. 查体要点

肱骨干骨折并发有疼痛、肿胀和上肢畸形，除了患者因多发伤无反应外，都容易诊断。骨折相对于肌肉止点的位置决定了畸形和骨折块移位的特点，在胸大肌止点近端的骨折，近端骨折块外展并因肩袖作用而外旋，同时，远端骨折块因胸大肌作用而向内移位；发生在胸大肌止点和三角肌止点之间的骨折特点是近端骨折块的内收和向内移位以及远端骨折块因三角肌作用而向近端和外侧移位；发生在三角肌止点远端的骨折，近端骨折块受牵拉而外展，而远端骨折块发生轴向短缩。必须强调准确、完整的体检记录的重要性，应进行细致的软组织和神经系统检查，由于桡神经与肱骨干邻近（尤其在中远端1/3处），易于损伤。应检查手的虎口背侧感觉和伸腕、伸指的运动功能；正中神经和尺神经的损伤不太常见。如进行闭合手法复位，必须再次进行神经和血管检查。

3. 辅助检查

影像学检查应包括肱骨干和相邻关节的两个彼此垂直的X线片（前后位和侧位），应拍摄肩、肘关节的X线片以排除并发损伤和延至关节内的骨折，如果体检提示漂浮肘或漂浮肩，应进行前臂或肩部影像学检查加以排除。对有神经功能缺失的患者不宜在最初的 10 d 内进行电生理检查。除病理性骨折外，不一定需要进行 CT、MRI 和骨扫描检查。

4. 诊断标准

（1）典型外伤史。

（2）体格检查发现有疼痛、肿胀和上臂畸形。

（3）肱骨干和相邻关节的 2 个彼此垂直的 X 线片（前后位和侧位）提示。

（4）对可疑骨折和怀疑病理性骨折者，进行 CT、MRI 和骨扫描检查明确。

三、处理

（一）保守治疗

适用于移位不明显的简单骨折及有移位的中下 1/3 骨折经手法整复可以达到功能复位标准的骨折。常用的方法有悬垂石膏、"U"形或"O"形石膏、小夹板固定、"人"字石膏、外展架加牵引或尺骨鹰嘴牵引等。

（二）手术治疗

适应证：①开放性骨折；②不能接受的对线不良；③浮动肘或浮动肩；④双侧肱骨骨折；⑤病理性骨折；⑥多发伤（脑外伤、烧伤、胸外伤、多发骨折）；⑦骨不连；⑧涉及关节内的骨折。伴有桡神经损伤不是探查或切开复位内固定的指征，但骨折复位时出现桡神经损伤则是探查指征，另外伴有臂丛神经损伤时，固定肱骨可使患肢早期康复，缩短住院时间。伴有下肢损伤时，肱骨干内固定后辅助应用石膏托或支架，使前臂掌侧和上臂内侧部分负重，有利于尽早扶拐行走。可选择的固定方法有开放复位钢板螺钉固定、髓内钉固定，只有当开放性骨折大量骨质缺损或广泛粉碎性骨折无法应用内固定时，才考虑用外固定支架。

1. 钢板螺钉固定

钢板螺钉固定被许多创伤专家认为是金标准，良好的手术技巧可达到解剖复位和坚强的内固定。钢板螺钉固定的最大益处是能完全恢复肱骨干的长度、控制肱骨干的旋转和成角，复位质量高于其他外科治疗，并可避免对肩、肘关节功能的影响，使病程缩短，对肩关节功能恢复尤其有利。

2. 髓内钉固定

和其他长管状骨一样，肱骨干骨折也适合髓内钉治疗。髓内钉可经肱骨大结节顺行置入，也可由肱骨髁上逆行置入，应用 Enders 钉、Hackethal 钉和 Rush 钉后骨折愈合率超过 90%，硬质交锁钉因其强大的稳定性和可靠的治疗效果已取代了软质、半硬质钉，主要用于严重的粉碎性骨折。

（朱怡璇）

第六节　尺桡骨干骨折

一、尺桡骨功能解剖和生物力学

前臂由尺骨和桡骨组成，两骨借骨间膜相连。两骨与周围骨共形成 6 个关节结构，分别为肱尺关节、肱桡关节、尺桡近侧关节（上尺桡关节）、尺桡远侧关节（下尺桡关节）、桡腕关节及骨间膜。其中尺桡近、远侧关节是前臂旋转功能的重要解剖基础。

1. 桡骨

桡骨近侧细小，远侧膨大，以桡骨头的杯状面于肱骨小头相关节形成肱桡关节；并与尺骨近端的桡骨头切迹相关节，形成尺桡近侧关节。二者均为解剖上肘关节的一部分。

桡骨头表面被有软骨；中部凹入呈杯状于肱骨小头关节面相对。当伸直肘关节时仅桡骨头的前半部与之接触；屈肘关节时两者完全吻合。杯状面的尺侧为一半月形的倾斜面，于旋前时与滑车的桡侧边缘相接触。桡骨头的周边部也被有软骨，称为柱状唇，与尺骨的桡骨头切迹组成上尺桡关节。

桡骨本身具有两个弯曲，称为旋转弓。桡骨颈斜行向远侧及尺侧，桡骨干的近侧则斜行向远侧及桡侧，两者之间形成了一个夹角，称为旋后弓，恰处于桡骨结节的水平。桡骨干的远侧斜行向远及尺侧，因之与近侧段之间形成了一个夹角，称为旋前弓，此角恰位于旋前圆肌粗隆处。旋后弓和旋前弓分别处于桡骨远、近端连线的两侧。这两个旋转弓并不在同一水平面上，所以桡骨的正、侧面都可见到这两个弯曲。

2. 尺骨

尺骨近端粗大，远端细小。近端的冠状突、鹰嘴突围成的半月切迹，与肱骨的滑车相关节，称为肱尺关节，为解剖上肘关节的主要部分。半月切迹的弧度为180°，而滑车的弧度为320°。尺骨远端变圆形，形成尺骨小头，小头远侧为圆形关节面与三角纤维软骨盘相对；侧方的拱桥形关节面与桡骨的尺骨切迹关节面相关节，称为尺桡远侧关节。尺骨截面呈三角形，全长均处于皮下，因而容易造成开放骨折。尺骨的远1/3处有轻度的向尺侧的弯曲。

3. 前臂骨间膜

骨间膜为一致密的纤维结缔组织，膜状，远、近侧均较为薄弱，而中间部较厚韧。掌侧纤维起于尺骨骨间嵴，斜向近侧止于桡骨骨间嵴；背侧纤维则方向相反，走向近侧和尺侧。近侧部有一束加厚的纤维称为斜索。

前臂骨间膜不仅为前臂肌肉提供附着止点，也由桡骨向尺骨传导应力。更重要的是骨间膜为前臂的旋转活动，限定了一个最大活动范围。前臂的旋转活动是不能超越此范围的，否则将受到骨间膜的制约。骨间膜的瘢痕挛缩将造成前臂旋转功能障碍。

4. 尺桡近侧关节

由桡骨头的柱状唇与尺骨的桡骨切迹组成。环状韧带与尺骨的桡骨切迹共同围成一个纤维骨环，包绕着桡骨头的柱状唇。环状韧带约占纤维软骨环的3/4，因之可以适应椭圆形桡骨头的转动。环状韧带被肘关节外侧和内侧韧带的前部纤维所加强。

该关节的下部被方形韧带所加强。方形韧带前后边缘与环状韧带相连，内侧附着于尺骨的桡骨切迹的下缘，外侧连接桡骨颈。桡骨头在纤维骨环中的旋转运动受方形韧带的制约。旋前时，方形韧带的后部纤维紧张；旋后时，方形韧带的前部纤维紧张。

5. 尺桡远侧关节

由尺骨头的侧方关节面与桡骨的尺骨切迹组成。切迹的远侧缘有三角纤维软骨盘附着，此软骨盘止于尺骨茎突的基底部。三角纤维软骨盘的功能有三：连接尺骨和桡骨，稳定尺桡远侧关节；供给平滑关节面，近侧对尺骨头，远侧对近排腕骨；间隔尺桡远侧关节和腕关节。有时三角纤维软骨盘中央部有小孔存在，沟通尺桡远侧关节和腕关节。旋转活动中三角纤维软骨盘在尺骨头上前后滑动，旋前时其背侧缘紧张，旋后时其掌侧缘紧张。

桡骨远端关节面向掌侧及尺侧倾斜，倾斜度稍掌倾角及尺偏角。掌倾角度为 9°~20°，平均 13.54°。尺偏角度为 20°~35°，平均 27.05°。桡骨茎突与尺骨茎突不在同一水平，桡骨茎突较尺骨茎突远 10~12 mm。尺桡远侧关节的掌侧和背侧有尺桡远侧前、后韧带加强。旋前时，尺桡远侧后韧带紧张；旋后时，尺桡远侧前韧带紧张。

6. 前臂旋转肌肉

前臂的旋转肌肉按功能可以分为旋前肌组和旋后肌组。前者包括旋前方肌、旋前圆肌，后者包括旋后肌和肱二头肌。

就前臂旋转肌肉的结构特点而言，上述四肌应另分为两组：一组是短而扁的旋转肌，包括旋前方肌和旋后肌。它们的特点是止点在桡骨的两端，均远离旋转弓，前臂旋转时，此两肌一个收缩，一个松弛，很像两个绞盘一紧一松。它们属于静力肌。另一组是旋前圆肌和肱二头肌，其止点均在旋转弓上。如将桡骨的形态比拟为曲柄，这两块肌肉就恰止于曲柄的两个突出点上。它们均为长肌，属于动力肌。旋前圆肌和肱二头肌的收缩，牵拉着旋前弓和旋后弓沿着前臂的旋转轴旋转。旋转弓存在的重要意义在于提供了一个旋转力臂。

7. 前臂旋转运动

肘关节伸直时，前臂的旋转活动将与肩关节重叠。前臂垂于体侧时，旋转范围约为 360°。上肢外展 90°位时，旋转范围为 360°。肩前屈 90°位、肘伸直时，前臂旋转范围为 270°。肘关节屈曲 90°位时，前臂的旋转度为旋后 90°、旋前 85°。而且屈肘是旋转功能的变异较大，可因年龄、性别和职业等而异。

前臂的旋转运动是个相当复杂的运动，在尺骨保持固定的情况下，其旋转轴是由桡骨头的中心到达尺骨茎突基底部，三角纤维软骨盘附着处。沿此轴心，桡骨头在尺桡近侧关节处做"自转"运动，而桡骨远端则在尺桡远侧关节处围绕尺骨头做"公转"运动。

但是桡骨头是椭圆形，所以桡骨头在旋转中其轴心是变动的。变动范围约 1.5 mm（长轴和短轴之差的一半）。

在正常前臂旋转运动中，尺骨也在运动，即桡骨由旋后位至旋前位运动时，尺骨也同时向背侧及桡侧方向做短弧线运动。此种运动在肱尺关节处发生，即尺骨近端在前臂旋转运动中做轻度伸展及向桡侧的摆动。

前臂在旋转运动中，尺桡骨骨间膜的距离随着旋转角度的不同而时时变化，因此骨间膜的张力也随之变化。由于旋转弓的存在，即使同一旋转角度，骨间膜各部的张力也不相同。学者们通过测量发现，前臂中部及远侧骨间膜距离在轻度旋后位时最大，也即此时骨间膜最为舒展，张力也最大。继续旋前或旋后时反而松弛；而在前臂近侧，则以完全旋后时骨间膜距离最大，骨间膜最为紧张，旋前时逐渐松弛。

正常状态下，前臂沿前臂旋转轴进行的旋转活动，是在骨间膜宽度允许的最大活动范围内进行的。仅在某些方位上此运动才达到骨间膜宽度所允许的最大值。可以说，骨间膜对前臂的旋转运动是有制约作用的，它为前臂的旋转运动限定了一个范围。如果在某些情况下，前臂按旋转轴进行的旋转运动超出了此范围，前臂的旋转活动必将受到骨间膜的牵扯而受限（图 8-6）。

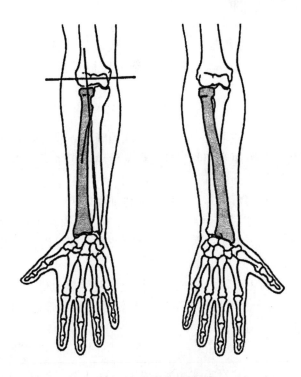

图 8-6　前臂旋转轴线

二、尺桡骨干双骨折

前臂骨折发生率约占骨折总数的 11.2%，以青壮年居多。前臂不仅保证了上肢的长度，其旋转功能对手部功能的完成有着重要的意义。因此，尺桡骨干双骨折后如何最大限度地恢复其功能，是个重要的问题。

（一）损伤机制

遭受暴力性质的不同，骨折的特点也不相同。

1. 直接暴力

直接暴力作用于前臂，能引起尺桡骨干双骨折，特点是骨折线常在同一水平，多为横行、蝶形或粉碎性骨折。

2. 间接暴力

间接暴力作用于前臂，多系跌倒，手着地，暴力传导至桡骨并经骨间膜传导至尺骨，造成尺桡骨干双骨折或弯曲、旋转暴力作用。特点是骨折线常为斜行、短斜行。短缩重叠移位严重，骨间膜损伤较重。骨折水平常为桡骨高于尺骨。

3. 绞压扭转暴力

多由机器绞压扭转所致，此种损伤常造成尺桡骨的多段骨折，并常累及邻近关节。由于软组织损伤常较严重，因此多为开放性骨折。多伴肌肉、肌腱损伤，血管、神经损伤较常见。

（二）分类

按骨折端是否与外界相交通，可分为开放性和闭合性骨折；按骨折的部位可分为近、中、远端的骨折。

骨折的分类与治疗的选择及其预后有关。开放性骨折预后较闭合性骨折要差；粉碎性骨折及多段骨折治疗较横行多段骨折要复杂；尺桡骨近段骨折闭合复位的成功机会较小。

（三）诊断

外伤后前臂肿胀、疼痛、活动受限，可出现成角畸形。前臂局部有压痛，骨折有移位时可触及骨折端，并可感知骨摩擦音和骨折处的异常活动。骨摩擦音和异常活动并无必要特意检查，因其有可能造成附加损伤。

尺桡骨干双骨折的诊断多可依靠以上的临床体征而确定。但骨折的详细特点必须依靠 X 线片来了解。所拍的 X 线片必须包括腕关节及肘关节，并须拍摄正、侧位的 X 线片。X 线片包括腕关节及肘关节，既可避免遗漏上下尺桡关节的合并损伤，又可判断桡骨近端折断的旋转位置，以利整复。

临床检查中容易遗漏对上、下尺桡关节的检查和对手部血供、神经功能的检查。因此，必要时采用 CT、MRI 等对上、下尺桡关节的关节软骨及骨间膜进行检查。如果怀疑有严重的血管损伤，可以采用血管造影。

（四）处理

前臂主要完成旋转功能，其对手部功能的发挥至关重要。因此，对前臂骨折的治疗，不应作为一般骨干骨折来处理，而应像对待关节内骨折一样来加以处理。这样才能最大限度地恢复前臂的功能。前臂骨折若治疗不适当，可造成严重的功能丧失。即使骨折愈合很满意，也会发生严重的功能障碍。肱桡、肱尺、尺桡近侧、尺桡远侧、桡腕关节以及骨间隙必须恢复解剖关系，否则会导致功能部分受损。因为儿童尺桡骨干双骨折极少需要手术治疗，所以主要围绕成人尺桡骨干双骨折进行讨论。

除所有长骨骨干骨折常有问题外，尺桡骨干双骨折还存在一些特殊问题。除重建肢体长度、对位和轴线外，如果要恢复良好的旋前和旋后活动度，还必须达到正常的旋转对线。因为存在旋前肌和旋后肌，对成角和旋转有影响。要整复和保持两个平行骨骼的复位比较困难，所以更易发生畸形愈合和不愈合。由于这些因素，对成人有移位的尺桡骨干双骨折，即使能够闭合复位，一般仍认为切开复位和内固定是最好的治疗方法。肱二头肌和旋后肌通过其止点对桡骨近侧 1/3 骨折施加旋转力。旋前圆肌在远侧止于桡骨干中段，旋前方肌止于桡骨远侧 1/4，都具有旋转作用和成角作用。尺骨骨折主要受成角应力的影响，因为近端骨折块常向桡骨移位。前臂近端的肌肉使闭合复位难以维持。桡骨远端骨折由于旋前方肌的活动和前臂长肌的牵拉，易向尺骨成角。虽然闭合复位可以获得愈合，倘若成角和旋转对线不良没有完全纠正，仍会发生某些功能障碍，使整体结果不满意。

1. 闭合复位外固定

在内固定物出现之前，闭合复位外固定是治疗的主要方法。一些移位不显著或较为稳定的尺桡骨干双骨折，有经验的医生采用闭合复位外固定（夹板或石膏）的方法治疗，可以获得较好的结果。但桡骨上 1/3 骨折、不稳定骨折以闭合复位外固定方法来治疗则常会遇到困难，甚至失败。强求闭合复位，反复多次整复，常会事与愿违，甚至使创伤加重，肿胀严重，出现水疱。既未能达到闭合复位的目的，又失去了早期手术的时机，其结果将不如早期手术者。

正确的闭合复位应注意以下各点。①良好的麻醉，使患者在无痛的情况下能与术者满意的配合，并使肌肉松弛，减少整复时的困难，以臂丛阻滞麻醉最为常用。②纠正旋转畸形，由于前臂有旋前方肌、旋前圆肌、旋后肌及肱二头肌等，故不同水平的骨折，两骨折端所处的旋转方位不同（受旋转肌牵拉之故），所以必须将前臂远折端置于近骨折端相同的旋转位置上，再开始复位。为此必须首先判明桡骨近端处于何种旋转位置。Evans 采用以肘关节正位片上，桡骨上端在不同旋转位置上的不同形态，来作为判断旋转位置的依据，曾在临床上广泛应用。我国学者采用了更为准确的判断方法——肘关节侧位片和腕关节正、侧位片上桡骨结节和尺骨茎突的形态；下尺桡关节的形态不同来判断尺桡骨所处的旋转方位。③牵引纠正短缩、重叠、成角畸形，牵引应由 2 名助手进行（一名牵引、另一名做反牵引）。牵引时，远骨折段仍应保持在与近骨折段相同的旋转方位上。④分骨并纠正侧方移位，分骨是在远、近骨折端，尺桡骨之间的掌背侧以手指捏压，其目的是使尺桡骨之间距离加大，使骨间膜紧张，利用骨间膜对尺桡骨骨间距离的限制作用，使远、近骨折端的尺桡骨骨间距离相等，旋转方位一致。在此基础上，纠正侧方移位，方能达到满意的复位。⑤外固定，在复位满意的基础上，应用石膏外固定，前臂中段以下的骨折可使用 U 形石膏夹，前臂中段以上的骨折，可使用长臂石膏前后托。在石膏凝固前，尺桡骨骨间掌背侧以手指指腹塑形，使呈双凹状，起到分骨的作用。

复位后的前臂应尽量固定于中立位，以利旋转功能的恢复。特殊情况下，必须置于非功能位时，应待骨折端初步粘连后更换中立位石膏。

应用小夹板固定时，应密切观察，随诊，及时调整松紧度。密切注意压力垫、分骨垫的位置及是否造成压疮。

闭合复位，石膏固定治疗前臂双骨折，其愈合情况并不理想。

闭合复位外固定治疗前臂骨折，其后果不理想，除方法本身所固有的弊病外，与对前臂功能的认识不深，可接受的整复标准过低也有密切关系（特别是对尺骨的成角畸形、旋转畸形的忽视）。

目前对尺桡骨干双骨折有严格的复位标准：桡骨近端的旋后畸形不得 >30°，尺骨远端的旋转畸形不得 >10°，尺桡骨的成角畸形不得 >10°，桡骨的旋转弓应予恢复。低于此标准，将会造成明显的功能障碍。

总之，保守疗法治疗尺桡骨干双骨折结果并不理想。因此，多数学者认为对成人尺桡骨干双骨折的治疗应持积极手术的态度；保守治疗应仅限于移位不显著或稳定型的尺桡骨双骨折；反对反复多次的闭合复位。

尺桡骨干双骨折手术治疗需要满意的内固定装置，而该种装置必须能牢固地固定骨折，尽可能彻底地消除成角和旋转活动。不结实的钢板螺钉或圆形弹性髓内钉的效果并不满意。选用钢板还是髓内钉取决于很多因素，因为每种内固定植入物都有其优点和缺点。

2. 钢板螺钉内固定

由于钢板质量问题，早年应用的钢板螺钉内固定治疗尺桡骨干双骨折，其结果并不理想。后来钢板的质量和设计逐渐改进，治疗结果的满意率也逐渐提高。有报道迟缓愈合和不愈合率为 2.3% ~4%，再骨折率为 1.9% ~30.4%，感染率为 0.8% ~2.3%。

研究结果表明，内固定物越坚固，迟缓愈合、不愈合率越低。因而采用了坚实内固定，双钢板、加压钢板等。

使用钢板固定骨折，近年在观点上有较大变化，更多地强调生物学固定的原则。

为了减少对骨组织血供的进一步损伤，应尽量少地剥离骨膜，能放置钢板即可。有学者建议将钢板置于骨膜上，而不是骨面上。然而，Whiteside 和 Lesker 指出，用这种显露方法比将骨膜同附着的肌肉一起剥离的显露方法更加影响血供。必须仔细地整复骨折，准确对合交错的骨折端。粉碎性骨折块即使没有软组织附着，也应尽可能地准确复位。在使用钢板前，可用拉力螺钉将较大的粉碎性骨折块固定在主要骨块上，达到骨块间加压的目的。尺骨和桡骨同时骨折时，在用钢板固定任一骨折前，应显露两个骨折处，并做临时性复位；否则，在试行复位一个骨折时，可使另一个已经复位和固定的骨折再脱位。必须将钢板的中心准确地置于整复的骨折处，钢板应有足够的长度，允许在骨折的每一侧放置至少 3 枚骨皮质螺钉。如果螺钉太靠近骨折处，在拧紧螺钉时或钢板加压时会造成骨劈裂。因此，需要略长的钢板比短钢板好。应将钢板塑形以适合骨的外形，特别是桡骨，因为要想恢复正常功能，必须维持正常的桡骨弓。

目前，钢板固定仍是尺桡骨干双骨折的手术治疗的金标准，因为钢板固定可以达到解剖复位和稳定、坚强的内固定。

3. 髓内钉固定

在处理前臂骨干骨折中，交锁髓内钉系统的出现扩大了前臂髓内钉的作用。如果存在骨缺损，压配型髓内钉一般不能维持骨的长度。用压配型髓内钉处理干骺交界部骨折难于控制旋转。

众所周知，使用髓内钉固定任何骨折时，髓内钉长度或直径的选择、手术方法和术后处理的错误都可导致不良的结果，也包括前臂髓内钉固定。在这种情况下，虽然髓内钉长度的测量错误并不常见，但常发生髓内钉的型号和髓腔不相称。如果髓内钉过小，可有侧向和旋转移位；如果髓内钉过大，可造成骨折进一步粉碎或另外的骨折。

虽然几乎所有的前臂骨折均可用髓内钉治疗，但必须指出，髓内钉固定对于尺骨骨折是适宜的，但对桡骨骨折则相当困难，这是由于桡骨存在旋转弓之故。使用髓内钉固定常可造成旋转弓消失，尺骨骨折端分离而造成不良后果。桡骨远端的钉尾也必将影响腕关节的运动。所以不得已的情况下（如尺桡骨粉碎性骨折，多段骨折），虽可应用髓内钉固定，但以往学者们认为髓内钉固定绝不是桡骨骨折的首选内固定物。因此，髓内钉固定前臂骨折的适应证主要包括：①存在旋转不稳、桡骨旋转弓丢失或短缩；②多段骨折；③软组织损伤严重；④骨折不愈合或加压钢板固定失败；⑤骨质疏松；⑥病理性骨折；⑦前臂大面积复合软组织损伤，在修复软组织缺损时，可使用不扩髓髓内钉作为内支架以保持前臂长度等。髓内钉固定的禁忌证包括：活动性感染；髓腔 < 3 mm；儿童骨折，骨骺未闭。

髓内钉优于加压钢板之处在于：①根据使用的开放或闭合穿钉技术，只需少量或不剥离骨膜；②即使采用开放穿钉技术，也只需要一个较小的切口；③如果使用闭合穿钉技术，一般不需要进行骨移植。因为在钉体置入前扩髓以及置入钉体时都会带来足够的植骨材料；④如果去除髓内钉也不会有骨干的应力集中，也就没有再骨折的危险。因而该髓内钉系统可以作为前臂骨折除钉板系统外的另一有效选择。

4. 预后

成人尺桡骨干双骨折的预后与许多因素有关：骨折是否开放性、损伤程度如何、骨折移位多少、是否为粉碎性骨折、治疗是否及时适当、是否发生并发症。

成人有移位的前臂骨折以闭合复位方法治疗，通常结果并不理想，功能不满意率甚高；而以切开复位、坚强内固定治疗者愈合率可达 90% 以上，功能结果的优良率也达 90% 以上。

开放性骨折，合并严重软组织损伤，情况更为复杂，如果发生感染则预后不好。有时严重感染可导致截肢。

三、桡骨干骨折

单纯桡骨干骨折约占前臂骨折总数的 12%，青壮年居多。直接暴力、传导暴力均可引起桡骨干骨折，骨折多数为横行、短斜行。因有尺骨的支撑，桡骨骨折的短缩重叠移位甚少，但常有桡骨骨折端之间的旋转畸形存在。

桡骨远端有旋前方肌附着，中段有旋前圆肌附着，近段有旋后肌附着。骨折后由于以上肌肉的牵拉，不同部位的桡骨骨折将出现不同的旋转畸形。如骨折在旋前圆肌止点远侧，近折端受旋前圆肌及旋后肌牵拉，基本处于中立位，而远折端受旋前方肌牵拉处于旋前位；如骨折在旋前圆肌止点近侧，近折端受旋后肌的牵拉处于旋后位，而远折端受旋前圆肌及旋前方肌的牵拉处于旋前位。

单纯桡骨骨折，多可闭合复位，因尺骨保持完好，故整复后有一定的稳定性。整复时应判明近折端的旋转位置，按照以远端对近端的原则，将远折端置于相同的旋转位置再于牵引下复位。

整复后应于透视下旋转前臂，判断桡骨骨折端间的稳定性，如远、近端能同时旋转，很稳定，则外固定应固定于中立位。骨折端间稳定性差时，外固定的位置以近折端的旋转方位为准。

桡骨近 1/3 骨折，因局部肌肉丰满，闭合复位有一定困难，如不能手法复位，应切开复位短四孔钢板内固定。如钢板符合标准，术后不用外固定，早期进行功能锻炼，应能获得满意效果。

桡骨骨折的治疗中（保守治疗或手术治疗），应注意恢复桡骨旋转弓的形态。桡骨旋前弓、旋后弓的减少或消失，不仅影响前臂旋转力量，还影响前臂的旋转范围。

桡骨中 1/3 处掌面较为平坦，此部位的桡骨骨折进行切开复位内固定术时宜用掌侧切口，并将钢板置于掌面。桡骨近侧宜用背侧切口进入，钢板置于背侧。

四、尺骨干骨折

单纯尺骨干骨折，多系直接打击所致。多为横行、蝶形或粉碎性骨折。骨折可为裂纹骨折，无移位；也可发生侧方移位或成角。

尺骨全长处于皮下、浅在，闭合复位多能成功。不稳定性骨折，经皮穿入克氏针是一种简便有效的方法，但仍需应用石膏外固定。使用加压钢板可免去外固定，且有利于愈合和功能恢复。

尺骨下 1/4 移位骨折，因旋前方肌的牵拉，可造成骨折远端的旋后畸形，整复时将前臂旋前，放松旋前方肌，可以纠正远折端的旋后畸形，以利复位。

临床研究及尸检证明，尺骨的旋转畸形或成角畸形对前臂的旋转运动的影响，远大于桡骨的相应畸形对前臂旋转运动的影响。必须明确，尺骨骨折成角畸形不得 > 10°，旋转畸形不得 > 10°，否则不能接受。

（王　宇）

第七节　桡骨远端骨折

桡骨远端骨折占所有骨折的 15% ~ 20%，其中 50% 为关节内骨折。这种骨折虽然愈合后无任何功能受限，但是畸形却伴随一生。在过去 20 年中，对桡骨远端骨折了解的不断深入，以及内固定技术不断更新，使治疗不断提高，桡骨远端骨折的治疗发生了很大的变化。

一、损伤机制

大部分桡骨远端骨折由摔倒所致。好发于儿童和老年人，后者与骨密度下降相关。高能量损伤一般发生于年轻人，常会造成桡骨远端的表层软组织损伤。也常发生于腕部需负重的运动者。

二、分型

大部分临床医生用人名命名桡骨远端骨折。虽然像 Colles 骨折，Barton 骨折或者 Diepunch 骨折这样的描述在临床上常用，但是它们提供的关于骨折特点的信息很少，而且几乎不能帮助选择治疗方案。已有分类系统是为了帮助临床工作和作为比较的工具而制定的。为了实用，分类系统应该简单并且和临床相关，能指导治疗，以及为了进行有意义的工作而可以再细分。桡骨远端骨折的分类系统很多，但是没有一种在骨科界得到普遍认可。目前较多采用的是国际内固定研究学会（AO/ASIF）分型系统。

AO/ASIF 分型系统将骨折主要分为三大类：A 型是关节外骨折，B 型是简单关节骨折，C 型是复杂关节骨折。

三、诊断

没有精确的诊断，任何分类系统和治疗原则都不能很好地应用。高质量的复位前和复位后放射线平片是必需的。需要拍摄前后位、侧位和斜位片。研究表明，侧方倾斜位和月骨窝面位可以作为补充。桡骨远端侧方倾斜位可以从腕关节垂直方向向上倾斜 20°投照拍摄。这样就可以抵消桡骨茎突的 20°倾斜，有效消除桡骨茎突的重叠影。这一影像可以更好地判断关节面，尤其是桡骨半月窝。这对于复位和应用内固定是很有用的，所以建议桡骨远端骨折常规拍摄侧方倾斜位片。

除了放射线平片以外，数字扫描对关节内骨折并发症的评估很有好处。CT 可以更好地测量关节对合不良，成角畸形，并且有助于进一步分型。CT 对粉碎性骨折的分析评估，以及制订治疗计划都很有帮助。MRI 也被用于桡骨远端骨折的诊断。研究表明，MRI 可以为骨折诊断提供很好的依据，同时可以检测软组织损伤情况。

四、并发症

畸形愈合是桡骨远端骨折最常见的并发症，而且畸形愈合可以严重影响腕关节和下尺桡关节的功能。外科治疗畸形愈合的方法有桡骨远端矫形截骨和尺骨远端缩短或切除术。虽然简单的腕关节畸形愈合可以通过截骨术得以纠正，但是复杂的关节面畸形愈合最好是做部分或全关节融合。骨不连是桡骨远端骨折很少见的并发症，这一并发症往往和损伤的程度、吸烟、感染以及因为内固定或外固定造成的医源性过度分离有关。桡骨远端骨不连的治疗比较困难。如果远端有 2 cm 以上的骨片，那么可以做切开复位植骨术，如果不足 2 cm，为了获得稳定的愈合，就需要做腕关节融合术。

手术治疗和非手术治疗的桡骨远端骨折都可以发生肌腱断裂。原因是肌腱在钢板或骨片上的磨损。拇长伸肌腱断裂可以发生在无移位的桡骨远端骨折。如果患者诉说拇指运动时有捻发音或疼痛，就需注意是否要切开背侧第三伸肌肌间隔，以预防肌腱断裂。拇长伸肌腱断裂可以通过指固有伸肌腱移位得到很好的修复。

正中神经损伤在桡骨远端骨折中很常见，需要定期进行完整的神经系统检查。大部分神经损伤由闭合复位所致。正中神经损伤的症状在骨折复位后没有改善，就需要进行腕横韧带松解术。

局部疼痛综合征可以发生在桡骨远端骨折的治疗时。相关的原因包括过度的延长牵引、过度位置固定，没有治疗的腕管综合征，以及经皮固定物损伤桡神经。症状包括剧烈疼痛、没有明显临床原因的肿胀。早期诊断和早期治疗对避免复杂局部疼痛综合征发生毁坏性结果很重要。

桡骨远端骨折的患者必须评价下尺桡关节是否稳定。下尺桡关节不稳定常伴随尺骨茎突基底部骨折的发生。但是，有报道，下尺桡关节不稳定并无尺骨茎突骨折发生。大部分患者旋后位夹板固定可以使尺骨远端得到稳定固定，并得到满意的愈合。持续的下尺桡关节不稳定应该修复撕脱的尺骨茎突或者三角纤维软骨。

五、处理

制订桡骨远端骨折的治疗方案必须考虑很多因素。医生必须仔细研究骨折的移位程度，粉碎程度，骨折类型，骨量丢失情况以及软组织损伤情况；另外，必须考虑每个患者的健康状况，日常生活的需要，以及运动量。

（一）非手术治疗

大部分桡骨远端骨折非手术治疗就可以获得满意效果。微小移位的骨折干骺端有稳固的支撑，可以选择非手术治疗。腕关节通过适当塑形的石膏或者夹板制动，直到骨折愈合。常规随访可以保证维持骨折对线。

移位或成角畸形的桡骨远端骨折应该进行复位。明显的骨折移位，关节内骨折移位 >1 mm，缩短 >3 mm，急性正中神经卡压等都需要进行骨折复位。

新鲜的桡骨远端骨折可以行血肿内阻滞麻醉后进行复位。48 h 内的损伤，血肿内阻滞非常有效。无菌操作条件下，直接向骨折部位注射 0.5% 利多卡因 10～15 mL。而超过48 h 的骨折，就需要区域阻滞或全身麻醉。闭合复位技术要点：首先是纵向牵引，将嵌插的骨片拉出，将挛缩的软组织拉开。前臂旋前位有助于背侧移位的骨折块复位，远折端向掌侧移动有助于掌倾角的恢复，而腕关节尺偏有助于恢复桡骨远端的尺偏角。

复位后，就可以用良好塑形的石膏固定。一般建议于稍旋前、腕关节屈曲、尺偏位固定。但应避免腕关节极度屈曲和尺偏。

复位后拍片以评估骨折对线情况和石膏塑形的情况。可以接受的复位结果是：关节面移位 < 2 mm，适度的掌倾，以及桡骨长度的恢复。告知患者抬高患肢，并且活动手指。为了确保骨折复位后的维持，必须每周复查。骨折端复位丢失是不稳定的表现，如果发生，就需要评估是需要重新复位还是需要手术固定。

（二）手术治疗

不稳定的桡骨远端骨折需要手术，以维持复位后的位置。手术指征主要包括骨折有严重的移位，粉碎性骨折，以及复位丢失。另外，涉及关节的剪切骨折和关节的压缩性骨折常需要手术切开复位以恢复关节面的平整。

1. 经皮钢针固定

采用闭合复位经皮钢钉内固定治疗恰当的不稳定的桡骨远端骨折也可以获得满意效果。复位后，在 C 形臂 X 线机监视下自桡骨茎突插入克氏针。背侧进针可以增加稳定性，但是需要注意避免伸肌腱损伤。骨折出现愈合前，需要石膏外固定予以保护，骨折愈合后就可以拔除克氏针，开始理疗。交叉克氏针固定是利用杠杆作用使骨折端复位固定。针要穿入对侧皮质，这样给骨折复位有个支撑。从桡侧和背侧进针可以分别减少桡偏和背倾。在只有一侧皮质粉碎性骨折时交叉固定才有效，两侧或者更多的皮质粉碎性骨折或者有明显的骨量丢失，建议使用交叉固定的同时使用外固定加以保护。

经皮钢针固定不适合所有的患者。当骨折并发骨量丢失和骨折粉碎严重，克氏针不能提供足够的支撑，可以导致固定失败和骨折的畸形愈合。另外还存在桡神经浅支损伤的风险。

2. 外固定支架

外固定支架可以对抗肌肉牵拉的力量，也可以通过牵拉韧带使骨折复位。即使在严重的干骺端粉碎性骨折，也可通过外固定支架维持桡骨长度。但应注意，牵拉可以复位主要的骨折片，但是不能使关节面骨折块复位。

桡骨外固定支架固定的标准方法是第 2 掌骨固定 2 根 Schanz 螺钉，近端桡骨干固定 2 个或 2 个以上螺钉。有研究表明，在桡骨远折端用一枚 Schanz 螺钉，无论是影像学检查还是功能都获得了更好的效果。为了减少外固定引起的并发症，需要注意一些细节：进针点需要做足够长的切口，以避免桡神经浅支损伤。虽然屈腕是骨折复位所必需的，但是腕关节不宜过度屈曲位固定。另外，不可过度牵引，月骨距离桡骨半月窝移位不能超过 1 mm。

3. 切开复位内固定

切开复位内固定治疗桡骨远端骨折已经成为公认的有效的治疗手段。为桡骨远端设计的各种各样的支撑钢板，以及锁定钢板已广泛用于临床。

4. 掌侧钢板与背侧钢板

钢板应该放在桡骨掌侧还是背侧尚无统一意见，然而多数学者主张放在掌侧。相对于背侧，掌侧有更多的空间放置钢板，而且有旋前方肌的保护。在背侧放置钢板比掌侧更容易发生肌腱粘连和断裂。掌侧放置钢板对掌侧坚强皮质复位非常重要。另外，背侧皮质较薄，只能提供较小的内在支撑，而掌侧皮质较厚，骨折复位内固定后可以起到重要的支撑作用。

掌侧放置钢板最常用的手术入路是在桡侧腕屈肌鞘的桡侧切开。拉开旋前方肌就可以很好地暴露桡骨掌侧面。掌侧固定时，关节面复位比较困难。复位时应避免切断重要的关节韧带，在透视的帮助下，闭合复位多数可以成功。如果闭合复位失败，就要应用关节镜或切开关节进行直视下关节复位。

桡骨远端的背侧入路最好是从第3背侧伸肌间室切开。松解拇长伸肌腱后，腕和指的伸肌腱可以不用破坏腱鞘就可以拉开。背侧钢板可以直接支撑背侧边缘骨折和背侧成角的干骺端骨折。切开腕关节背侧关节囊可以更好地看见关节面。背侧放置钢板比较常见的一个问题是发生伸肌腱功能障碍和断裂。

关节镜也是治疗桡骨远端骨折进行关节面复位的一种选择，而且可以评估并治疗相关的软组织损伤。

5. 桡骨远端锁定钢板

学者们对锁定钢板治疗桡骨远端骨折有相当大的兴趣。钢板可以允许带螺纹的针或螺钉锁定于钢板远端带螺纹的螺钉孔，构成一个固定角度的装置，从而具有角稳定性。通过锁定钢板固定角度的螺钉固定远端骨片，使桡骨远端骨折背侧移位在掌侧固定成为可能。锁定钢板增强了对关节骨折块的支撑，并减少了骨移植的需要。掌侧和背侧都可以用锁定钢板，用锁定钢板可以允许早期活动，即使是有背侧移位的骨折，也能维持良好的解剖对位线。

6. Trimed 内固定系统

Trimed 内固定系统是治疗桡骨远端骨折的一个新的固定系统。由3个组件组成，分别放置于桡骨远端骨折中桡骨茎突、背侧尺骨角、掌侧关节唇，以支持上述部位骨折块。钢板虽然模量很低，但是固定却很牢固，其内固定的强度甚至超过了外固定，可以为早期活动提供足够坚强的支撑。

（王　宇）

第八节　蒙泰贾骨折

蒙泰贾（Monteggia）骨折又称为蒙氏骨折，为尺骨近端1/3骨折并发桡骨头脱位。

意大利外科医生蒙泰贾（Monteggia）于1814年对此种骨折进行了描述，此后即以其名字称呼此种骨折。这种骨折的复合性损伤在治疗上貌似简单，实则争议尚多。尺骨骨折并发桡骨近端脱位，伴或不伴有桡骨骨折。目前认为，儿童的这种复合损伤一般可保守治疗，但成人常规需要切开复位内固定。

一、损伤机制

在所有类型中I型占绝对多数。目前大多数学者认为I型骨折主要有两种损伤机制。

（1）极度旋前位或过伸时跌倒，由跌倒产生的压力造成尺骨骨折，同时肱二头肌的强大旋后力向前牵拉桡骨头。Evan进行尸体生物力学研究，将肱骨固定后强力使前臂旋前，结果造成了桡骨头前脱位和尺骨骨折。同时指出，跌倒时手和前臂通常是完全旋前的，当手固定于地面时，体重迫使上肢外旋，即造成了前臂的极度旋前而发生蒙泰贾骨折。

（2）蒙泰贾骨折的另一损伤机制就是前臂遭受尺骨背侧的直接打击。因为在该类型损伤中并无跌伤史。

二、分类

蒙泰贾骨折可归纳为 4 型（图 8-7）。

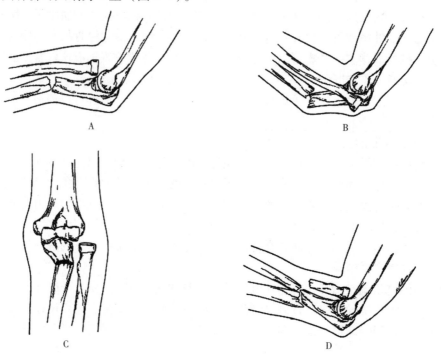

图 8-7　蒙泰贾骨折分类

A. Ⅰ型，尺骨中或近 1/3 骨折伴桡骨头前脱位；B. Ⅱ型，尺骨中或近 1/3 骨折伴桡骨头后脱位；C. Ⅲ型，尺骨近侧干骺端骨折，于冠状突远侧，伴桡骨头侧方或前侧脱位；D. Ⅳ型，尺骨中或近 1/3 骨折，桡骨头前脱位，桡骨近 1/3 骨折于肱二头肌结节下

Ⅰ型：尺骨中或近 1/3 骨折伴桡骨头前脱位，其特点是尺骨向前成角。约占 60%。

Ⅱ型：尺骨中或近 1/3 骨折伴桡骨头后脱位，其特点是尺骨向后成角，并常有桡骨头骨折。约占 15%。

Ⅲ型：尺骨近侧干骺端骨折，在冠状突远侧，伴桡骨头侧方或前侧脱位。此型仅见于儿童。约占 20%。

Ⅳ型：尺骨中或近 1/3 骨折，桡骨头前脱位，桡骨近 1/3 骨折在肱二头肌结节下。约占 5%。

以总发生率计算，Ⅰ型骨折远比其他类型骨折脱位常见。值得注意的是，Bado 分型没有将成人蒙泰贾骨折脱位与儿童损伤分开。尽管成人与儿童在蒙泰贾骨折脱位的损伤机制、临床预后等很多方面都有不同，但以往不少文献并未将成人与儿童损伤分开讨论。成人蒙泰贾骨折脱位以Ⅱ型常见。儿童蒙泰贾骨折脱位以Ⅰ型和Ⅲ型最常见，其中Ⅰ型占 53% ~ 60%，Ⅲ型占 26% ~40%。

Jupiter 等将Ⅱ型骨折分为 4 个亚型。A 亚型：尺骨近端骨折，包括冠状突骨折；B 亚型：尺骨骨折位于干骺端与骨干结合部，冠状突以远；C 亚型：尺骨骨干骨折；D 亚型：累及从尺骨鹰嘴至骨干的复杂尺骨骨折。

除蒙泰贾骨折脱位典型类型外尚存在变异情况：桡骨头脱位或半脱位伴尺骨弹性弯曲变形而非骨折。由于儿童骨质的特点，此种损伤多见于儿童。在这种变异类型中尺骨局部发生微骨折，在一般 X 线影像中无法明确显示。

此外，根据损伤后桡骨头手法复位情况将蒙泰贾骨折脱位中桡骨头脱位情况分为易复型和难复型。易复型在前臂轴向牵拉过程中自动复位，但有再脱位的可能性。难复型由于桡骨头脱位后存在阻挡复位的组织而导致复位困难，需要切开复位。阻挡桡骨头复位的结构可能有关节囊和环状韧带、正中神经、桡神经、关节软骨碎块、短缩的尺骨以及肱二头肌腱。

三、诊断

（一）症状和体征

症状和体征与类型有关：Ⅰ型可于肘窝触到桡骨头，前臂短缩，尺骨向前成角；Ⅱ型可于肘后触及不完整的桡骨头，尺骨向后成角；Ⅲ型可于肘外侧触及桡骨头和尺骨近端向外侧成角；Ⅳ型桡骨头处于肘窝，尺桡骨骨折处均有畸形及异常活动。

所有 4 型典型骨折脱位中，肘关节及前臂均可伴有明显肿胀、压痛及肘关节和前臂主动旋转活动受限，被动活动疼痛加剧。但在蒙泰贾骨折脱位的变异损伤中，前臂局部肿胀和疼痛的症状和体征相对于尺骨完全骨折不是很明显。因此，查体时需要认真检查。

桡神经深支损伤为较常见的并发症，应检查相应的神经功能症状。

（二）X 线检查

除依据症状和体征外，对蒙泰贾骨折的确诊更多依赖于 X 线检查。虽然尺骨骨折和桡骨头脱位在 X 线片上极易判断，但蒙泰贾骨折的漏诊率还是很高。有 20% ~ 50% 的病例在初次就诊时出现漏诊。主要原因：X 线片未包括肘关节；摄片过程中 X 线球管未以肘关节为中心，以致桡骨头脱位变得很不明显；体检不认真，忽略了桡骨头脱位的存在，以致阅片漏诊；患者在伤后就诊前自行牵拉或制动，使脱位的桡骨头自动复位，以致就诊时忽略了脱位的可能，但在固定中可复发脱位。

在肘关节前后位和侧位 X 线片中，确定桡骨头是否脱位的方法是，描画通过桡骨头的桡骨轴线——肱桡线，该轴线应该指向肱骨小头；如果桡骨轴线没有通过肱骨小头表明存在桡骨头半脱位或脱位。

四、处理

儿童蒙泰贾骨折，闭合复位治疗一般可获得满意效果。但对成人蒙泰贾骨折的治疗，尤其是桡骨头脱位的治疗一直存在争议。

对多数 Ⅰ 型损伤可以采取如下方法处理：对尺骨骨折进行坚强的内固定、闭合复位桡骨头、前臂旋后位肘关节屈曲 90° 以上制动 6 周。

尺骨不愈合、骨性连接、肘关节活动受限是效果差的主要原因。建议对这类复杂的复合性损伤要仔细诊断，并迅速给予恰当的治疗。

目前常用的治疗方案如下。

（1）桡骨头脱位可用闭合方法复位者，不应切开复位，但尺骨骨折需要坚强内固定。由于尺骨近端1/3 的髓腔较大，使用加压钢板；尺骨中 1/3 处髓腔较小，可用加压钢板或髓

— 121 —

内钉。术中固定尺骨骨干骨折后，应仔细分析肱桡关节 X 线片。桡骨头半脱位需要切开复位。

手术方法：首先牵引前臂，在上臂做对抗牵引，将肘关节屈曲120°，整复桡骨头脱位。通过 X 线检查复位情况，如复位满意，可如前述进行下一步处理；如复位不满意，则进行切开复位。沿尺骨皮下缘做一切口，显露尺骨骨折。然后用加压钢板和螺钉或髓内钉固定骨折。创口缝合后，前臂旋后，肘关节屈曲120°，防止桡骨头再脱位，用塑形的上臂后侧石膏托固定。复查 X 线片，确认桡骨头仍保持复位。

术后处理：术后 2 周，将后侧石膏托开窗或拆除，然后拆线。术后 4～6 周，必须保持肘关节屈曲110°～120°。通常术后 2 周换用长臂管型石膏，术后 4 周去除管型石膏，改用颈腕带保护上肢，仍保持肘关节屈曲110°～120°。允许轻柔地旋前和旋后活动，但在伤后 6 周前不能做90°以下的伸肘活动。

（2）环状韧带或关节囊嵌入阻碍了桡骨头复位者，需要切开复位桡骨头脱位，修复或重建环状韧带，坚强固定尺骨骨折，手术采用 Boyd 入路。

手术方法：通过 Boyd 入路显露尺骨骨折和桡骨头脱位。确认环状韧带的情况，如韧带完整，可切开并牵开韧带，协助桡骨头复位。较常见的是环状撕裂或撕脱，并移位进入尺骨的桡骨切迹。如果为协助桡骨头复位已将环状韧带切开，且环状韧带破损不太严重，可用适当的不可吸收缝线予以缝合。若环状韧带已经不能修复，可予以韧带重建。具体方法：于前臂肌肉上切取一条筋膜，长约11.4 cm，宽约1.3 cm。筋膜带的近端仍连接于尺骨近端，在鹰嘴三角形背侧面的远端深筋膜与骨膜混合在一起。在尺骨的桡骨切迹远侧于桡骨结节的近侧之间，将筋膜带绕过桡骨颈后面，继之环绕桡骨颈。在固定尺骨骨折之前进行这步操作较容易。再整复尺骨骨折的骨块，按成人桡尺骨干双骨折部分介绍的方法做牢固固定。如骨折粉碎严重，可用自体髂骨移植辅助内固定，注意不可在尺桡骨之间放置任何骨块。最后在桡骨颈处缝合新的环状韧带。韧带应收紧，但不要太紧以免磨损骨质和妨碍旋转。

术后处理与桡骨头闭合复位相同。

（3）成人陈旧性蒙泰贾骨折脱位损伤（6 周或更长时间）：从未复位的桡骨头脱位或尺骨骨折固定不牢导致骨折成角和桡骨头再脱位者，应切除桡骨头。若尺骨成角明显或不愈合，则进行坚强固定（通常加压钢板），并附加骨松质移植。

用上肢后侧石膏托固定前臂于中立位，肘关节屈曲90°。只要固定牢固及创口愈合满意，通常可于术后 4～5 d 除去石膏托，然后用吊带保护上肢。可进行轻柔的肘关节主动活动以及旋转活动练习。骨折通常在 8～10 周牢固愈合。

（4）儿童陈旧性损伤（6 周或更长时间）并发症较多，常见有桡骨头再脱位、尺骨骨折畸形愈合以及前臂骨筋膜隔室综合征出现尺神经或桡神经麻痹等，而且手术失败率较高，所以需要更多关注。儿童陈旧性损伤一般等待成年后再进行处理。手术方法较多，主要有两种：尺骨截骨桡骨头切开复位和尺骨外固定支架延长闭合复位桡骨头。

对儿童是否需要重建环状韧带仍存争议。Devani 报道，对脱位桡骨头予克氏针贯穿复位固定肱桡关节而未进行环状韧带重建，取得了较好的临床效果。但有学者建议在修复环状韧带后需要应用克氏针对肱桡关节进行临时固定，以保护韧带的有效愈合。

一般儿童禁止切除桡骨头。有学者建议对儿童陈旧性蒙泰贾骨折中有症状的脱位桡骨头可以在成年后进行切除。Freedman 等建议对有症状的脱位桡骨头进行切开复位。但脱位桡骨头过度生长或畸形生长导致切开复位非常困难时，可以采用桡骨短缩截骨达到复位的目的。

（韩文锋）

第九节　加莱亚齐骨折

加莱亚齐（Galeazzi）骨折曾称盖氏骨折，为桡骨远端 1/3 骨折合并远端尺桡关节脱位。加莱亚齐详细描述了此种损伤，并建议强力牵引拇指整复之。此后即称此种损伤为加莱亚齐骨折。此种损伤较蒙泰贾骨折更为多见，其发生概率约高于蒙泰贾骨折的 6 倍。

一、损伤机制

加莱亚齐骨折可因直接打击桡骨远端 1/3 段的桡背侧而造成；也可因跌倒，手掌撑地的应力传导而造成；还可因机器绞轧而造成。损伤机制不同，其骨折也有不同特点。

二、诊断

患者通常因为疼痛而拒绝前臂旋前或旋后活动。腕关节肿胀明显。如果尺桡远侧关节脱位严重，尺骨茎突突出明显或可以触及。骨折移位不显著时，骨折局部仅有压痛、肿胀或畸形。移位明显时，桡骨出现短缩和成角，下尺桡关节压痛，患者一般无腕关节疼痛。此型骨折脱位多为闭合性损伤，开放性损伤多为桡骨骨折近端穿破皮肤所致，伤口小。与蒙泰贾骨折相反，加莱亚齐骨折中神经、血管损伤罕见。

桡骨骨折通常在桡骨中下 1/3 处，可为横行或短斜行，很少严重粉碎。如桡骨骨折移位明显，则下尺桡关节将完全脱位。尺桡骨前后位 X 线片上，桡骨表现为短缩，桡骨向尺骨靠拢，尺桡骨远端骨间距离增宽。正常情况下，尺桡远端关节之间的宽度不大于 1 mm，如果超过此宽度表明尺桡远侧关节间韧带结构损伤。正常情况下，前臂侧位 X 线片上，尺骨影被桡骨影遮盖或尺骨影应不超过桡骨影背侧 3 mm。加莱亚齐骨折中桡骨通常向掌侧成角，尺骨头向背侧突出。

儿童患者极少数情况下会出现尺骨远端干骺端分离而非尺桡远侧关节脱位或两者同时并存，所以要对其 X 线影像精确分析，排除可能存在的干骺端分离。

三、处理

加莱亚齐骨折脱位牵引下手法复位并不困难，但维持闭合复位比较困难。由于尺桡骨远端以下几种肌肉牵拉的力量造成了复位难以维持。

（1）旋前方肌收缩使桡骨远折段向尺骨靠拢，并牵拉其向近侧及掌侧移位。

（2）肱桡肌牵拉桡骨远折段向近侧短缩移位。

（3）拇外展肌及拇伸肌使桡骨远折段向尺骨靠拢，向近侧移位短缩。

由于有上述几种移位力量的存在，闭合复位的成功率不高。此外，在极少数情况下，尺骨远端关节内骨折可以妨碍尺桡远侧关节复位，故为了获得良好的前臂旋转功能，避免尺桡远侧关节紊乱，桡骨骨折必须解剖复位。因此，此种类型骨折必须予切开复位内固定。

因为加莱亚齐骨折中桡骨远端骨折处髓腔较宽大，所以髓内钉很难提供坚固的固定，对放置骨折端间的旋转作用微弱。因此，该类型损伤中桡骨远端骨折不允许髓内钉固定。

目前成人首选的方法是通过前侧 Henry 手术入路对桡骨干骨折做切开复位和加压锁定钢板内固定。钢板置于桡骨掌面。由于小的钢板难于对抗桡骨远端骨折端肌肉牵拉产生的移位力量。此外，短小钢板在移位力量的作用下可能弯曲，螺钉可能松动造成骨折畸形愈合和不愈合，所以钢板必须有足够的长度和强度。目前多建议使用加压钢板。术后短臂石膏前后托，前臂旋转中立位制动 4~6 周，以使下尺桡关节周围被损的组织获得愈合。对桡骨干骨折做坚强的解剖固定，一般可使远侧尺桡关节脱位复位。若该关节仍不稳定，应在前臂旋后位时使用 1 枚克氏针做临时横穿固定。6 周后去除克氏针，开始前臂主动旋转活动。

（韩文锋）

第九章

下肢骨与关节损伤的诊断及处理

第一节　骨盆骨折

骨盆位于躯干与下肢之间，是负重的主要结构；同时盆腔内有许多重要脏器，骨盆对其起保护作用。骨盆骨折可造成躯干与下肢的桥梁失去作用，同时可造成盆腔内脏器的损伤。随着现代工农业的发展和交通的发达，各种意外和交通事故迅猛增加，骨盆骨折的发生率也迅速增高，在所有骨折中，骨盆骨折占 1%～3%，其病死率在 10% 以上，是目前造成交通事故死亡的主要因素之一。

一、损伤机制

引起骨盆骨折的暴力主要有以下 3 种方式。

1. 直接暴力

由于压砸、碾轧、撞挤或高处坠落等损伤所致骨盆骨折，多系闭合伤，且伤势多较严重，易并发腹腔脏器损伤及大量出血、休克。

2. 间接暴力

由下肢向上传导抵达骨盆的暴力，因其作用点集中于髋臼处，故主要引起髋臼中心脱位及耻骨、坐骨骨折。

3. 肌肉牵拉

肌肉突然收缩致使髂前上棘、髂前下棘及坐骨结节骨折。

二、分类

由于解剖上的复杂性，骨盆骨折有多种分类方法，依据不同的标准，可有不同的分法。如依骨折的部位分为坐骨骨折、髂骨骨折等；依骨折稳定性或是否累及骨盆负重部位而分为稳定与不稳定骨折；依致伤机制及外力方向分为前后受压及侧方受压骨折；依骨折是否开放分为开放性或闭合性骨折。目前主要的分类方法如下。

1. Tile 分类

Tile 于 1988 年在 Pennal 分型的基础上提出了稳定性概念，将骨盆骨折分为 A 型（稳定）、B 型（旋转不稳定但垂直稳定）和 C 型（旋转、垂直均不稳定），这一分型系统目前被广泛应用。

A 型：稳定型。A1 型骨折为未累及骨盆环的骨折，如髂棘或坐骨结节的撕脱骨折和髂骨翼的孤立骨折；A2 型骨折为骨盆环轻微移位的稳定骨折，如老年人中通常由磕碰引起的低能量骨折。

B 型：表现为旋转不稳定。B1 型骨折包括"翻书样"骨折或前方压缩损伤，此时前骨盆通过耻骨联合分离或前骨盆环骨折而开放，后骶髂的骨间韧带保持完整。B2 型为内旋导致侧方挤压受损：B2-1 型骨折为有同侧骨折的侧方加压损伤；B2-2 型骨折有侧方加压损伤，但骨折在对侧，即"桶柄状"损伤，韧带结构通常不因伴骨盆内旋而遭到破坏。B3 型为双侧受损。

C 型：旋转和垂直均不稳定。包括垂直剪切损伤和造成后方韧带复合体破坏的前方压缩损伤。C1 型骨折包括单侧的前后复合骨折，且依后方骨折的位置再分为亚型；C2 型骨折包括双侧损伤，一侧部分不稳定，另一侧不稳定；C3 型骨折为垂直旋转均不稳定的双侧骨折。Tile 分型直接与治疗选择和损伤的预后有关。

2. Burgess 分类

1990 年，Burgess 和 Young 在总结 Tile 分类的基础上，提出了一个更全面的分类方案，将骨盆骨折分为侧方压缩型（LC）、前后压缩型（APC）、垂直压缩型（VS）、混合型（CM）。APC 与 LC 每型有 3 种损伤程度。APC-Ⅰ型为稳定型损伤，单纯耻骨联合或耻骨支损伤。APC-Ⅱ型损伤为旋转不稳定并发耻骨联合分离或少见的耻骨支骨折，骶结节、骶棘韧带及骶髂前韧带损伤。APC-Ⅲ型损伤常并发骶髂后韧带断裂，发生旋转与垂直不稳定。LC-Ⅰ型损伤产生于前环的耻坐骨水平骨折以及骶骨压缩性骨折。所有骨盆的韧带完整，骨盆环相当稳定。LC-Ⅱ型损伤常并发骶后韧带断裂或后部髂嵴撕脱。由于后环损伤不是稳定的嵌插，产生旋转不稳定。骨盆底韧带仍然完整，故相对垂直稳定。LC-Ⅲ型损伤又称为"风卷样"骨盆。典型的滚筒机制造成的损伤首先是受累侧骨盆因承受内旋移位而产生 LC-Ⅱ型损伤。当车轮碾过骨盆对侧半骨盆时其产生外旋应力（或 APC）损伤。损伤方式不同，典型的损伤方式为重物使骨盆滚动所造成。垂直剪切损伤（VC）为轴向暴力作用于骨盆，骨盆的前后韧带与骨的复合全部撕裂。髂骨翼无明显外旋，但其向上和向后移位常见。混合暴力损伤（CMI）为由多种机制造成的损伤。此分类系统对临床处理上有 3 点意义：①提醒临床医生注意勿漏诊，特别是后环骨折；②注意受伤局部与其他并发伤的存在，并预见性地采取相应的复苏手段；③使临床医生根据伤员总体情况和血流动力学状况以及对病情准确认识，选择最适合的治疗措施，从而降低病死率。

3. Letournel 分类

Letournel 将骨盆环分为前、后 2 个区域。前环损伤包括单纯耻骨联合分离、垂直骨折线波及闭孔环或邻近耻骨支、髋臼骨折。后环损伤包括：①经髂骨骨折未波及骶髂关节；②骶髂关节骨折脱位伴有骶骨或髂骨翼骨折；③单纯骶髂关节脱位；④经骶骨骨折。

4. Dennis 骶骨解剖区域分类

（1）Ⅰ区：从骶骨翼外侧至骶孔，骨折不波及骶孔或骶骨体。

（2）Ⅱ区：骨折波及骶孔，可从骶骨翼延伸到骶孔。

（3）Ⅲ区：骨折波及骶骨中央体部，可为垂直、斜行、横行等任何类型，全部类型均波及骶骨及骶管。

此种分类对并发神经损伤的骶骨骨折很有意义。Ⅲ区骶骨骨折其神经损伤发生率最高。

三、临床表现

（一）全身表现

主要因受伤情况、并发伤、骨折本身的严重程度及所致的并发症等的不同而不尽相同。

低能量致伤的骨盆骨折，如髂前上棘撕脱骨折、单纯髂骨翼骨折等，由于外力轻、无并发重要脏器损伤、骨折程度轻及无并发症的发生，全身情况平稳。高能量致伤的骨盆骨折，特别是交通事故中，由于暴力大，受伤当时可能并发颅脑、胸腹脏器损伤，且骨折常呈不稳定型，并发血管、盆腔脏器、泌尿生殖道、神经等损伤，可出现全身多系统损伤的症状和体征。严重的骨盆骨折可造成大出血，此时主要有出血性休克的表现。

（二）局部表现

不同部位的骨折有不同的症状和体征。

1. 骨盆前部骨折的症状和体征

骨盆前部骨折包括耻骨上、下支骨折，耻骨联合分离，坐骨支骨折，坐骨结节撕脱骨折。此部骨折时腹股沟、会阴部耻骨联合部及坐骨结节部疼痛明显，活动受限，会阴部、下腹部可出现瘀斑，伤侧髋关节活动受限，可触及异常活动及听到骨擦音。骨盆分离、挤压试验呈阳性。

2. 骨盆外侧部骨折的症状和体征

骨盆外侧部骨折包括髂骨骨折，髂前上、下棘撕脱骨折。骨折部局部肿胀、疼痛，伤侧下肢因疼痛而活动受限，被动活动伤侧肢可使疼痛加重，局部压痛明显，可触及骨折异常活动及听到骨擦音。髂骨骨折时骨盆分离、挤压试验呈阳性，髂前下棘撕脱骨折可有"逆行性"运动，即不能向前移动行走，但能向后倒退行走。

3. 骨盆后部骨折的症状和体征

骨盆后部骨折包括骶髂关节脱位、骶骨骨折、尾骨骨折脱位。症状和体征有骶髂关节及骶骨处肿胀、疼痛，活动受限，不能坐立翻身，严重疼痛剧烈，局部皮下淤血明显。"4"字试验、骨盆分离挤压试验呈阳性（尾骨、骶骨骨折者可阴性）。骶髂关节完全脱位时脐棘距不等。骶骨横断及尾骨骨折者直肠指诊可触及尾骨、骶骨异常活动。

四、诊断

1. 外伤史

询问病史时应注意受伤时间、方式及受伤原因、伤后处理方式、液体摄入情况、大小便情况。对女性应询问月经史、是否妊娠等。

2. 临床表现

有骨盆骨折的临床表现。

3. 体格检查

（1）一般检查：仔细检查患者全身情况，明确是否存在出血性休克、盆腔内脏器损伤，是否并发颅脑、胸腹脏器损伤。

（2）骨盆部检查：①视诊，伤员活动受限，局部皮肤挫裂及皮下淤血存在，可看到骨盆变形、肢体不等长等；②触诊，正常解剖标志发生改变，如耻骨联合、髂嵴、髂前上棘、坐骨结节、骶髂关节、骶尾骨背侧可发现其存在触痛、位置发生变化或本身碎裂及异常活动，可存在骨擦音，直肠指诊可发现尾骨和骶骨有凹凸不平的骨折线或存在异常活动的碎骨片，并发直肠破裂时，可有指套染血。

（3）特殊试验：骨盆分离、挤压试验阳性，表明骨盆环完整性破坏；"4"字试验阳性，表明该侧骶髂关节损伤。特殊体征：Destot 征（腹股沟韧带上方下腹部、会阴部及大腿根部出现皮下血肿，表明存在骨盆骨折）、Ruox 征（大转子至耻骨结节距离缩短，表明存在侧方压缩骨折）、Earle 征（直肠指诊时触及骨性突起或大血肿且沿骨折线有压痛存在，表明存在尾骨、骶骨骨折）。

4. X 线检查

X 线是诊断骨盆骨折的主要手段，不仅可明确诊断，还能观察到骨盆骨折的部位、骨折类型，并根据骨折移位的程度判断骨折为稳定或不稳定及可能发生的并发症。一般来说，90% 的骨盆骨折仅摄骨盆前后位 X 线片即可诊断，然而单独依靠正位 X 线片可造成错误判断，因为骨盆的前后移位不能从正位 X 线片上识别。在仰卧位骨盆与身体纵轴成 40°~60° 倾斜，因此骨盆的正位片对骨盆缘来讲实际上是斜位，以便多方位了解骨盆的移位情况。

（1）正位：正位的解剖标志有耻骨联合、耻坐骨支、髂前上支及下支、髂骨嵴、骶骨棘、骶髂关节、骶前孔、骶骨岬及 L_5 横突等，阅片时应注意这些标志的改变。耻骨联合分离 >2.5 cm，说明骶棘韧带断裂和骨盆旋转不稳；骶骨外侧和坐骨棘撕脱骨折同样为旋转不稳的征象；L_5 横突骨折为垂直不稳的又一表现。除此之外，也可见其他骨性标志，如髂耻线、髂坐线、泪滴线、髋臼顶及髋臼前后缘。

（2）出口位：患者取仰卧位，X 线球管从足侧指向骨盆部并与垂直线成 40° 投射，有助于显示骨盆在水平面的上移及矢状面的旋转。此位置可判断后骨盆环无移位时存在前骨盆环向上移位的情况。出口位是真正的骶骨正位，骶骨孔在此位置为一个完整的圆，如存在骶骨孔骨折则可清楚地看到。通过骶骨的横形骨折，L_5 横突骨折及骶骨外缘的撕脱骨折也可在此位置观察到。

（3）入口位：患者取仰卧位，X 线球管从头侧指向骨盆部并与垂直线成 40°，入口位显示骨盆的前后移位优于其他投射位置。研究表明，后骨盆环的最大移位总出现在入口位中。外侧挤压型损伤造成的髂骨内旋、前后挤压造成的髂骨翼外旋以及剪切损伤都可以在入口位中显示。同时入口位对判断骶骨压缩性骨折或骶骨翼骨折也有帮助。

对于低能量外力造成的稳定的骨盆骨折的 X 线表现一般比较易于辨认。而对于高能量外力造成的不稳定骨盆骨折，需综合不同体位的 X 线以了解骨折的移位情况，如果发现骨盆环有一处骨折且骨折移位，则必定存在另一处骨折，应仔细辨认。

5. 骨盆骨折 CT 扫描

能对骨盆及软组织损伤，特别是骨盆环后部损伤提供连续的横断面扫描，能发现一些 X 线平片不能显示的骨折和韧带结构损伤。对于判断旋转畸形和半侧骨盆移位有重要意义，对耻骨支骨折并伴有髋臼骨折特别适用。此外，对骨盆骨折内固定，CT 能准确显示骨折复位情况、内固定物位置是否恰当以及骨折愈合情况。CT 在显示旋转和前后移位方面明显优于普通 X 线片，但在垂直移位的诊断上，X 线片要优于轴位 CT 片。

6. MRI 检查

适用于骨盆骨折的并发损伤，如盆内血管的损伤、脏器的破裂等，骨盆骨折急性期则少用。

7. 数字减影技术（DSA）

对骨盆骨折并发大血管伤特别适用，可发现出血的部位同时确认血管栓塞。

五、处理

（一）急救

骨盆骨折多为交通事故、高处坠落、重物压砸等高能量暴力致伤，骨盆骨折患者的病死率为 10%～25%。除了骨折本身可造成出血性休克及实质脏器破裂外，常并发全身其他系统危及生命的损伤，如脑外伤、胸外伤及腹部外伤等。对骨盆骨折患者的急救，除了紧急处理骨折及其并发症外，很重要的一点是正确处理并发伤。

1. 院前急救

据报道，严重创伤后发生死亡有 3 个高峰时间：第 1 个高峰发生在伤后 1 h 内，多因严重的脑外伤或心血管损伤致死；第 2 个高峰发生在伤后 1～4 h，死因多为不可控制的大出血；第 3 个高峰发生在伤后数周内，多因严重的并发症致死。急救主要是抢救第 1、第 2 高峰内的伤员。

抢救人员在到达事故现场后，首先应解脱伤员，去除压在伤员身上的一切物体，然后应快速检测伤员情况并做出应急处理。一般按以下顺序进行：①气道情况，判断气道是否通畅、有无呼吸梗阻，气道不畅或梗阻常由舌后坠或气道异物引起，应予以解除，保持气道通畅，有条件时进行气管插管以保持通气；②呼吸情况，如果伤员气道通畅仍不能正常呼吸，则应注意胸部的损伤，特别注意有无张力性气胸及连枷胸存在，可对存在的伤口加压包扎及固定，条件允许时可给予穿刺抽气减压；③循环情况，判断心跳是否存在，必要时行胸外心脏按压，判明大出血部位压迫止血，有条件者可应用抗休克裤加压止血；④骨折情况，初步判定骨盆骨折的严重程度，以被单或骨盆止血兜固定骨盆，双膝、双踝之间夹以软枕，把两腿捆在一起，然后将患者抬到担架上，并用布带将膝上下部捆住，固定在硬担架上，如发现开放伤口，应用干净敷料覆盖；⑤后送伤员，一般现场抢救要求在 10 min 之内完成，而后将伤员送到附近有一定抢救条件的医院。

2. 急诊室内抢救

在急诊室内抢救时间可以说是抢救的黄金时间，如果措施得力、复苏有效，往往能挽救患者的生命。患者被送入急诊室后，首先必须详细了解病情，仔细全面地进行检查，及时做出正确的诊断，然后按顺序处理。McMurray 倡导一个处理顺序的方案，即 A～F 方案。

A——呼吸道处理。

B——输血、输液及出血处理。

C——中枢神经系统损伤处理。

D——消化系统损伤处理。

E——排泄或泌尿系统损伤处理。

F——骨折及脱位处理。

其核心是：优先处理危及生命的损伤及并发症，及时进行对骨折的妥善处理。这种全面治疗的观点具有重要的指导意义。

（1）低血容量性休克的救治：由于骨盆骨折最严重的并发症是大出血所致的低血容量

性休克，所以对骨盆骨折的急救主要是抗休克。

1）尽可能迅速控制内外出血：对于外出血用敷料压迫止血；对于腹膜后及盆腔内出血用抗休克裤压迫止血；对于不稳定骨盆骨折的患者，经早期的大量输液后仍有血流动力学不稳，应施行急症外固定以减少骨盆静脉出血及骨折端出血。有条件者可在充分输血、输液并控制血压在 90 mmHg 以上时行数控减影血管造影术（DSA）。

2）快速、有效补充血容量：初期可快速输入 2 000 ~ 3 000 mL 平衡液，而后迅速补充全血，另外可加血浆、右旋糖酐等，经过快速、有效的输血、输液，如果患者的血压稳定、中心静脉压（CVP）正常、意识清楚、脉搏有力、心率减慢，说明扩容有效，维持一定的液体即可。如果经输血、输液后仍不能维持血压或血压上升但液体减慢后又下降，说明仍有活动性出血，应继续输液特别是胶体液。必要时进行手术止血。

3）通气与氧合：足量的通气及充分的血氧饱和度是抗低血容量性休克的关键辅助措施之一，应尽快给予高浓度、高流量面罩吸氧。必要时行气管插管，使用加压通气以改善气体交换，提高血氧饱和度。

4）纠正酸中毒及电解质紊乱：休克时常伴有代谢性酸中毒。碳酸氢钠的使用最初可给予每千克体重 1 mmol/L，以后在血气分析结果指导下决定用量。

5）应用血管活性药物：一般可应用多巴胺，最初剂量为 2 ~ 5 $\mu g/$（kg·min），最大可加至 50 $\mu g/$（kg·min）。

（2）骨盆骨折的临时固定：Moreno 等报道，在不稳定骨盆骨折患者中，即刻给予外固定较之不进行外固定，输液量明显减少；而 Riemer 等研究表明，即刻外固定可明显降低骨盆骨折患者的病死率。骨盆外固定有多种方法，简单的外固定架主要用于"翻书样"不稳定骨折；对于垂直不稳定骨折由于其不能控制后方骶髂关节复合体的活动，则不适用，应用 Ganz C 型骨盆钳可解决上述问题。有学者在不稳定骨盆骨折的急救中应用自行创制的骨盆止血兜，可明显降低骨盆骨折的病死率，其主要作用是通过对骨折的有效固定，减少骨折的活动、出血，更有效地促进血凝块形成；对下腹部进行压迫止血；其独特的结构便于搬动患者。

（二）进一步治疗

1. 非手术治疗

（1）卧床休息：大多数骨盆骨折患者通过卧床休息数周可痊愈。如单纯髂骨翼骨折患者，只需卧床至疼痛消失即可下地活动；稳定的耻骨支骨折及耻骨联合轻度分离者卧床休息至疼痛消失可逐步负重活动。

（2）牵引：牵引可解痉止痛、改善静脉回流、减少局部刺激、纠正畸形、固定肢体、促进骨折愈合，并方便护理。骨盆骨折中应用牵引治疗一般牵引重量较大，为体重的 1/7 ~ 1/5，牵引时间较长，一般 6 周内不应减重，时间在 8 ~ 12 周，过早去掉牵引或减重可引起骨折再移位。牵引方法一般采用双侧或单侧下肢股骨髁上牵引或胫骨结节牵引。对垂直压缩性骨折可先用双侧股骨髁上或胫骨结节牵引，以固定骨盆骨折，并纠正上、下移位，向上移位的可加大重量，3 d 后摄片复查，待上、下移位纠正后，加骨盆兜带交叉牵引以矫正侧向移位，维持牵引 8 ~ 12 周。对前后压缩性骨折基本处理方法同上，但须注意防止过度向中线挤压骨盆，造成相反的畸形。对侧方压缩性骨折，应行双下肢牵引，加用手法整复，即用手掌自髂骨嵴内缘向外按压，以矫正髂骨内旋畸形，然后行骨牵引。如为半骨盆单纯外旋，同时后移位，可采用 3 个 90°牵引法，即在双侧股骨髁上牵引，将髋、膝、距小腿 3 个关节皆置于 90°位，垂直牵引。利用臀肌做兜带，使骨折复位。

（3）石膏外固定：一般用双侧短髋"人"字形石膏，固定时间为 10～12 周。

2. 手术治疗

（1）骨盆骨折的外固定术：外固定术最适用于移位不明显、不需要复位的垂直稳定而旋转不稳的骨折，而对垂直剪切型骨折常需配合牵引、内固定等。如单侧或双侧垂直剪切型骨折，可先进行双侧股骨髁上牵引，待骨折复位后行外固定，可缩短牵引住院时间。对耻骨联合分离或耻骨支、坐骨支粉碎性骨折并发一侧髋臼骨折及中心脱位者，可先安装骨盆外固定器，然后在伤侧股骨大粗隆处行侧方牵引。6 周后摄 X 线片证实股骨头已复位即可去牵引，带外固定下地，患肢不负重，8 周后除去外固定器。对一些旋转及垂直均不稳的骨折一般后部进行切开复位内固定，骶髂关节用 1～2 枚螺钉或钢板加螺钉固定，前部用外固定架固定耻骨联合分离或耻骨支骨折。术后 3～4 周可带外固定架下床活动。

（2）骨盆骨折的内固定：对于不稳定骨盆骨折的非手术治疗，文献报道后遗症达 50% 以上，近年来随着对骨盆骨折的深入研究，多主张切开复位，其优点是可以使不稳定骨折迅速获得稳定。

1）骨盆骨折内固定手术适应证：①垂直不稳定骨折为绝对手术适应证；②并发髋臼骨折；③外固定后残存移位；④韧带损伤导致骨盆不稳定，如单纯骶髂后韧带损伤；⑤闭合复位失败，耻骨联合分离 >2.5 cm；⑥无会阴部污染的开放性后环损伤。Matta 等认为骨盆后部结构损伤移位 >1 cm 者或耻骨移位并发骨盆后侧部失稳，患肢短缩 1.5 cm 以上者应采用手术治疗。

2）手术时机：骨盆骨折内固定手术时机取决于患者的一般情况，一般来说应等待患者一般情况改善后，即伤后 5～7 d 行手术复位为宜，14 d 以后手术复位的难度明显加大。如患者进行急诊剖腹探查，则一部分耻骨支骨折或耻骨联合分离可同时进行。

（朴太奎）

第二节　髋臼骨折

髋臼骨折主要由于压砸、撞挤、轧碾或高处坠落等高能量损伤所致，多见于青壮年。由于其解剖复杂、骨折往往移位严重、手术暴露和固定困难等原因，以往治疗髋臼骨折多采用保守方法，但其最终的治疗结果往往不令人满意。因而，髋臼骨折的诊断和治疗对于多数骨科医生来说仍然具有挑战性，Letournel 和 Judet 等经过长期艰苦的工作，为髋臼骨折的诊断和治疗奠定了基础。目前采用外科手术治疗髋臼骨折已成为治疗的主要方法。

一、分型

髋臼骨折的分型有多种方法，其中以 Letournel-Judet 分型最为常用。现重点介绍 Letournel-Judet 分型及 AO 分型。

1. Letournel-Judet 分型

Letournel 和 Judet 主要根据解剖结构的改变进行分型，而不像大多数骨折分型那样，要考虑骨折的移位及粉碎程度，以及是否并发脱位等因素。根据髋臼前后柱和前后壁不同骨折组合，Letournel 和 Judet 将它们分为两大类、10 个类型的骨折。

（1）单一骨折：即涉及 1 个柱或 1 个壁的骨折或 1 个单一骨折线的骨折（横断骨折），共有 5 个单一的骨折类型。

1）后壁骨折：多见髋关节后脱位，髋臼后方发生骨折并有移位，但髋臼后柱主要部分未受累及。后壁骨折最常见，约占髋臼骨折的 23%。其影像学检查特点如下：前后位，可见一骨块影，与脱位股骨头重叠，臼后缘线缺如。其余 5 个放射学标记均完整。这种骨折与髋关节后脱位伴髋臼骨折不同：前者骨块大，多在 3.5 cm×1.5 cm 以上，后者骨块小；前者无弹性固定，只需将伤肢伸直外展即可复位，但屈曲内收，可再脱位，后者手法复位后较稳定。闭孔斜位，对于后壁骨折最为重要，可显示后壁骨折的大小，股骨头可能处于正常位置或半脱位及脱位，前柱和闭孔环是完整的。髂骨斜位，显示髋骨后缘、髋臼前缘及髂骨翼完整。后壁骨折块和髂骨翼相重叠。CT 扫描检查：可判断骨折块的大小、移位程度，显示股骨头的位置。最重要的是显示有无边缘压缩性骨折，关节内有无游离骨折块。

2）后柱骨折：多见于髋关节中心性脱位，少数见于髋关节后脱位，其骨折发生率约为 3%。骨折始于坐骨大切迹顶部附近，于髋臼顶后方进入髋臼关节面，向下至髋臼窝、闭孔及耻骨支，但并不累及髋臼顶。后柱骨折的影像学检查特点如下：前后位，髂坐线、后缘线断裂，髋臼顶、髂耻线、前缘及泪滴完整，股骨头随骨块向内移位；闭孔斜位，显示前柱完整，偶尔可看到股骨头后脱位；髂骨斜位，清楚地显示后柱骨折移位程度，而前缘完整。CT 扫描检查：在髋臼顶部的骨折线为冠状面，显示股骨头伴随后柱骨折的移位程度，通常可看到后柱向内旋转。

3）前壁骨折：见于髋关节前脱位，其发生率最低，约为 2%。骨折线通常从髂前下棘的下缘始，穿过髋臼窝底，达闭孔上缘的耻骨上支。其影像学检查特点如下：前后位，前缘出现断裂，髂耻线在其中部断裂；闭孔斜位，完整地显示斜方形的前壁骨折块，后缘完整，显示闭孔环断裂的部位——坐耻骨切迹处；髂骨斜位，显示髋骨后缘及髂骨翼完整，可见前壁骨折面。CT 扫描：显示前壁骨折的大小及移位程度。

4）前柱骨折：发生率为 4%～5%。骨折线常起于髂嵴，终于耻骨支，使髋臼前壁与髋臼顶前部分离，也可起于髂前上棘与髂前下棘之间的切迹而向耻骨角延伸。此外，当骨折线位置较低时则由髂腰肌沟向耻骨、坐骨支移行部延伸，并累及前柱下部。其典型的影像学表现为：前后位，髂耻线和前缘断裂，泪滴线常常向内移位，闭孔环在耻骨支处断裂；闭孔斜位，对前柱骨折很重要，可看到股骨头随前柱骨折的移位程度、闭孔环断裂的部位，髋后臼缘完整；髂骨斜位，髋骨后缘完整，可看到竖起的骨块的截面。CT 扫描检查：显示前柱有移位程度和方向，可看到后柱是完整的。

5）横断骨折：典型的横断骨折系骨折线横行离断髋臼，将髋骨分为上方的髂骨和下方的坐骨、耻骨。骨折可横穿髋臼的任何位置，通常位于髋臼顶与髋臼窝的交界处，称为顶旁骨折；有时骨折线也可经髋臼顶，称为经顶骨折；偶尔骨折线也可经过髋臼窝下方，称为顶下骨折。发生横断骨折其坐骨、耻骨部分常向内侧移位而股骨头向中央脱位。横断骨折占整个髋臼骨折的 7%～8%。其影像学表现为：前后位，4 个垂直的放射学标记（髂耻线、髂坐线、前缘和后缘）均断裂，闭孔环完整，股骨头随远折端向内移位；闭孔斜位，为显示横断骨折的最佳位置，可看到完整的骨折线，闭孔环完整，显示骨折向前或后移位的程度；髂骨斜位，显示后柱骨折的移位程度及后柱骨折在坐骨大切迹的位置。CT 扫描检查：可判断骨折线的方向，在矢状面骨折线呈前后走向。

（2）复合骨折：由2个或2个以上单一骨折组合起来的骨折为复合骨折。

1）"T"形骨折：系在横行骨折基础上并发下方坐骨、耻骨的纵行骨折，这一纵行骨折垂直向下劈开闭孔环或斜向前方或后方，当纵向骨折线通过坐骨时闭孔可保持完整。与横行骨折相似的是，发生"T"形骨折时髋臼顶多不累及。"T"形骨折约占髋臼骨折的7%。其放射学表现复杂，主要表现是在横行骨折的基础上存在着远端前后柱的分离，所以，除横行骨折的所有影像学表现外，还有以下特点：前后位，远端的前后柱有重叠，泪滴线和髂耻线分离；闭孔斜位，看到通过闭孔环的垂直骨折线；髂骨斜位，可能发现通过四边体的垂直骨折线。CT扫描检查：前后方向骨折线的基础上，有一横行骨折线将内侧部分分为前、后2部分。

2）后柱并发后壁骨折：发生率为4%~5%。其影像学表现如下：前后位，髂耻线和前缘完整，髂坐线断裂并向骨盆入口缘的内侧移位，可发现有股骨头的后脱位及后壁骨折块；闭孔斜位，可清楚地显示后壁骨折的大小及闭孔环的破裂；髂耻线完整；髂骨斜位，显示后柱骨折的部位及移位程度，证实前壁骨折完整。CT扫描检查：所见同后壁骨折及后柱骨折。

3）横断并发后壁骨折：约占19%，在所有复合骨折中，仅次于双柱骨折而排在第2位。其影像学表现为：前后位，常见股骨头后脱位，有时可见股骨头中心脱位；4个垂直的放射学标记（髂耻线、髂坐线、前缘和后缘）均断裂，泪滴线和髂坐线的关系正常，闭孔环完整；闭孔斜位，可清晰显示后壁骨折的形状和大小，显示横断骨折的骨折线及移位闭孔环完整；髂骨斜位，可显示后柱骨折部位及移位程度，髂骨翼和髋臼顶完整。CT扫描检查：所见同后壁骨折及横断骨折。

4）前壁或前柱合并后半横行骨折：在前壁和（或）前柱骨折的基础上伴有1个横断的后柱骨折，其发生率为6%~7%。前后位及闭孔斜位，可显示骨折线的前半部分，髂耻线中断并随股骨头移位，髂坐线及髋臼后缘线则因横断骨折而中断。髂骨斜位，显示横断骨折位于髋臼后缘。

5）完全双柱骨折：2个柱完全分离，表现为围绕中心脱位股骨头的髋臼粉碎性骨折。其发生率高，约占23%。前后位，股骨头中心脱位，髂耻线、髂坐线断裂，髋臼顶倾斜，髂骨翼骨折，闭孔环断裂。闭孔斜位，可清楚地显示分离移位的前柱骨折，移位的髋臼顶上方可见形如"骨刺"的髂骨翼骨折断端，此为双柱骨折的典型特征。髂骨斜位，显示后柱骨折的移位及髂骨的骨折线。CT扫描检查：可显示髂骨翼骨折；在髋臼顶水平，前后柱被一冠状面骨折线分开。

2. AO分型

在Letournel-Judet分类的基础上，AO组织根据骨折的严重程度进一步将髋臼骨折分为A、B、C 3型。

（1）A型：骨折仅波及髋臼的1个柱。

1）A1：后壁骨折。

2）A2：后柱骨折。

3）A3：前壁和前柱骨折。

（2）B型：骨折波及2个柱，髋臼顶部保持与完整的髂骨成一体。

1）B1：横断骨折及横断伴后壁骨折。

2）B2："T"形骨折。

3）B3：前壁或前柱骨折伴后柱或横行骨折。

（3）C 型：骨折波及 2 柱，髋臼顶部与完整的髂骨不相连。

1）C1：前柱骨折线延伸到髂骨嵴。

2）C2：前柱骨折线延伸到髂骨前缘。

3）C3：骨折线波及骶髂关节。

二、诊断

临床主要表现为髋关节局部疼痛及活动受限，如并发股骨头脱位则表现为相应的下肢畸形与弹性固定。当发生髋关节中心脱位时，其疼痛及功能障碍均不如髋关节前、后脱位，体征也不明显。脱位严重者可表现患肢短缩。同时应注意有无并发大出血、尿道或神经损伤，以及其他部位有无骨折。

三、处理

对于髋臼骨折，在治疗前应对患者进行全面、详细的评估，这些评估包括患者的一般状况、年龄、是否并发其他损伤及疾病、骨折的情况、是否并发血管和神经损伤等。髋臼骨折多为高能量损伤，并发胸腹脏器损伤以及其他部位的骨折比例较高，常因大出血导致休克，在治疗上应特别强调优先处理那些对于生命威胁更大的损伤及并发症。关于髋臼骨折的治疗目前意见尚未完全统一，多数意见主张对骨折块无移位或较小移位者应行下肢牵引，对骨折块移位较大或股骨头脱位者则先行闭合复位及下肢牵引，对效果不满意者则应尽早行手术复位及内固定治疗，对无法行早期手术治疗者可非手术治疗，后期视病情行关节重建手术。

（一）非手术治疗

1. 适应证

（1）年老体弱并发全身多脏器疾病，不能耐受手术者。

（2）伴有严重骨质疏松者。

（3）手术区域局部有感染者。

（4）无移位或移位 <3 mm 的髋臼骨折。

2. 非手术治疗的方法

患者取平卧位，采用股骨髁上或胫骨结节牵引，牵引重量不可太大，以使股骨头和髋臼不发生分离为宜。牵引时间一般为 6~8 周，去牵引后不负重做关节功能锻炼；8 周后逐渐开始负重行走。

（二）手术治疗

1. 适应证

对髋臼骨折移位明显、骨折累及髋臼顶负重区或股骨头与髋臼对合不佳者，应手术复位及内固定。髋臼骨折的移位程度较难掌握，目前多数意见将 3 mm 作为标准，当骨折移位超过 3 mm 时一般应手术治疗。如骨折线位于髋臼顶负重区，尽管髋臼骨折移位较轻，但髋关节的稳定性较差，此时仍应考虑手术治疗。

2. 手术时机

除开放性损伤或股骨头脱位不能复位外，对髋臼骨折一般不做急诊手术。Letournel 根据从髋臼受伤到接受手术治疗的时间，将髋臼骨折、手术治疗分为 3 个时间段：从受伤当日至伤后 21 d，伤后 21～120 d，伤后超过 120 d，进行临床对比研究认为，内固定在 2 周内完成的髋臼骨折，其治疗效果优良率超过 80%；如果时间超过 21 d，由于有明确的病理改变出现在髋臼的周围软组织中，增加了手术显露、复位和固定的难度，影响术后效果。因此，多数学者认为，最佳手术时机一般为伤后 5～7 d。

3. 术前准备

术前应对患者进行全面、细致的检查，对影像学资料应周密分析，根据骨折类型，确定手术方案，做到对手术途径、步骤以及术中可能遇到的困难心中有数。术前患者应常规备皮及清洁肠道，留置导尿，术前应用抗生素。

4. 手术入路

Letournel 认为任何手术入路都无法满足所有类型髋臼骨折的需要，如果手术入路不当，则可能无法对骨折进行复位的固定，对于一特定类型的髋臼骨折而言，总有一个合适的手术入路。常用的手术入路有 Kocher-Langenbeck 入路、髂腹股沟入路、延长的髂股入路等。一般来说，髋臼骨折类型是选择手术入路的基础。有学者推荐的手术入路选择如下。

（1）对于后壁骨折、后柱骨折及后柱并发后壁骨折，一定选择后方的 Kocher-Langenbeck 入路。

（2）对于前壁骨折、前柱骨折及前壁或前柱并发后半横行骨折，应选择前方的髂腹股沟入路。

（3）对于横断骨折，大部分可选用 Kocher-Langenbeck 入路，如果前方骨折线高且移位大，可选髂腹沟入路。

（4）对于横断伴后壁骨折，大部分可选用 Kocher-Langenbeck 入路，如果前方骨折线高且移位大，可选前后联合入路。

（5）对于 T 形骨折和双柱骨折，则应进行具体分析，大部分 T 形骨折可经 Kocher-Langenbeck 入路完成，大部分双柱骨折可经髂腹股沟入路完成。

5. 术中复位与内固定

髋臼解剖结构复杂，骨折固定困难。需要专用的复位器械和内固定物。最常用的器械包括各种型号的复位钳和带有柄的 Schanz 螺钉等。复位钳主要用于控制骨折块的复位，Schanz 螺钉拧入坐骨结节可控制后柱或横行骨块的旋转移位。而内固定材料为各种规格的重建钢板和螺钉。髋臼骨折的复位没有固定的原则，每一具体的骨折类型采取不同的方法。一般应先复位并固定单一骨折块，然后将其他骨折块与已固定的骨折块固定到解剖复位。钢板放置前一定要准确塑形，以减少骨折端的应力。在完成固定后，检查髋关节的活动，同时注意异常声音或摩擦感，如有异常，可能有螺钉进入关节内。术中应施行 C 臂机透视以检查骨折复位及内固定情况。

术后伤口常规负压引流 24～72 h。如果复位和固定牢靠，术后一般不需牵引。尽早开始髋关节功能锻炼，有条件者应使用连续性被动运动（CPM）器械进行锻炼，注意预防深静脉血栓形成（DVT）及肺栓塞。术后应定期复查 X 线片，以了解骨折愈合情况。开始负重时间应视骨折严重程度及内固定情况而定，但完全负重时间不应早于 2 个月。

（朴太奎）

— 135 —

第三节　髋关节后脱位

一、损伤机制

　　髋关节损伤的病理机制可概括为以下3个方面：①屈曲的膝关节前缘受到撞击；②膝关节伸直的情况下足底受到撞击；③大转子受力。极少数的情况下，暴力从后侧作用在骨盆上，而同侧的膝或足构成反作用力。髋关节后脱位多由间接暴力引起，当髋关节屈曲90°位，过度的内收并内旋股骨干，使股骨颈前缘以髋臼前缘处为支点形成杠杆作用；当股骨干继续内旋并内收时，股骨头受杠杆作用而离开髋臼，造成后脱位。当髋关节屈曲90°时，外力作用于膝部沿股骨干方向向后或外力作用于骨盆由后向前，也可使股骨头向后脱位。有时可并发髋臼后缘或股骨头骨折。

　　没有系安全带的司机，在紧急刹车的时候，躯体以踩在刹车板上的右下肢为轴旋转向前，左膝在屈膝屈髋90°时撞击仪表盘。这样可以导致股骨头后侧脱位，通常不伴有骨折。如果髋关节屈曲较少，股骨头撞击髋臼后侧和后上部分，导致骨折脱位。

　　在股骨头脱出髋臼的时候可以导致股骨头骨折、压缩和划痕，在股骨头向前和后脱位撞击盂唇的时候，剪切力可以发生在股骨头上表面、前上面和后上面，圆韧带撕脱骨折经常可以见到。撕脱块可以从很小的软骨块到大的骨软骨块。这些松动的骨块可以在复位后卡在关节间隙内。不取出这种碎块可以导致游离体症状和关节软骨损害。

　　伴随股骨颈骨折的髋关节脱位可以由两种机制造成。一种是暴力造成髋关节脱位，由于暴力仍未消散，股骨头顶在骨盆上，造成股骨颈和股骨干骨折；另一种是医源性损伤，在手法复位的时候导致股骨颈骨折。在医源性股骨颈骨折中，基本都有股骨头骨折。这可能是由于外伤时股骨头吸收了大部分的暴力，导致没有移位的股骨颈骨折，这种骨折很难在复位前的X片上发现。因而，在复位之前必须认真观察股骨颈部有没有无移位骨折。另外，复位必须轻柔和控制力度，必须避免杠杆复位的方法。

二、分型

　　（1）髋关节后脱位综合分型（图9-1）如下。

　　Ⅰ型：没有严重伴发骨折，复位后没有临床不稳。

　　Ⅱ型：难复性脱位，没有严重的股骨头和髋臼骨折（复位指全身麻醉下复位）。

　　Ⅲ型：复位后不稳定或伴有关节内骨块，盂唇、软骨嵌顿。

　　Ⅳ型：伴随需要重建稳定性或髋臼形态的骨折。

　　Ⅴ型：伴随股骨颈或股骨头骨折（包括凹陷性骨折）。

　　（2）依据股骨头相对于髋臼的位置和伴有的髋臼、股骨近端骨折，Thompson 和 Epstein 将髋关节后脱位分为以下5个类型。

　　Ⅰ型：脱位伴有或不伴有微小骨折。

　　Ⅱ型：脱位伴有髋臼后缘孤立大骨折。

　　Ⅲ型：脱位伴有髋臼后缘的粉碎性骨折，有或无大的骨折块。

　　Ⅳ型：脱位伴有髋臼底部骨折。

Ⅴ型：脱位伴有股骨头骨折。

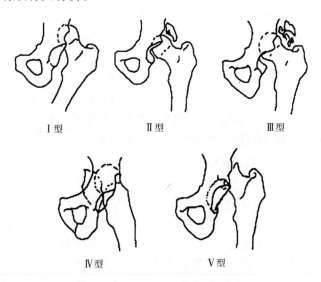

Ⅰ型　　　　　　　Ⅱ型　　　　　　　Ⅲ型

Ⅳ型　　　　　　　　　Ⅴ型

图 9-1　髋关节后脱位综合分型

三、诊断

有髋关节脱位和骨折脱位的患者会感到非常不舒服，患者无法活动患肢，可能有患肢远端麻木。外伤常由高能量创伤造成，如交通事故、工业事故或从高处坠落。

复合伤的患者常感到多处疼痛而无法明确说出特定位置的损伤。胸腹部、脊柱、四肢都会导致功能障碍而且表现不同。很多患者在到达急诊室的时候已经反应迟钝或意识不清而无法配合医生检查和评估。

单纯髋关节后脱位的患者表现为髋关节屈曲、内收、内旋和肢体短缩。虽然单纯的髋关节脱位容易诊断，但在伴有同侧肢体损伤时这些脱位的典型表现会改变，当髋关节脱位伴有同侧髋臼后壁或后柱骨折时，下肢会维持在中立位，下肢短缩则不明显。同侧股骨或胫骨骨折也会影响脱位的表现。

正常骨盆平片上股骨头的大小对称，关节间隙也均匀对称。髋关节脱位患者的 X 片除了头臼关系改变外，后脱位的患者股骨头会显得较小，而在前脱位的患者则表现较大。正常的 Shenton 线应该光滑连续。大小转子的关系提示髋关节旋转的位置。同时也要注意股骨干是否处在内收或外展的位置，股骨干在后脱位处于内收位，前脱位则处于外展位。

四、治疗

在处理高能量损伤患者时，医生应想到可能存在的髋关节脱位。所有钝器损伤导致精神异常或伴有局部体征和症状，必须拍骨盆前后位片。同样，所有伴有严重下肢损伤、脊柱损伤或胸腹部损伤的患者必须拍摄骨盆前后位片。当然，清醒并且配合检查的患者如果没有血压不稳和局部症状和体征就没有必要拍摄骨盆片。初次体格检查必须包括整个肢体。特别需要注意有无神经损伤。坐骨神经损伤很常见，在进行闭合或开放复位之前必须明确有无坐骨神经损伤，在一些重大的骨盆骨折还常伴有腰骶丛神经损伤。膝关节前侧的皮肤擦伤提示了暴力作用的部位和方向。如果患者有这些发现，还须排除是否有潜在的膝关节韧带损伤，髌骨骨折或股骨远端骨软骨骨折。骨盆环损伤和脊柱损伤也是常见的并发伤，必须注意这些部位的检查。在手法复位前必须认真评估股骨颈排除骨折，需拍摄股骨近端正位片来评估这个部位。

髋关节脱位的诊断确立后，如果考虑手术，则必须再做一些其他影像学检查。通常这些检查是在成功闭合复位后进行，有时在难复性脱位准备开放复位之前进行检查。这些额外的检查包括以脱位的髋关节为中心摄前后位和内外旋45°X线片。必须仔细分析正位片明确有无骨软骨块嵌顿和关节间隙不对称。髂骨斜位片投射角度垂直后柱，有利于分析后柱和前壁的完整性。闭孔斜位可以很好地评估前柱和后壁。

CT对于判断有无伴发的髋关节骨折很有帮助。隐形骨折、划痕骨折和其他骨折都能在CT上看清楚，同时能准确判断骨折块大小及移位的严重程度；能够评估股骨头，发现小的嵌顿碎片，判断股骨头和髋臼的一致性。如果在一个没有脱位表现的髋关节CT图像上有气泡现象，提示关节曾脱位再自动复位。磁共振在髋关节创伤脱位中的价值并不明确。有报道，磁共振可以判断有无盂唇破裂、股骨头挫伤和微骨折、坐骨神经损伤、关节内碎片和骨盆静脉栓塞。特别是在CT正常但不稳定的髋关节中，MR有助于判断潜在的盂唇破损。同位素扫描并不适合外伤性髋关节脱位后成像。Meyers等建议用同位素扫描预测髋关节脱位后的股骨头改变，但是研究并没有显示这种方法有多少价值。

研究显示，髋关节维持脱位的时间和后期的股骨头坏死有关，因而早期复位最重要，而伴随的髋臼和股骨头骨折可以亚急性处理。由于髋关节脱位患者经常伴有复合伤，一些伴有头部、腹部或胸部损伤的患者在进行全身麻醉时可以进行快速闭合复位。在急诊室需要气管插管的患者也可以在气管麻醉下进行闭合复位。复位后髋关节稳定的患者可以进行牵引固定，但是牵引不一定必要。不稳定的髋关节脱位伴有骨折患者需要骨牵引，注意后侧不稳的患者保持患髋轻度外展外旋。进一步的手术治疗须等全身情况稳定后进行。

（一）闭合复位

快速复位是初步处理的目的。任何方向的脱位都可以用仰卧位牵引复位。如果有条件的话，最好在全身麻醉下复位。如果不便立即进行全身麻醉，可以在静脉镇静作用下进行闭合复位。注意在镇静起效前患者不要做复位的动作。

1. Allis手法复位

患者仰卧位，一名助手用双手按住其髂嵴以固定骨盆。术者面对患者站立，于腘窝处托抱患肢，先使髋关节及膝关节各屈曲至90°，然后以双手握住患者的腘窝做持续牵引，待肌松弛后，略做外旋，便可以使股骨头还纳至髋臼内。如果感到明显的弹跳与响声，提示复位成功。此手法成功的关键是手法轻柔、稳妥，以松解肌肉和减轻疼痛，如肌肉松弛不够好，操作者不能把股骨头拉到髋臼附近，另一名助手可用手将大转子向前下推，协助复位（图9-2）。

2. Bigelow手法复位

患者仰卧位，助手双手置于患者双侧髂前上棘固定骨盆，操作者一手握住患肢踝部，另一前臂置于患者屈曲的膝关节下方，首先沿患者畸形方向纵向牵引，然后于持续牵引下，保持内收内旋位，屈髋90°或90°以上，最后外展、外旋、伸直髋关节，股骨头进入髋臼内，即划一"问号"的方法，左侧为正问号，右侧为反问号。此方法需十分稳妥，不可猛力，其杠杆作用有发生股骨颈骨折的可能（图9-3）。

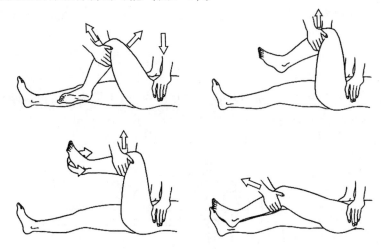

图9-2 Allis 手法复位

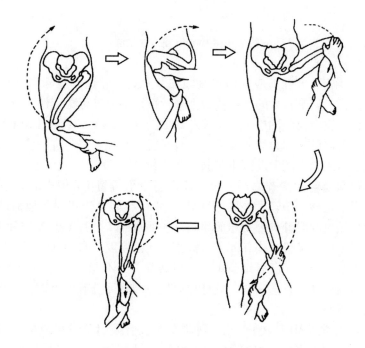

图9-3 Bigelow 手法复位

3. Stimson 重力复位法

患者俯卧于手术床上，双下肢悬空，一名助手固定骨盆，操作者握住小腿使膝关节屈曲90°，在小腿后面施加纵向向下牵引，同时轻柔地内外旋股骨协助复位（图9-4）。

以上3种方法中，Allis 手法复位和 Stimson 重力复位法比较安全，也是较常用的复位方法。需注意的是，由于有很大比例的患者具有复合伤，俯卧位有可能加重其他损伤。Bigelow 手法复位在旋转复位时可能增加股骨颈骨折的风险。复位后应立即拍摄髋关节正、侧位片和骨盆正位片。分析 X 片确定关节对位是否良好，如果有髋臼骨折，则需要拍 Judet 位片。根据术后的体检和影像学检查，决定进一步的治疗方案，有不稳或髋臼内嵌顿的多需要手术治疗。

如果静脉镇静下复位不成功，患者需要到手术室进行麻醉下复位，如果麻醉下复位仍然不能复位则需要立即切开复位。在开放复位前，应该拍摄 Judet 位片，这两张斜位片对评估髋臼和制订手术计划很重要。条件允许的话，在复位前行 CT 检查，可以判断在平片上无法看清的关节内骨块或股骨头损伤。

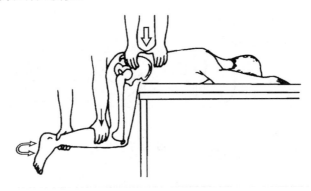

图 9-4　Stimson 重力复位法

一旦 X 线检查确定已复位，应立即检查髋关节稳定性。这个步骤最好在患者仍然处在静脉镇静作用下进行。如果有大的后壁或后上壁骨折，不应进行稳定性检查。在出现髋臼前后柱骨折移位时也不应做稳定性检查。髋关节屈曲至 90°~95°、旋转中立位，分别在内收、外展和中立位，从前向后施加力量，如果感觉有半脱位，患者需要进一步检查诊断、牵引甚至手术。如果患者清醒，可能帮助医生判断有无不稳。

成功闭合复位和稳定性检查之后，患者应进行牵引等待 CT 检查。如果髋关节是稳定的，简单皮肤牵引就足够，于轻度外展位牵引 3~4 周，即可扶双拐下地活动，但 3 个月内患肢不负重，以免缺血的股骨头因受压而塌陷，伤后每隔 2 个月拍摄 X 线片 1 次，大约在 1 年证明股骨头血供良好，无股骨头坏死方可离拐，逐渐恢复正常活动。复位后如果不稳或有骨块或关节对合不良，应采用胫骨结节牵引，根据髋关节不稳的方向适当调整骨钉的方向。髋关节后侧不稳骨钉应从前外向后内，这样可以使下肢轻度外旋保持髋关节稳定，如果是前侧不稳则做相反的调整。

两种情况下可以考虑 MRI 检查。第一种情况是没有髋臼壁骨折或关节内碎块，但是髋关节不稳定，需要做 MRI 检查。MRI 可以发现髋臼盂唇撕脱。第二种情况是在 X 线平片和 CT 上显示无法解释的髋臼间隙增宽，MRI 可以显示嵌顿的骨块或软组织。MRI 是理想的了解关节间隙异常增宽原因的方法。因为它可以鉴别是盂唇嵌顿、关节软骨嵌顿或者仅仅是血肿。

体格检查和影像分析结束后，可以进行最后的分级。最后的分级根据最严重的损伤决定。根据最终的分型来决定治疗方案。

（二）各种脱位的处理

Ⅰ型脱位：指单纯脱位，没有伴发骨折或小的髋臼缘骨折。体格检查显示良好的稳定性，不需要手术介入。这些患者予以皮肤牵引，在患者感到没有不适的时候即可开始被动关节活动锻炼，6周内避免髋关节屈曲超过90°和内旋超过10°，关节肿胀消退后可以开始扶拐下地活动，建议扶拐6~8周，扶拐的时间根据患者获得正常的肌力和正常的步态决定。如果患者没有达到预计的恢复可以进行X线检查。如果CT上显示的关节内小碎块处在髋臼陷窝而不是卡在关节内，这个骨块就没有什么意义。这是非关节区域，在这个位置的骨块就像在膝关节外侧沟一样不会产生症状。如果患者后期出现症状，就有必要考虑手术取出碎片。

Ⅱ型脱位：指无法闭合复位的脱位。如果股骨头已经回到髋臼窝而关节间隙增宽，根据导致间隙增宽的原因，最终的分型一般是Ⅲ、Ⅳ或Ⅴ型。如果难复性髋关节脱位在术中诊断是由于软组织嵌顿的原因，分型还是属于Ⅱ型。

不管是什么原因导致Ⅱ型脱位，应该立即切开，采用Kocher-Langenbeck切口。手术中在复位之前，应该先检查髋关节，骨折块是否和缺损大小一致。关节要彻底冲洗去除碎块和碎屑。注意髋臼和股骨头软骨的损伤，在正确的牵引下，轻柔的手法复位，在大转子上使用骨钩牵引有利于增加关节间隙观察。直接在股骨头上用力使其复位可以避免下肢强力牵拉和扭转。成功复位后，检查稳定性，如果在屈髋90°的情况下后推仍然保持稳定，术后处理和Ⅰ型一样。如果发现关节不稳，需要探查明确原因。广泛的关节囊撕裂和盂唇破裂应该修复。关节内碎片嵌顿也是不稳的原因之一，术中检查X线可以帮助判断有无碎片嵌顿导致的关节间隙增宽。如果伴有股骨头或髋臼骨折，必须做内固定。

当面对广泛的髋臼骨折或难复性髋关节时，应谨慎地做有限的切口进行手术和复位，全面的骨折内固定应该在伤后3~10 d、血压稳定后进行。分阶段治疗重建更为可靠，理由如下：第一，在扩大的切口进行髋臼骨折复位内固定不利于严重损伤患者的看护；第二，立即进行髋臼手术可导致大量失血，包括潜在的大量失血；第三，复杂髋臼骨折要求认真进行术前分析和计划，并需要转到有经验的医生那里治疗。

Ⅲ型脱位：没有伴发骨折，但是复位后的检查显示不稳或术后的影像学检查显示骨软骨或单纯软骨片或移位的盂唇嵌顿在关节间隙。如果没有伴发骨折也没有碎片嵌顿的髋关节复位后不稳，需要进行MRI检查。如果MRI图像显示广泛的盂唇分离，需要手术修复，小的盂唇分离和破裂或韧带和关节囊破裂更适合采用支具限制髋关节在稳定的范围内活动。如果支具固定6周后仍然不稳定，则考虑手术探查和修复。关节内碎片不仅阻止关节复位，同样会导致关节软骨磨损。无论哪一种情况，如果碎片太小无法复位固定则必须取出。认真考虑切口以利取出碎片。切开关节囊时必须沿着髋臼缘切开，以保护股骨头的血供。

注意取出所有CT上发现的碎片。好的器械有利于取出碎片。有时必须脱位髋关节来取出碎片。强力的脉冲灌洗有利于冲出小的碎屑。术中必须进行X线检查并对比健侧明确关节对位情况，检查关节稳定性，了解稳定的活动范围。必要时术后再使用支具6周，保持关节在安全范围活动。患者使用拐杖根据情况逐步下地活动，积极配合髋关节周围肌肉锻炼。肌力恢复后可弃拐，一般需要6周以上时间。

关节镜仍处在发展中，最终可能对取出关节内碎片有意义。手术需要牵引，可以使用牵引床或AO/ASIF股骨牵引器。术中需要在透视监视下安全插入关节镜器械。术后处理和切开手术一样。

Ⅳ型脱位：指伴有大的髋臼骨折块，需要手术重建。手术可以重建髋臼的稳定性。移位的髋臼柱骨折需要手术固定，重建关节平整性。

Ⅴ型脱位：股骨头骨折伴髋关节脱位远期疗效很差。Butler 做了一个治疗股骨头骨折的前瞻性研究。闭合复位不能解剖复位的股骨头骨块采用内固定，10 个患者中没有 1 个结果好的。Mast 报道一种抬举股骨头凹陷性骨折的技术。将凹陷性骨折处抬升，松质骨填压软骨下骨，不需要使用内固定，目前这种方法的远期疗效仍待验证。

（张　镇）

第四节　髋关节前脱位

髋关节前脱位发生率远较后脱位低。Thompson 和 Epstein 根据股骨头的位置和伴随的髋臼骨折进行分类。文献报道，仅占创伤性髋脱位 10% ～12% 。长期随访研究显示，髋关节前脱位的预后更差，这可能是由于相应的股骨头损伤所致。

一、损伤机制

作用机制以杠杆作用为主，当患髋因外力强力外展时，大转子顶端与髋臼上缘相接触。患肢再稍外旋，迫使股骨头由关节囊前下方薄弱区脱出，髋关节囊前下方撕裂。如果发生车祸时驾驶员并没有意识到危险，右脚常是放在油门踏板上，髋关节外旋外展。在这个位置，膝关节的内面撞击仪表盘，导致右髋极度外展外旋并向前脱位。髂股韧带一般保持完整。股骨头可向前下移位，停留在闭孔内或向上向前移位，停留于耻骨上支平面，偶尔能引起股动静脉循环障碍或伤及股神经。

二、分类

（1）髋关节前脱位综合分类法如下。
Ⅰ型：没有严重并发骨折，复位后没有临床不稳。
Ⅱ型：没有严重股骨头和髋臼骨折的难复性脱位（指全身麻醉下复位）。
Ⅲ型：不稳定髋或伴有关节内骨块，软骨块，盂唇嵌顿。
Ⅳ型：伴有需要重建髋关节稳定性或关节平整性的骨折。
Ⅴ型：伴有股骨头或股骨颈骨折（或凹陷）。
（2）Epstein 将髋关节前脱位分类如下。
1）耻骨方向（向上）：①不伴有骨折（单纯）；②伴有股骨头骨折；③伴有髋臼骨折。
2）闭孔方向（向下）：①不伴有骨折（单纯）；②伴有股骨头骨折；③伴有髋臼骨折。

三、诊断

髋关节前脱位表现为下肢维持于外展和外旋、微屈的位置，并较健肢为长。在闭孔或腹股沟附近可触到股骨头，髋关节功能完全丧失，被动活动时引起疼痛和肌肉痉挛。有明确外伤史，X 线片可见股骨头在闭孔内或耻骨上支附近。

四、处理

对新鲜髋前脱位的治疗应尽早在麻醉下手法复位。

（一）整复手法

患者仰卧位，麻醉方法同髋关节后脱位，一名助手把住骨盆，另一名助手握住小腿，屈膝90°，徐徐增加髋部外展、外旋及屈曲，并向外方牵引即加重畸形手法，使股骨头与闭孔或耻骨上支分离。此时术者站在对侧，一手把住大腿上部向外下按压，另一手用力将股骨头向髋臼内推进，同时在牵引下内收患肢，当感到股骨头纳入髋臼的弹响时即已复位，放松牵引后畸形消失，如手法复位失败，应早期切开复位。

（二）术后处理

与髋关节后脱位相同，但在术后牵引固定时，应保持患肢于内收内旋伸直位。对极少数闭合复位失败者，不宜多次重复，应立即切开复位。造成复位失败的原因，多为嵌入软组织，如股直肌、髂腰肌和撕裂关节囊及股骨头嵌入关节囊的"扣眼"引起，Epstein报道了髋关节前脱位后髂腰肌阻挡复位的情况。手术可以用Smith-Peterson入路，但是这个切口容易损伤股神经和股动静脉。可以采用其他一些暴露前侧关节囊的切口降低这种危险。复位后行皮牵引3周，之后扶拐下地行走。在闭孔脱位中，由于股骨头与闭孔前外侧相撞，易发生股骨头前上方压缩性骨折，有些学者建议在当CT片上显示股骨头压缩 > 2 mm时，应撬起压缩部位并植骨。

（张　镇）

第五节　股骨干骨折

股骨干骨折是指小粗隆下2~5 cm至股骨髁上2~5 cm的股骨骨折，约占全身骨折的6%，男性多于女性，男女发病率约为2.8∶1。10岁以下儿童多见，约占总数的1/2。

一、损伤机制

股骨干骨折多由强大暴力所造成，主要是直接外力，如汽车撞击、重物砸压、碾压或火器伤等，骨折多为粉碎、蝶形或近似横行，故骨折断端移位明显，软组织损伤也较严重。因间接外力致伤者如高处坠落、机器绞伤所发生的骨折多为斜行或螺旋行。旋转性暴力所引起的骨折多见于儿童，可发生斜行、螺旋行或青枝骨折。骨折发生的部位以股骨干中下1/3交界处为最多，上1/3或下1/3次之。骨折端因受暴力作用的方向，肌群的收缩，下肢本身重力的牵拉和不适当的搬运与手法整复，可能发生各种不同的移位。

股骨上1/3骨折后，近端受髂腰肌、臀中肌、臀小肌和髋关节外旋诸肌的牵拉而屈曲、外旋和外展，而远端则受内收肌的牵拉而向上、向后、向内移位，导致向外成角和缩短畸形；股骨中1/3骨折后，其畸形主要是按暴力的撞击方向而成角，远端又因受内收肌的牵拉而向外成角；股骨下1/3骨折端受腓肠肌的牵拉而向后倾倒，远侧骨折端可压迫或刺激腘动脉、腘静脉和坐骨神经（图9-5）。

二、诊断

1. 病史要点

多数伤者有较严重的外伤史，并发多发伤、内脏伤及休克者较常见。注意骨折的同时不能忘记其他部位的损伤，尤其注意基本生命体征的变化。股骨骨折部疼痛比较剧烈，可见大腿的成角、短缩畸形，常有骨折断端的异常活动。股骨干骨折可并发坐骨神经、股动脉损伤，有时可同时存在股骨远端骨折、股骨颈骨折、转子间骨折及髋关节脱位。

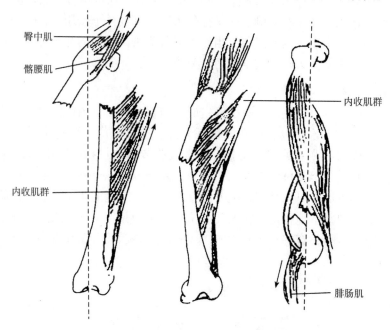

臀中肌

髂腰肌

内收肌群

内收肌群

腓肠肌

图9-5　股骨干上、中、下1/3骨折移位情况

2. 查体要点

患者不愿移动患肢，股骨骨折部压痛、肿胀、畸形、骨擦音、肢体短缩及功能障碍非常显著，有的局部可出现大血肿、皮肤剥脱、开放伤及出血。全身系统检查必不可少，髋部、背部、骨盆部疼痛往往提示这些部位的并发伤。单纯股骨干骨折失血一般为 600～800 mL，患者存在低血容量性休克时应排除其他部位出血的可能。在患肢临时固定前应检查膝关节，膝关节肿胀、压痛提示膝关节韧带损伤或骨折。神经功能支配和血管情况在伤后应立即检查，注意伤肢有无神经和血管的损伤。

3. 辅助检查

（1）常规检查：股骨正、侧位 X 线片可显示骨折部位、类型和移位方向，且投照范围应包括骨折远、近侧关节，这有助于治疗方案的制订，注意摄股骨近端 X 线片，股骨颈骨折或转子间骨折约有 30% 的漏诊率，疑有膝关节周围损伤的加摄膝关节正、侧位 X 线片。

（2）特殊检查：对于轻微外力引起的骨折，可予 CT 扫描，以排除病理性骨折的可能。对伤肢怀疑有血管损伤，应进行 B 超声检查或血管造影。疑有髋关节和膝关节并发伤的患者，必要时进行 CT 和 MRI 检查，明确有无关节及韧带损伤，有坐骨神经症状者进行神经电生理检查。

4. 诊断标准

（1）患者有明确的外伤史。

（2）大腿局部疼痛比较剧烈，可见大腿的成角、短缩畸形，骨折断端常有异常活动。

（3）正、侧位 X 线片显示骨折部位、类型和移位方向。

（4）怀疑有血管损伤，应行 B 超声检查或血管造影。

（5）坐骨神经损伤者进行神经电生理检查。

三、处理

（一）保守治疗

股骨骨折，如有并发伤，必须优先处理，如贻误诊断或处理不当，常造成患者死亡。由于股骨骨折常有周围软组织严重挫伤，如急救输送时未妥善固定，骨折端反复活动刺伤软组织（肌肉、神经、血管），特别是股动脉、股静脉、腘动脉、腘静脉的破裂可引起大出血，因此，观察和治疗休克是治疗股骨骨折重要的一环，不可忽略。股骨干骨折因周围有强大的肌肉牵拉，手法复位后用石膏或小夹板外固定均不能维持骨折对位。因此，股骨干完全骨折不论何种类型，皆为不稳定骨折，必须用持续牵引，维持一段时间后再用外固定。常用牵引方法如下。

1. 悬吊牵引法

用于 5 岁以内儿童，将双下肢用皮肤牵引向上悬吊，牵引重量为 1~2 kg，要保持臀部离开床面，利用体重作对抗牵引。3~4 周经摄 X 线片显示有骨痂形成后，去掉牵引，开始在床上活动患肢，5~6 周后负重。对儿童股骨干骨折要求对线良好，对位要求达功能复位即可，不强求解剖复位，如成角不超过 10°、重叠不超过 2 cm，以后功能一般不受影响。在牵引时，除保持臀部离开床面外，应注意观察足部的血液循环及包扎的松紧程度，及时调整，以防足趾缺血坏死。

2. 滑动皮肤牵引法（Russell 牵引法）

适用于 5~12 岁儿童。在膝下放软枕使膝部屈曲，用宽布带在膝关节后方向上牵引。同时，小腿进行皮肤牵引，使两个方向的合力与股骨干纵轴成一直线，合力的牵引力为牵引重力的两倍，有时也可将患肢放在托马斯架及 Pearson 连接架上，进行滑动牵引。牵引前可行手法复位或利用牵引复位。

3. 平衡牵引法

用于青少年及成人股骨干骨折，在胫骨结节处穿针，如有伤口可在股骨髁部穿针，患肢安放在托马斯架上做平衡牵引，有复位及固定两种作用。可先手法复位小夹板维持，然后维持重量持续牵引（维持重量为体重 1/10）或直接用牵引复位（复位重量为体重 1/7）复位后改为维持重量。根据骨折移位情况决定肢体位置：上 1/3 骨折应屈髋 40°~50°，外展约 20°，适当屈曲膝关节；中 1/3 骨折屈髋屈膝约 20°，并按成角情况调整外展角度；下 1/3 骨折时，膝部屈曲 60°~80°，以便腓肠肌松弛，纠正远侧骨端向后移位。牵引后 24~48 h 要摄床边 X 线片，了解骨折对位情况，同时，每日多次测量、记录患侧肢体长度，以资参考。要根据 X 线片及患侧肢体长度测量情况，及时调整肢体位置、牵引重量和角度，要防止牵引不够或过度牵引，在牵引时还应注意观察穿针部位有无感染，注意肢体保温，教会患者锻炼躯体、上肢、患肢关节和肌肉的方法。使用平衡牵引，患者较舒适，牵引期间能活动髋关节、膝关节和踝关节，擦澡和大小便较方便，一般牵引 4~6 周，经摄 X 线片显示有骨痂形成后，可改用髋人字石膏固定 4~8 周。在牵引中可同时应用小夹板固定，纠正成角，去除牵引后也可用小夹板外固定，但要经常复查以防骨折移位或成角。

（二）手术方法

1. 手术时机和适应证

手术时间一般选择伤后的 3～7 d，便于及早发现术前并发症，尤其脂肪栓塞综合征的发生。但有研究发现，伤后 10～14 d 手术的患者骨折愈合快。近年来随着外科技术提高和医疗器械的改善，手术适应证有所放宽。具体的手术适应证有：①牵引失败；②软组织嵌入骨折端；③并发重要神经、血管损伤，需手术探查者，可同时施行开放复位内固定；④骨折畸形愈合或不愈合者。

2. 常用手术方法

（1）股骨上 1/3 或中上 1/3 骨折：多采用顺行股骨髓内钉固定，交锁髓内钉适用于股骨干小转子以下至膝关节 9 cm 以上的各种类型闭合性骨折，包括严重长节段粉碎性骨折、三段或以上的多节段骨折。此法具有术后不用外固定及早期下床活动的优点。鱼口状髓内钉兼有动力加压和静力加压的作用，临床应用中取得了较好的疗效。过去用开放式打入髓内针的方法，现在已广泛使用 C 形臂 X 线透视机，仅在穿钉处做小切口，不显露骨折端闭合穿钉。闭合法较开放损伤小，出血少，不破坏骨折端的血供，有利于骨折愈合。

（2）股骨中下 1/3 骨折：传统方法是采用 8～10 孔接骨板固定及髋人字石膏固定。目前，多采用加压钢板、锁定加压钢板（LCP）以及逆行股骨髓内钉固定。加压钢板有多种类型，20 世纪 60 年代开始应用加压器的加压钢板固定，其后出现动力加压钢板（DCP）、LCP 等。逆行交锁髓内钉可用于距膝关节间隙 20 cm 以内的股骨髁上及髁间骨折，还可用于股骨干并发股骨颈骨折、多发骨折以及并发同侧胫腓骨和胫骨平台骨折。

（3）陈旧性骨折畸形愈合或不愈合的治疗：开放复位，选用适当的内固定，并应常规植骨以利骨折愈合。

（杨广禄）

第六节　股骨远端骨折

一、损伤机制

股骨远端骨折所指范围尚无明确规定，一般认为膝关节上 7～9 cm 内或股骨远侧 1/3 的骨折。本节讨论重点为股骨髁上骨折和股骨髁间骨折，股骨远端骨折约占所有股骨骨折的 6%。大多数是高能量损伤的年轻人和骨质疏松的老年人，可同时并发其他部位损伤。股骨远端皮质薄、髓腔大，呈松质骨样复杂的三维解剖结构，其解剖轴与重力轴之间、与下端关节面之间存在生理性夹角约 6°。股骨干远端为股骨髁，外侧髁比内侧髁宽大，内侧髁较狭窄，其所处的位置较低。股骨两髁关节面于前方联合，形成一矢状位凹陷，即髁面，当膝伸直时，以容纳髌骨。在股骨两髁间有一深凹，为髁间窝，膝交叉韧带经过其中间，前交叉韧带附着于外髁内侧后部，而后交叉韧带附着于股骨内髁外侧的前部。附着在股骨远端上的肌腱、韧带和关节囊组成了一个复杂的应力传导系统，维持膝关节的功能和稳定。股骨髁解剖上的薄弱点在髁间窝，三角形的髌骨如同楔子指向髁间窝，易将两髁分开，股骨远端骨折及其软组织损伤将破坏这一结构和系统，若治疗不当将造成膝关节畸形和伸屈功能障碍以及其他并发症。

二、诊断

1. 病史要点

股骨远端骨折常发生于年轻人和老年妇女。在青年人中，这类骨折为高能量损伤所致，多见于车祸、机器伤和高处坠落等事故，常为开放性和粉碎性骨折，波及膝关节，严重影响下肢的负重和膝关节功能；而老年人由于骨质疏松，在跌倒时膝关节处于屈曲位而致股骨远端骨折。年轻患者常并发其他部位的损伤，严重者可并发休克。在接诊中应仔细诊查，有无重要脏器以及其他肢体损伤，尤其注意同侧股骨颈骨折、股骨转子间骨折、胫腓骨骨折以及膝关节周围的损伤。股骨髁周围有关节囊、韧带、肌肉及肌腱附着，骨折块受这些组织的牵拉不易复位，复位后难以维持。股骨远端后方有腘动脉及坐骨神经，严重骨折时，可造成其损伤。因此，对于怀疑并发神经、血管损伤的患者需进一步详细检查。

2. 查体要点

伤后主要表现为大腿远端肿胀、疼痛，大腿短缩、向后成角畸形。波及关节时，关节腔明显积血，浮髌试验阳性，前后交叉韧带损伤时，抽屉试验可阳性。

3. 辅助检查

（1）常规检查：股骨远端常规前后位和侧位 X 线片，观察股骨远端骨折的情况并指导分类。摄片时最好适当予以下肢牵引，纠正股骨下端成角、短缩和旋转移位，有助于看清骨折情况。多排螺旋 CT 扫描和二维、三维图像重建能明确骨折的详细情况，对手术方案的制订很有帮助。膝关节 MRI 可以确定关节、韧带及半月板损伤。

（2）特殊检查：怀疑血管损伤，多普勒超声检查必不可少，对超声检查后仍然不能明确或开放性损伤的患者可行血管造影；怀疑有神经损伤的患者进行神经电生理检查。

4. 诊断标准

（1）患肢有明显外伤史。

（2）膝上出现明显肿胀，股骨髁增宽，可见成角、短缩和旋转畸形。做膝关节主动及被动活动时，可听到骨擦音。

（3）可出现肢体远端血管和神经损伤体征。血管损伤后膝以下皮温下降，肤色苍白，足背动脉搏动减弱或消失，神经损伤后小腿感觉减退或消失，踝关节不能主动背伸等。

（4）X 线片观察骨折范围及移位，必要时进行 CT 扫描和 MRI 检查，明确骨折和韧带损伤的详细情况。

三、处理

（一）保守治疗

对于无明显移位的 Muller A 型骨折或儿童股骨远段青枝骨折，可长腿石膏固定在屈曲20°位，6 周后逐渐开始功能锻炼。

（二）手术治疗

1. 手术适应证

任何移位的关节内骨折，并发血管损伤的骨折，同侧存在胫骨干或胫骨平台骨折、双侧股骨骨折、多发性骨折、病理性骨折，同时，有膝关节韧带断裂，不稳定的关节外骨折。由于股骨远端骨折邻近膝关节，坚强固定，早期功能锻炼有助于减少下肢骨折并发症的发生，最大限度地恢复膝关节的功能。目前观点认为，除了嵌顿的无移位关节外股骨远端骨折或不能耐受手术的患者外，都应采取手术治疗，以最大限度地降低膝关节的病损程度。

2. 手术方法

（1）95°角钢板固定（图9-6）：宽大的钢板可提供较好的固定，并能抵抗弯曲及扭转应力，适用于股骨髁上骨折，缺点是操作不易，由于它的弯柄部与钢板连为一体，角度固定，插入后就不能改变位置，且插入髁的方向难以掌握，易造成髁部内外翻畸形。此外，钉板的打入可引起髁间骨折的分离。

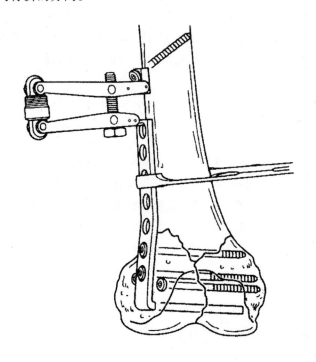

图9-6 95°角钢板固定

（2）双加压"L"形钢板，主要是在95°角钢板的横板内加一螺孔，可放入螺栓，对股骨髁间和胫骨平台起横向加压作用，对较小的骨骼来说，减少了附加拉力螺钉的风险。

（3）AO动力髁螺钉（DCS）：应用AO动力髁螺钉在技术上比角钢板更容易，因为钢板与螺钉是单独部件，可在矢状面上调整。另外，螺钉插入松质骨允许骨折端轻微活动，刺激骨痂生长，但对于严重骨质疏松的患者，建议先将骨水泥注入钉道以加强稳定性。

（4）逆行带锁髓内钉固定（GSH）：逆行髓内钉固定，比钢板获得更接近生物学的固定，是均分负荷型，且手术时间短、出血少、周围软组织保护好，可早期进行持续被动运动机（CPM）功能锻炼。缺点是关节入口可引起髌股关节炎及膝关节僵直，骨折部位感染则可导致化脓性关节炎，髓内钉的尖端易产生应力集中致骨折，对于延伸至峡部的骨折、髁关节面严重粉碎者，要慎重使用。

（5）股骨下端解剖钢板：主要优点在于贴合髁部解剖形态的钢板远端多孔设计，便于在髁间粉碎性骨折时多方向、多点和多枚拉力螺钉的固定选择，手术易于操作。缺点是手术暴露广、创伤大。

（6）股骨下端 LISS 钢板：LISS 钢板是符合微创外科原则的一种新型内固定系统，其形状与骨的解剖轮廓一致。一般在不暴露骨折区域的情况下，经皮插入钢板并完成锁定螺钉的固定。LISS 的稳定性依赖于螺钉与钢板组合锁定后的成角稳定性，其特有的锁定固定有利于股骨远端骨折复位后更好地维持固定。

（7）外固定支架加有限内固定：开放性骨折污染严重时，常首选外固定支架加有限内固定。因为只有外固定支架钢针和少数螺钉与骨骼接触，所以骨折感染率低，感染时也可得到有效控制，具有手术操作快、软组织剥离少和方便换药等优点。缺点是针道渗出和术前与术后感染，股四头肌粘连导致膝关节活动受限。

（杨广禄）

第七节　髌骨骨折

一、损伤机制

髌骨是人体中最大的籽骨，它是膝关节的一个组成部分。切除髌骨后，在伸膝活动中可使股四头肌肌力减少 30% 左右。因此，髌骨能起到保护膝关节、增强股四头肌肌力的作用，除不能复位的粉碎性骨折外，应尽量保留髌骨。

髌骨骨折为直接暴力或间接暴力所致。直接暴力多因外力直接打击在髌骨上，如撞伤、踢伤等，多为粉碎性骨折，其髌前腱膜、股四头肌及髌两侧腱膜和关节囊多保持完好，骨折移位较小。间接暴力，多由于股四头肌猛力收缩所形成的牵拉性损伤，如突然滑倒时，膝关节半屈曲位，股四头肌骤然收缩，牵拉髌骨向上，髌韧带固定髌骨下部，而股骨髁部向前顶压髌骨形成支点，三种力量同时作用造成髌骨骨折。间接暴力多造成髌骨横形骨折，移位大，髌前筋膜及两侧扩张部撕裂严重。

二、分类

（1）无移位的髌骨骨折。

（2）有移位的髌骨骨折：①髌骨横行骨折；②髌骨粉碎性骨折；③髌骨下极粉碎性骨折；④髌骨上极粉碎性骨折；⑤髌骨纵行骨折。

三、诊断

1. 病史要点

有明显外伤史，多为跌倒后膝部着地，也可是外力直接打击在髌骨上，如撞伤、踢伤等。局部疼痛，不能活动、行走。

2. 查体要点

骨折后膝关节腔积血，髌前皮下淤血、肿胀，严重者可有皮肤张力性水疱。髌骨局部有压痛，移位的骨折可触及骨折线间的空隙，膝关节不能活动，屈伸活动明显受限。陈旧性骨折有移位者，因失去股四头肌作用，伸膝无力，走路缓慢，并可有关节活动障碍。

3. 辅助检查

多数病例摄髌骨正、侧位X线片即可证实。对可疑髌骨纵形或边缘骨折，须拍髌骨轴位片。对于诊断有疑问或骨折不明显者可进行CT检查进一步证实。

4. 诊断标准

（1）患者多有明显外伤史。

（2）查体局部疼痛、肿胀，可有皮下瘀斑、水疱，膝关节活动受限。

（3）X线检查显示骨折。

（4）对难以确诊的患者采用CT检查。

四、处理

髌骨骨折是关节内骨折，对新鲜髌骨骨折的治疗，应最大限度地恢复关节面的平整，恢复原关节面的形态，力争使骨折解剖复位，关节面平滑，给予坚强内固定，修补断裂的肌腱腱膜和破裂的关节囊。早期活动膝关节，防止创伤性关节炎的发生，恢复膝关节的功能。

（一）保守治疗

石膏托或管型固定适用于无移位的髌骨骨折，可抽出关节积血，适当加压包扎，用长腿石膏托或管型固定患肢于伸直位4~6周。在此期间，练习股四头肌收缩，去除石膏托后练习膝关节伸屈活动。

（二）手术治疗

对于有移位的髌骨骨折应行切开复位内固定。内固定方法有多种，对于髌骨横形骨折应尽可能采用张力带固定（图9-7）。此法优点是固定牢固，不需要外固定，可以早期活动膝关节。对于髌骨粉碎性骨折可采用髌骨环扎术，术后需要加石膏外固定。记忆合金髌骨爪形固定器可用于固定髌骨横行骨折及粉碎性骨折，术后无须外固定，膝关节也可较早活动。

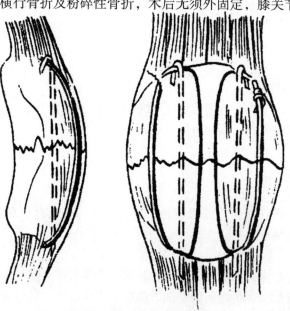

图9-7　髌骨骨折张力带固定

髌骨部分切除术适用于髌骨下极或上极粉碎性骨折。切除较小骨块或骨折粉碎部分，将髌韧带附着于髌骨上段或将股四头肌附着于髌骨下段骨块，术后长腿石膏伸直位固定 3 周，去石膏后不负重练习关节活动，6 周后扶拐逐渐负重行走，并加强关节活动度及股四头肌肌力锻炼。此法可保全髌骨作用，韧带附着于髌骨，愈合快，股四头肌功能得以恢复，无骨折愈合后关节面不平滑问题。只要准确按上法处理，术后及时做关节活动及股四头肌锻炼，可以达到关节活动好、股四头肌肌力恢复好的治疗目的。因关节面平滑，不致因骨折引起髌股关节炎。

髌骨全切除适用于严重粉碎性骨折无法复位固定者，髌骨全切除将不可避免地影响伸膝功能，应尽可能避免。将碎骨全部切除，同时直接缝合股四头肌腱与髌韧带，修复关节囊，术后用石膏固定膝于伸直位 3~4 周，逐渐锻炼股四头肌及步行功能。

（冯　勇）

第八节　髌骨脱位

一、概述

髌骨的稳定性依靠内、外侧力量的动力性平衡，当外伤、先天性或后天性疾患使平衡受到破坏时，髌骨可偏离正常位置，发生脱位或半脱位。髌骨脱位可分为内、外方向，临床以外侧移位最常见，而且常易复发，称为复发性脱位。

创伤性髌骨脱位多为外侧脱位，常由膝关节伸直位急剧外旋小腿引起，也可由直接撞击髌骨引起，多可自动复位，未自动复位者常弹性固定于半屈曲位，被动伸膝用手推挤髌骨外缘常可复位。复发性髌骨脱位可继发于急性外伤之后，但有 1/3 左右的患者无明确外伤史。下列改变可能单独或联合构成髌骨脱位或半脱位的病因：高位髌骨，股骨外髁发育不良，膝外翻，股内侧肌萎缩，股外侧肌肥大，髌外侧支持结构挛缩，髌内侧支持结构减弱或松弛，膝关节普遍性松弛，髌韧带止点偏外，膝反张，胫骨外旋，股骨内旋或股骨颈前倾，髌骨先天性异常。

二、诊断

1. 病史要点

髌骨急性脱位，膝关节常可有明显肿胀，脱位后当膝关节呈伸直位时极易自行复位。对于复发性脱位和半脱位患者，膝痛是较常见的症状，但疼痛较轻，多有膝关节不稳定的各种感受，如乏力、支撑不住、突然活动不灵和摩擦等。

2. 查体要点

髌骨急性脱位，髌骨内侧有瘀斑，压痛明显，将髌骨向外推移时有松动感，屈膝时（通常在麻醉下）发现髌骨向外移位，即可明确诊断。

复发性脱位和半脱位患者，检查可发现髌股关节及髌骨内侧压痛、肿胀。髌骨位置异常是一个重要体征。伸直膝关节时，一般不表现髌骨侧方移位，但在屈膝位常可观察到受累髌骨的位置偏外，严重者可完全滑到股骨外髁的外侧。检查时可发现髌骨向外侧移动的幅度明显大于对侧。在肌肉松弛条件下，检查者将髌骨向外侧推，并徐徐屈膝，至30°左右时髌骨被推向半脱位或接近于脱位状态，此时，常可引起患者不适和恐惧，害怕脱位复发而加以阻止，并试图伸膝使髌骨回到正常位置，股四头肌特别是股内侧肌萎缩。

临床检查中，Q 角的测量具有诊断和治疗意义，Q 角是股四头肌牵拉轴与髌韧带长轴在髌骨中点的交角，临床上以髂前上棘至髌骨中点连线和胫骨结节至髌骨中点连线的交角表示。正常男性为 $8° \sim 10°$，女性为 $10° \sim 20°$，Q 角增大，提示股四头肌收缩将使髌骨向外侧脱位。

3. 辅助检查

X 线片对诊断有很大帮助，可以显示髌骨的形态和位置是否正常，Insall 发现髌骨与髌韧带长度之比约为 1：1，测量两者在侧位片上的长度比若小于 1，则考虑高位髌骨的可能。

轴位 X 线片可显示髌骨和滑车发育不良，髌股关节面不相适和髌骨移位，轴位片上最常见的病征是髌骨向外侧偏斜及半脱位。Laurin 等发现仰卧屈膝 $20° \sim 30°$ 时拍摄髌骨轴位片，可显示股骨髁间线与髌骨外侧关节面两缘的连线之间形成一外侧髌股角，正常此角向外侧张开，髌骨半脱位时此角消失或向内侧张开。复位后应拍侧位、轴位 X 线片，除观察是否完全复位外，还应观察髌骨及股骨髁的发育形态及有无骨软骨碎片残留在关节内。

MRI 检查可以了解髌骨内侧支持带损伤情况、髌股关节软骨损伤情况等。

4. 分类

按髌骨脱位方向分为外侧脱位和内侧脱位，内侧脱位极为少见。

5. 诊断标准

（1）患者外伤后感觉髌骨向外滑脱，当膝关节呈伸直位时极易自行复位。复发性脱位有反复脱位病史。

（2）查体：髌骨内侧有瘀斑，压痛明显，将髌骨向外推移时有松动感。屈膝时可发现髌骨向外移位，可有 Q 角异常。

（3）轴位 X 线片：可显示髌骨和滑车发育不良，髌股关节面不相适和髌骨移位。最常见的病征是髌骨向外侧偏斜及半脱位。

三、处理

（一）保守治疗

髌骨脱位不难整复，麻醉下膝关节伸直位，松弛股四头肌，用手将髌骨向内侧推回原位。经常复发的病例，患者多可学会自行整复。复位后石膏固定 3 周，及时进行功能锻炼，如股四头肌练习、膝关节屈伸活动等。

（二）手术治疗

如患者有解剖学不稳定倾向，如向外推髌骨活动度过大，髌骨内侧支持带损伤、远端股内侧肌发育不良、股骨外髁低及高位髌骨、膝外翻角增大等应手术治疗，同时清除关节内骨软骨碎片，修补撕裂的髌内侧支持结构及股内侧肌，术后长腿石膏固定 3～4 周。

治疗髌骨复发性脱位和半脱位的手术方法可以概括为两类：一类是着眼于改善股四头肌的功能或稳定髌骨，适用于髌股关节尚无显著变性者；另一类是切除髌骨，重建股四头肌结构，适用于髌股关节有严重变性的病例。没有一种手术能保证治愈所有患者，必须查明致病原因，根据具体情况选择适当的手术方法。当一种手术不足以解决问题时，应采用综合手术，即几种手术同时应用。

1. 膝外侧松解术

这是最简单和应用最广的手术，可单独或综合应用。切开外侧翼状韧带和关节囊，向上分离股外侧肌下部纤维，直至髌骨回到正常位置。膝外侧松解术也可结合关节镜检查施行，膝外侧松解术对髌骨移位较轻的病例可单独使用，病情较复杂者可结合其他手术进行。Chen 等报道，单独采用本手术治疗髌骨不稳症，优良率达 86%。

2. 内侧关节囊缩紧术

当膝关节前内侧关节囊结构松弛，股四头肌力线正常，髌股关节面无明显变性时，缩紧内侧关节囊有一定效果。有学者主张对撕裂的膝内侧软组织，包括股四头肌的内侧扩张部，均给予手术修复。术后用长腿石膏固定 4～6 周，在修复软组织愈合后，开始膝关节的功能锻炼。

3. 髌腱止点移位术

有多种手术方式，适用于髌股关节发育异常、Q 角过大、上述软组织手术仍不能矫正者。

（冯　勇）

第九节　髌股关节脱位

髌骨半脱位和全脱位属于髌股关节排列顺序紊乱疾病的范围。半脱位的定义是髌股关节部分脱位，而全脱位是指髌股关节完全脱位。与半脱位和全脱位相联系的是随之而来的关节软骨损伤。

一、诊断

X 线片对判断髌股关节半脱位和全脱位，以及髌股关节排列顺序紊乱很有意义。拍摄 X 线片主要有 3 个位置：①前后位，显示髌骨的完整性，髌骨的大小、形状，纵行裂纹骨折线，以及骨软骨的剥脱情况；②侧位，显示髌骨位置的高度；③轴位，对判断髌骨排序是否正常有很重要的意义，通过伸膝轴位摄片方法发现，在膝关节伸直位，髌股关节并不是处于半脱位的状态。

在 X 线评估髌股关节排列顺序时，髌骨的高低以及髌骨与股骨滑车适合情况是两个重要的问题。

1. 判断髌骨高低常用的方法

（1）Blumensaat 线判断法：画线方法是拍摄屈膝 30°位侧位 X 线片，以股骨髁间窝顶的影像为准画线，髌骨的下极位于线上表示髌骨位置正常（图 9-8）。如果髌骨下极位于线上较远位置，表示髌骨高位。不过，有医生测量了 44 例正常人在准确屈膝 30°位上的髌骨位置，结果所有髌骨均不在 Blumensaat 线上。这项调查降低了 Blumensaat 线判断法的应用价值。

（2）Insall 测量判断法：拍摄屈膝 20°～70°侧位 X 线片，髌骨上极至髌骨下极的长度定义为髌骨长度，髌骨下极至胫骨结节的长度定义为髌腱长度，如果髌骨位置正常，两者应大致相等，即髌腱长度与髌骨长度的比值等于 1.02±0.13，如果髌腱长度大于髌骨长度的

— 153 —

20%，则表示髌骨高位（图9-9）。

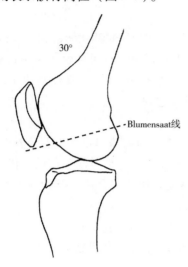

图9-8　Blumensaat 线判断法

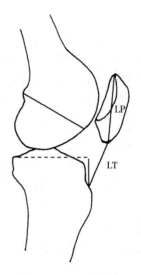

图9-9　Insall 测量方法

（3）Blackburne 测量判断法：Insall 测量判断法在患者患有胫骨结节疾病或髌骨下极显示不清时不利于应用，因此产生了此法。拍摄屈膝 20°~70°侧位 X 线片，胫骨平台至髌骨下极的垂直长度（a）与髌骨关节面的长（b）之比约为 0.80，无性别间差异（图9-10）。

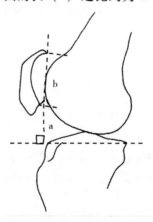

图9-10　Blackburne 测量判断法

2. 髌骨与股骨滑车适合情况

主要靠膝关节轴位片来判断。在拍摄膝关节轴位片时，应同时拍摄双侧膝关节以利于对比，屈膝在 20°~45°，屈膝过大可能掩盖髌股关节的不正常关系，双膝关节保持无旋转位，股四头肌腱放松以防止不正常的髌股关系因肌肉收缩而发生变化，X 线片应垂直 X 线管球以防止骨影变形。下面主要介绍几种髌骨轴位拍摄法。

（1）Hughston 方法：被摄者俯卧位，屈膝 55°，X 线胶片平放于膝下，X 线 45°拍照双膝关节。此法的不足之处是屈膝过大，X 线胶片未放在垂直于 X 线的位置上，所得影像有变形。

（2）Merchant 方法：被摄者仰卧位，小腿垂于床尾外，屈膝 45°，X 线胶片垂直于 X 线置于膝远侧胫骨前方，X 线 45°在膝关节近侧拍照双膝关节。

（3）Laurin 方法：被摄者坐位，屈膝 20°，X 线胶片垂直 X 线放于膝近侧股骨前方，X 线自双足间拍摄双膝关节。

3. 膝关节轴位片读片法

（1）沟角：股骨滑车沟底向两侧髁做直线所成的交角。Hughston 方法所测沟角的正常值为 118°，Merchant 方法所测沟角的正常值为 138°或 137°，表示滑车沟的深浅度。角度大者易发生髌骨脱位。

（2）适合角：做沟角的分角线，再做滑车沟底至髌骨脊的连线，其交角为适合角。髌骨脊在角平分线内侧表示为负角，髌骨脊在角平分线外侧表示为正角，用 Merchant 方法所测适合角的正常值为-8°，角度越小或为正角，表示髌骨容易外侧脱位。

（3）髌股外侧角：用 Laurin 方法拍照。在股骨内外髁间做直线，再做髌骨外侧关节面线。两者交角为髌股外侧角，表示髌骨存在外侧倾斜。交角顶尖在外侧或平行，表示髌骨存在脱位倾向。交角顶尖在内侧，表示正常。

（4）髌股指数：用 Laurin 方法拍照。将髌骨脊至滑车沟的距离与上髌骨外侧关节面至股骨外侧滑车的距离之比为髌股指数，正常值应小于 1.6。

二、处理

（一）急性髌骨脱位的内侧修复手术

急性髌骨脱位往往在患者就医过程中已经自行复位。医生应根据病史及体检去发现这一过程。至少应对其保持警惕。对尚未复位的髌骨急性脱位，应采取闭合复位。凡怀疑有髌骨脱位或已复位的髌骨脱位患者，均应拍摄膝关节轴位片。如有以下情况应行急诊手术治疗：①发现髌骨处于半脱位或倾斜状态；②关节内髌骨软骨骨折；③关节内股骨髁骨软骨骨折。

手术方式可以选择关节切开术或关节镜下手术。手术的术式主要是内侧支持带修复、外侧支持带松解、骨软骨切除、髌骨近侧重建。关节镜下手术的发展，对关节内疾患的治疗效果起到了良好的促进作用。国外报道了一些关于急诊关节镜下内侧支持带修复、外侧支持带松解、髌骨近端重建的研究，结果有 92% 的患者主观上对手术满意。

急性髌骨脱位手术修复做膝关节前方正中切口。经过内侧裂探查关节内部结构，检查骨软骨骨折碎片，如果有大碎片或是髌骨内侧单面大骨折片，应进行内固定，小的碎片可以切除。探查关节腔后，做髌骨外侧支持带松解，最后用不可吸收线间断缝合内侧撕裂的关节囊、髌骨内侧支持带，如果髌骨内侧边缘小碎片切除后，应将内侧支持带通过人造骨道缝合在髌骨内侧人造凹槽内（骨道凹槽法）。缝合时注意髌骨内、外侧张力的平衡，内侧张力过紧会导致髌骨内侧半脱位。手术后第二天即可使用膝关节被动屈伸练习器进行功能练习。

（二）外侧支持带松解手术

1974 年，Merchant 医生发表了有关髌骨外侧支持带松解的论文。外侧支持带松解的适应证是髌骨外侧压迫综合征，髌股关节疼痛伴髌骨外侧倾斜，髌骨外侧支持带疼痛伴外侧髌骨移位。外侧支持带松解的手术禁忌证是内侧张力不足，高位髌骨，小型游走性髌骨，明显的髌股排列顺序紊乱。对于外侧支持带过于紧张或非韧带松弛性髌骨内侧移动受限的患者，做外侧支持带松解术能收到较好的效果。而对于没有"松弛病"征象的患者，手术的结果也是可以接受的。"松弛病"征象是指股四头肌角度过大（Q 角），全身韧带松弛症，游走性髌骨，严重的弓形腿（O 形腿、X 形腿、膝反张），过分的股骨反生理弧度的前倾，胫骨过分旋转或不正常的旋前。

外侧支持带松解术可以在关节镜下或切开关节进行。关节切开外侧支持带松解术采用髌骨旁外侧纵形切口，在髌骨外缘外侧 1~2 cm 处开始松解，从髌骨上缘向远端至关节线下胫骨结节，尽可能保护支持带下滑膜。经过彻底止血后关闭切口，加压包扎。手术后可以进行膝关节活动及理疗。关节镜下手术松解时，将关节镜放在髌骨前内侧，电烧放在关节内髌骨前外侧，自髌骨旁 5 mm 开始松解，从髌骨上缘至关节线纵行切开滑膜，髌旁支持带，股外侧肌腱，深达皮下脂肪而结束，电烧止血后加压包扎。手术后处理与内侧修复手术一样。

（三）髌骨近端重新排列手术

髌骨近端重新排列的作用在于加强髌骨内侧拉力，改进股四头肌牵拉髌骨的方向，使倾斜的或外侧偏移的髌骨恢复其正常位置。髌骨近端重新排列手术多在外侧支持带松解手术后实行，其适应证是髌骨复发性半脱位保守治疗无效者，复发性髌骨脱位者，年轻运动员急性脱位者，髌骨脱位复位后并发髌骨内侧撕脱骨折、髌骨外侧倾斜、半脱位者。

手术切口选择髌前正中切口，起自髌骨上缘经髌骨至胫骨结节。首先做适度的髌骨外侧支持带松解，再切开髌骨内侧股内侧肌肌腱、内侧支持带，将其重叠 1~1.5 cm 缝合于远端偏外侧，以加强髌骨内侧拉力。手术后放引流管，加压包扎。手术后尽可能早地开始被动膝关节屈伸练习，当屈膝至 90°时即可开始股四头肌力量练习。

髌骨近端重新排列手术的结果经统计得出，其满意率达到 81%~92%，髌骨脱位复发率较低，约 1.2%，手术可以改善患者症状、脱位体征，特别是对年轻男性患者有效。但是，对改善软骨软化没有明确的意义。

（四）髌骨远端重新排列手术

髌骨远端重新排列主要是针对胫骨结节的位置变化以及股四头肌腱角度过大（Q 角）所采取的措施。Q 角过大会增加髌骨外侧拉力，使髌骨外侧倾斜，半脱位或脱位。胫骨结节的位置可以影响到 Q 角的大小，胫骨结节的高低则影响伸膝装置水平力臂的大小。髌骨远端重新排列手术的适应证是因 Q 角增大而引起的髌骨倾斜，半脱位或脱位、高位髌骨并发髌骨脱位、低位髌骨。其禁忌证是胫骨结节骨骺未闭合、Q 角正常、股四头肌发育不健全，当对股四头肌发育不全者施行此手术时，会引起膝反张、膝外翻、髌腱挛缩、髌骨软化以及低位髌骨。

髌骨远端重新排列手术方法是 Hauser 于 1938 年提出的。整个髌腱附着连带骨块从胫骨结节游离下来，重新固定于胫骨结节的内侧偏后部位，同时进行髌骨近端重新排列。后来的研究者发现胫骨结节内侧移位时，由于胫骨是三角形，内移的同时会自动后移，而后移导致髌股关节间压力过大，并且由于高位髌骨矫正不彻底，Hauser 手术后骨性关节炎的发生率很高。

Elmslie-Trillat 胫骨结节内移方法。膝关节前外侧髌旁纵行切口。髌骨外侧松解，游离髌腱并将胫骨结节截骨长 4~6 cm，保留远端髌腱连续不断，将胫骨结节内侧骨膜剥离后，再将胫骨结节截骨向远内侧拉紧，用双皮质骨螺丝钉固定。如果还不能纠正髌骨外侧移位，增做髌骨近端重新排列。

（五）Maquet 胫骨结节增高术

1976 年 Maquet 医生提出，将胫骨结节垫高 1～2 cm 以增加伸膝装置的水平力臂，而减少髌股关节接触压力，以此来缓解髌股关节的压力（图 9-11）。从理论上讲，这种手术并没有改变髌股关节的排列顺序，只是对髌股关节间的压力产生了影响。有学者对这种影响进行了调查分析，胫骨结节增高后，髌股关节间的压力传导部位将向近侧转移，但压力的大小没有改变。还有学者认为，在膝关节屈曲 30°以内时，髌骨外侧面压力减轻，屈曲大于 30°以后，压力大小没有改变，但压力部位确实向近侧转移。因此，髌股关节外上侧有关节炎时禁止实行该手术。

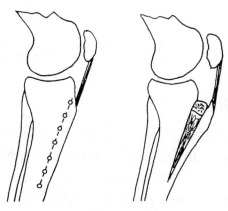

图 9-11　Maquet 胫骨结节增高术

（六）Fulkerson 胫骨结节内移增高术

1983 年，由 Fulkerson 医生提出了大块胫骨结节斜行截骨，胫骨结节内侧移位增高手术。关于该手术的适应证，他将患者分为 3 个治疗组。第一组是髌骨外侧半脱位者，以外侧支持带松解加胫骨结节内移手术治疗，有轻度髌内侧关节面变化者，结节内移可以解决问题，对于较重的退行性关节变化，常需要结节增高前移以减少髌股关节的压力。第二组是髌骨外侧倾斜半脱位，采用胫骨结节前内移位法治疗，前移增高的角度视骨关节炎的程度而定，骨关节炎越严重前移的角度越大。第三组是髌骨外侧倾斜并发骨性关节炎者，轻度退行性变者以外侧支持带松解治疗，中、重度者采用胫骨结节前内移位法治疗。

手术取髌前正中切口。首先松解髌骨外侧支持带。再次评估髌股关节以决定胫骨结节内侧移位以及增高前移的角度。做胫骨近端前部骨膜下剥离，保护胫前动脉，在胫骨结节周围用骨钻钻孔以利于截骨，截骨的形状为倒楔形，短底边在髌腱远端宽 2～3 mm，宽底边在近端髌腱深层，两侧斜边在髌腱旁，长 5～8 cm，截骨的深度是远端浅、近端深，其坡度也就是增高的角度，将根据髌股关节骨性关节炎的程度来决定，重度关节炎者坡度大，反之，不需要前移增高者可以去除坡度。截骨完成后试行移位，检查髌股关节情况合适后用两枚皮质骨螺丝钉固定。手术后可以冷敷，第二日开始膝关节主动或很小心地被动活动练习。手术后 6 周骨痂生长骨愈合后，开始进行全面膝关节练习。

（李敏龙）

第十章

脊柱损伤的诊断及处理

第一节　脊柱损伤的分类与诊断

一、脊柱损伤的分类

随着 CT、MRI 等现代影像技术在临床的广泛使用，对脊柱损伤的判断更加直观、精细，对脊柱损伤的认识也不断深入。但是由于受伤机制的多样性和脊柱解剖结构的复杂性，目前脊柱损伤的分类尚无公认的方法。根据不同的损伤特性，如病程、解剖部位、骨折形态或损伤机制，脊柱损伤有不同的分类方法，目前常用的分类方法如下。

（一）根据病程分类

根据脊柱损伤病程不同进行分类，可分为以下 3 种。

1. 急性期损伤

急性期损伤是指在 1 周以内的损伤，损伤呈现进行性发展的特点，损伤反应在 72 h 达到高峰，这种病理状态持续大约 7 d，之后逐步缓解。

2. 早期损伤

早期损伤是指损伤未超过 3 周，出血、水肿等病例变化开始减轻，脊髓功能逐步恢复，还没有形成瘢痕粘连，是修复损伤的较好时期。

3. 陈旧性损伤

陈旧性损伤是指损伤时间超过 3 周，急性损伤的病理过程逐步消退，软组织也基本愈合，如伴有脊髓损伤，其内部有瘢痕修复。

（二）按损伤部位分类

按损伤部位进行分类更为简单、方便、清晰，具体可以分为颈椎、胸椎、胸腰椎、骶椎、尾椎损伤等。

1. 颈椎损伤

颈椎损伤可分为上颈椎损伤和下颈椎损伤。

（1）上颈椎损伤：是包含枕寰枢复合体在内的任一部位的损伤，具体包括：①寰枕关节脱位、半脱位；②寰椎爆裂性骨折；③寰椎前、后弓骨折；④枢椎椎弓骨折；⑤枢椎椎体骨折；⑥齿突骨折；⑦寰枢间韧带损伤、寰枢关节脱位等。

（2）下颈椎损伤：指 $C_3 \sim C_7$ 椎体的损伤。损伤的类型包括：①颈椎前、后半脱位；②椎体压缩性骨折；③上下关节突关节交锁和（或）脱位；④椎体爆裂性骨折、撕脱骨折；⑤椎体水平或矢状骨折；⑥椎弓或椎板骨折；⑦单侧或双侧关节突骨折；⑧棘突骨折；⑨钩椎关节骨折。

2. 胸椎损伤

由于胸椎有完整的胸廓保护，胸椎活动度有限，相对而言胸椎损伤并不常见。但胸椎椎管空间相对狭小，活动范围有限，受到外力损伤时发生爆裂性骨折、脊髓损伤的风险较高。根据其解剖部位可分为：①上胸椎损伤，$T_1 \sim T_3$；②中胸椎损伤，$T_4 \sim T_{10}$；③下胸椎损伤，$T_{11} \sim T_{12}$。

3. 胸腰椎损伤

脊柱胸腰段指 $T_{11} \sim L_2$ 这一节段，其解剖特点有：①为活动的腰椎与相对固定的胸椎转折点；②为胸椎后凸和腰椎前凸的转折部；③是关节突关节面的朝向移行部位。这些解剖特点构成了胸腰段损伤发生率高的内在因素。胸腰段骨折是一种常见脊柱损伤，据统计，胸腰段骨折占脊柱骨折脱位的 $2/3 \sim 3/4$；其中压缩性骨折是胸腰段骨折中最常见类型，$58\% \sim 89\%$ 胸腰段骨折除骨结构损伤外，常伴脊髓、马尾的损伤，增加了诊治的重要性和复杂性。

4. 腰椎损伤

腰椎椎体较大，椎管空间较大，椎间盘间隙大，活动灵活，矢状面呈前凸，伸屈活动灵活，在其他方向活动受限，是身体负荷的主要承受者，受到剧烈外力时容易出现损伤。根据其部位具体可分为：①上腰椎损伤，包括 $L_1 \sim L_3$；②下腰椎损伤，包括 $L_4 \sim L_5$。

5. 骶椎损伤

骶骨骨折多与骨盆损伤伴发出现，在骨盆骨折中占 $30\% \sim 40\%$，在治疗上常需与骨盆骨折的治疗一并考虑，所以分类上通常将其归入骨盆损伤。

6. 尾椎损伤

尾椎是人类进化后退变的结构，由于在脊柱生物力学上并无重要功能，骨折后一般没有明显的后遗症，一般保守治疗即可。

（三）按照脊柱稳定性分类

根据损伤后脊柱的不同稳定程度进行分类，可以分为稳定性损伤和不稳定性损伤。关于脊柱稳定性的判断，目前学术界还没有统一的共识。20 世纪 80 年代，Ferguson、Denis 等在前人的研究基础上将脊柱分为三柱，即前柱（椎体和椎间盘的前 2/3）、中柱（椎体和椎间盘的后 1/3 及椎体上的附属结构）、后柱（双侧关节突关节，棘突间韧带复合体），认为累及中柱的脊柱损伤属于不稳定性损伤，该分类方法特别强调了中柱对脊柱力学稳定性的作用。

常见的脊柱稳定性损伤有椎体轻、中度压缩性骨折，单纯棘突骨折、横突骨折、关节突骨折等；不稳定性损伤负重时可出现脊柱弯曲或成角畸形者，显示其机械性不稳定，如严重的压缩性骨折或爆裂性骨折以及骨折脱位等。

（四）按照损伤机制分类

颈椎与胸腰段骨折是常见的脊柱损伤类型，由于解剖和生物力学特点的不同，其损伤机制也不尽相同。

1. 颈椎骨折的分类

急性颈椎损伤的受伤因素通常较为复杂，不能进行确切控制和观察，只能依据患者病史、临床表现和辅助检查进行判断，并根据实验研究中出现类似结果的外力所致的损伤进行归类。此分类方法较以上分类方法更为复杂烦琐，但有助于明确损伤的机制，指导治疗方法的选择。通常采用的分类法见表 10-1 所示。

表 10-1　颈椎损伤机制分类

I 型：屈曲型损伤	
	A 向前半脱位（过屈性损伤）
	B 双侧小关节脱位
	C 单纯楔形压缩性骨折
	D 铲土者骨折（棘突撕脱骨折，多在 $C_4 \sim T_1$）
	E 屈曲泪滴状骨折（椎体前方大块三角形骨块分离）
II 型：屈曲旋转损伤	
	单侧关节突关节脱位
III 型：伸展旋转损伤	
	单侧小关节突骨折
IV 型：垂直压缩性损伤	
	A 寰椎爆裂性骨折（Jefferson 骨折）
	B 轴向负荷的椎体爆裂、分离骨折
V 型：过伸性损伤	
	A 过伸性脱位
	B 寰椎前弓撕脱骨折
	C 枢椎伸展泪滴状骨折（枢椎前下角撕脱的三角形骨块）
	D 椎板骨折
	E 创伤性枢椎滑脱（Hangman 骨折）
	F 过伸性骨折脱位
VI 型：侧屈损伤	
	钩状突骨折
VII 型：机制不明损伤	
	A 寰枕脱位
	B 齿状突骨折

2. 胸腰椎损伤分类

脊柱胸腰段骨折（$T_{11} \sim L_2$）是最为常见的脊柱损伤类型，按照损伤机制可分为以下几种。

（1）屈曲压缩性骨折：是最常见的一种类型，约占胸腰椎损伤的 50%。受伤时，因脊柱曲度处于屈曲位，矢状面应力超负荷，前柱压缩和后柱牵张造成脊柱损伤。其损伤机制的特点是前柱受到压缩应力，后柱受到牵张应力，中柱作为支点，椎体后缘高度不变。根据所受外力方向不同，又可分为前屈型及侧屈型，受伤部位多为 $T_{11} \sim L_1$；椎体压缩一般小于50%，当超过50%时，伴有后柱受累。压缩性骨折以椎体上终板受累多见，下终板较少受累。

（2）爆裂性骨折：是椎体压缩性骨折的一种严重类型，约占脊椎骨折的20%。发生原因通常包括指纵向压力、屈曲和（或）旋转应力作用于脊椎，使椎间盘的髓核进入椎体，引起椎体应力集中，导致椎体粉碎性骨折。最显著的一个表现是脊柱中柱受损。前柱与中柱均损伤，椎体后柱压缩向周围移位，椎体后方骨碎片及椎间盘组织突入椎管，压迫硬膜囊，后纵韧带不一定断裂。该类损伤最常发生于胸腰段，其中 L_1 爆裂性骨折占50%以上，原因可能是胸椎和腰椎应力交界集中，并且无胸廓保护，结构不稳定。

（3）安全带型损伤：又称屈曲牵开型损伤，这种类型的损伤通常由于乘坐汽车时系安全带，发生撞车事故时急剧的应力将患者躯体上部迅速前移并屈曲，以前柱为支点，后柱与中柱受到紧急张力而破裂损伤。骨折包括棘突、椎板、椎弓根与椎体，以及后方复合韧带断裂。也可不发生骨折，而表现为后纵韧带及椎间盘纤维环断裂或伴有椎体后缘的撕脱骨折。根据损伤所在的不同平面，可分为水平骨折（就是常说的 Chance 骨折）和椎间分离的脱位两种类型。

Chance 骨折在正位 X 线片示两侧椎弓根和棘突水平分离或棘突间距增大；侧位 X 线片示椎板、椎弓出现水平间隙。典型病例可见到椎体后缘高度增大，椎间隙后部增大张开。CT 可见椎弓根骨折。此型损伤轻者可无神经症状，但严重骨折和脱位者常出现不可逆神经损伤。

（4）骨折脱位：在各种复杂剧烈的作用力下，包括压力、张力、旋转及剪式应力等，脊柱在出现骨折同时可发生脱位或半脱位。出现脱位后常导致严重的后果，三柱可同时受损。根据患者致伤外力作用方向的不同又可分为以下4种不同类型。

1）屈曲旋转型骨折脱位：较为常见，压缩力与旋转力作用于前柱，中柱与后柱受到牵张与旋转力，可出现关节突骨折、椎体间脱位或半脱位，并且前纵韧带及骨膜可从椎体前缘剥离。若脱位经椎间盘水平，则椎体高度不变，棘突间距变大；若经椎体脱位可出现切割样损伤。X 线片不能进行清晰判断。CT 可见上关节突移位，横突及肋骨骨折，脊柱旋转变化，以及上、下两节椎体间旋转，小关节骨折，骨折片突入椎管。该类型极不稳定，通常出现脊髓或马尾损伤，畸形进行性加重。

2）剪力型脱位：又称平移性损伤，水平外力导致椎体向前、后或侧方移位。前、中、后三柱均可受累。过伸严重时可出现前纵韧带断裂，并可以伴有椎间盘撕裂，出现脱位，未见明显椎体骨折，如果移位超过25%可导致所有韧带断裂，甚至出现硬脊膜损伤伴有严重神经并发症。又分为前后型及后前型两个亚型，前后型是指剪切力来自上节段向内后，常出现上一椎节棘突骨折，伴有下一椎节的上关节突骨折，出现前纵韧带的完全撕裂，伴有小关节脱位交锁，但未见椎板出现游离；后前型常发生于伸展位时，上一椎节向前移位，椎体未见明显压缩，可见多节段脱位的椎体后弓断裂，因而可有游离浮动的椎板。

3）牵拉屈曲型骨折脱位：发生在屈曲位受到应力时，在安全带型损伤的基础下，出现椎体间脱位或半脱位，合并韧带撕裂及撕脱骨折。

4）牵拉伸展型：受到伸展位应力，导致出现前柱张力性断裂，伴有后柱压缩。

（五）脊柱损伤的其他分类

1. 复杂性脊柱损伤

复杂性脊柱损伤是指多节段脊柱损伤或同时伴有其他器官及组织损伤，这种损伤相对复杂，致伤因素多样，治疗较为棘手。Blauth 将复杂性脊柱损伤分为 3 型。Ⅰ型，相邻或非相邻多节段不稳定损伤，发生率约为 2.5% 。Ⅱ型，合并胸或腹腔脏器损伤，超过50%的患者同时合并有肺损伤。进行 CT 检查可以明确受伤情况，2 周内进行前路手术效果不佳；约3%的患者合并有腹部脏器损伤。Ⅲ型，合并有全身多发创伤的脊柱骨折，在多发创伤中占17% ~18% ，需要通过手术治疗的胸腰段损伤患者，约6.2%合并有全身多发损伤。

2. 依据是否合并脊髓损伤的分类

部分脊柱骨折脱位的患者伴有不同程度的脊髓损伤，根据脊髓损伤严重程度可以分为：①脊椎损伤合并脊髓不可逆性损伤；②脊椎损伤合并一过性脊髓损伤；③无脊髓损伤，这种类型恢复效果好，远期并发症少，对患者生活质量的影响小。

脊柱损伤常并发脊髓损伤，脊髓损伤是指由于外界直接或间接因素导致的脊髓结构及功能上的改变，在损害节段以下出现各种运动、感觉和括约肌功能障碍，肌张力异常及病理反射等改变。脊髓损伤的治疗依然是困扰医学界的难题，不仅给患者本人带来身体和心理的严重伤害，还给患者家庭和社会带来沉重的经济负担。

（1）脊柱损伤合并脊髓损伤的致伤因素：脊髓损伤可分为原发性脊髓损伤与继发性脊髓损伤。前者是指外力直接或间接作用于脊髓造成的损伤，后者是指在原发损伤基础上继发一系列生化机制造成的组织自毁性损伤。

根据有无伤口，脊髓损伤又可分为开放性损伤和闭合性损伤。开放性损伤多见于枪弹、锐器等直接作用于脊椎，使脊髓受到损害，损伤与外力作用的部位一致，以胸髓最为多见。闭合性损伤多见于暴力导致脊柱异常活动，如车祸、坠落、扭伤、过重负荷等，使脊柱发生过度伸展、屈曲、扭转，造成椎体、附件和（或）血管损伤，进而造成闭合性脊髓损伤。

1）直接外力导致的脊髓损伤：脊髓位于骨性椎管内，受到脊柱良好的保护，一般情况下不易遭受直接外力损伤。但在少数情况下，刀刃、子弹、弹片等穿过椎板或者通过椎板间隙直接损伤脊髓，伴有轻度的脊柱骨性结构的损伤或者没有骨性结构的损伤。脊髓受到这种直接外力的损伤，往往造成脊髓的完全性横贯性损伤，大多数患者神经功能无法改善，预后不良。比较复杂的是火器伤，即使弹道并未直接穿过脊髓组织，高速的火器如子弹进入人体后产生的局部震荡等效应仍可损伤脊髓。在一些国家，火器伤是脊髓损伤的主要因素，大多数患者为青年男性。约有70%的颈椎损伤患者出现完全性神经损害，70%的腰骶椎损伤患者出现不完全性马尾损伤。

2）间接外力导致的脊髓损伤：间接外力是造成脊柱损伤合并脊髓损伤的主要原因。外力并非直接作用于脊髓，而是作用于脊柱，导致脊柱骨折脱位或是无骨折脱位的损伤，间接作用于脊髓导致脊髓损伤。高空坠落、交通意外等间接外力可引起各种类型的脊柱骨折、脱位，导致脊髓损伤；反之，脊髓损伤并不一定伴有脊柱骨折脱位，儿童脊髓损伤多属此种情况。

在病理情况下，轻微的外力也可以导致脊柱骨折，并使脊髓遭受间接暴力，导致脊髓损伤。常见于强直性脊柱炎、类风湿性关节炎。

（2）脊髓损伤的病理变化：脊髓损伤按损伤的轻重程度分为不完全性脊髓损伤和完全

性脊髓损伤；按病程进展分为原发性损伤和继发性损伤。脊髓在遭受外力后所受到的最初损伤为原发性损伤。原发性脊髓损伤的常见病理类型为脊髓挫伤及挫裂伤、脊髓断裂。脊髓在原发性损伤后因缺血、缺氧而导致的神经组织进一步损伤称为继发性脊髓损伤。继发性脊髓损伤最早表现为脊髓组织水肿，如果缺血、缺氧状态持续存在，会相继出现脊髓神经组织细胞坏死、凋亡等继发性改变，导致脊髓神经组织不可逆性损害。

（3）脊髓损伤的分类：按照病理变化可分为脊髓震荡、脊髓休克、不完全脊髓损伤、完全脊髓损伤、脊髓圆锥综合征、马尾神经损伤等。

（4）脊髓损伤的临床表现：由于脊髓功能节段性分布的特点，不同部位的脊髓损伤所表现的症状和体征各不相同，从患者的症状特点上可以推测脊髓损伤的节段。

1）上颈段脊髓（$C_1 \sim C_4$）损伤：颈椎骨折占脊柱骨折的20%左右，但是占脊髓损伤死亡率的60%。上颈髓损伤，四肢呈痉挛性瘫痪，损伤平面以下节段感觉、运动、反射功能消失。因 $C_2 \sim C_4$ 段内有膈神经中枢，累及可引起膈肌麻痹，出现呼吸困难、咳嗽无力、发音低沉，甚至窒息死亡。

2）下颈段脊髓（$C_5 \sim C_8$）损伤：可出现四肢瘫。双上肢表现为下运动神经元受损，远端麻木无力，肌肉萎缩，腱反射减低或消失；双下肢则为上运动神经元性瘫痪，肌张力增高，膝、踝反射亢进，病理反射阳性。损伤节段平面以下感觉消失，并伴有括约肌功能障碍。

3）胸段脊髓（$T_1 \sim T_2$）损伤：由于胸椎管较窄，脊髓损伤多为完全性，损伤平面以下感觉消失，下肢痉挛性瘫痪，肌张力增高，同时部分肋间肌瘫痪出现呼吸困难。T_6 节段以上损伤可导致脊髓休克，伴有交感神经麻痹：血管张力丧失、血压下降、体温随环境温度变化、霍纳综合征等。脊髓休克期过后出现总体反射、反射性膀胱、射精反射和阴茎勃起等。

4）腰膨大（$L_1 \sim S_2$）损伤：胸腰段脊椎骨折较常见，损伤后膝反射、踝反射和提睾反射皆消失。腹壁反射则不受累；因脊髓中枢失去对膀胱及肛门括约肌的控制，排便、排尿障碍明显。

5）脊髓圆锥（$S_3 \sim S_5$）及马尾损伤：脊髓圆锥损伤一般不出现肢体瘫痪，可见臀肌萎缩，肛门反射消失，会阴部呈马鞍状感觉消失。脊髓圆锥内存排尿中枢，损伤后不能建立反射性膀胱，直肠括约肌松弛，出现大小便失禁和性功能障碍。L_2 以下损伤马尾神经，马尾神经在椎管内比较分散和活动度大，不易全部损伤，多为不完全性损伤，两侧症状多不对称，可出现剧烈的疼痛和不同程度的感觉障碍，括约肌和性功能障碍多不明显。

（5）脊髓损伤的诊断：脊柱损伤伴脊髓损伤的诊断包括明确的外伤病史（坠落、敲击、交通事故、枪弹伤、摔倒等），局部症状（剧痛，运动时加剧），神经功能障碍（感觉、运动、反射和自主神经功能障碍）和辅助检查结果。除脊柱损伤的诊断外，还需要明确脊髓损伤的平面、损伤性质和严重程度。

1）脊髓损伤平面：根据不同损伤节段，具有不同的临床征象，进行全面神经检查，按照深浅感觉、运动、深浅反射、病理反射仔细检查，确定受损节段。完全性与不完全性脊髓损伤、脊髓休克与脊髓震荡需要仔细鉴别。

2）脊髓损伤严重度分级：可作为脊髓损伤治疗和转归的观察指标。目前较常用的是国际 Frankel 分级和美国脊髓损伤学会（ASIA）分级。

3）脊髓损伤的影像学诊断：X 线、CT 和 MRI 检查，可发现脊髓损伤部位的脊柱骨折或脱位及脊髓信号改变。

4）脊髓损伤电生理检查：体感诱发电位检查（SEP）可测定脊髓感觉，运动诱发电位检查（MEP）可测定锥体束运动功能。

二、脊柱脊髓损伤的诊断

脊柱脊髓损伤的临床检查对于伤情的评估很重要，通过相关病史的询问（受伤时间，受伤地点，受伤时的体位及受伤后当时所行的处理措施等），感觉、运动、肌力反射等相关的体格检查以及相关影像学（X线、CT、MRI等）的检查，能详细了解脊柱和脊髓损伤的平面，对保守治疗和手术治疗均具有重要意义。但是必须指出的是，切忌对已损伤的脊柱进行反复的搬动和检查，这样可能会加重脊髓的损伤，使不完全瘫痪变为完全瘫痪，造成严重的后果。

（一）病史采集

病史采集在脊柱脊髓损伤中具有重要的作用。通过详细的病史询问，可以对患者伤情有初步的了解。

脊柱损伤时应时刻考虑到是否伴有脊髓损伤。但是脊柱脊髓的损伤是多因素引起的综合性损伤，椎体的骨折脱位程度与脊髓损伤程度也并非完全一致（临床上可见椎体骨折片压迫椎管超过50%的患者仍然无相关神经脊髓症状），而且严重的脊髓损伤也可以由于轻微的脊柱骨折或强烈的脊髓震荡引起。

外伤史的询问主要包括以下内容。

（1）受伤时间。

（2）受伤地点。

（3）损伤因素：枪弹伤、刀刺伤、火器伤、车祸、高处坠落等。

（4）受伤时的姿势及先受伤的部位。

（5）伤后治疗经过：脊柱脊髓损伤后是否经过及时的制动处理，并且了解这些临时措施的疗效，均有助于疾病的诊断和治疗。

（6）受伤后搬运过程中神经症状是否加重：如果伤后四肢能有微弱的活动，但通过搬运后肢体功能障碍由轻渐重，截瘫平面由低渐高，可伴有大小便失禁，说明在搬运过程中产生了继发性的脊髓损伤，这将预示损伤的预后不良。

（7）既往史：患者过去是否有脊柱外伤病史或慢性脊柱退变性疾病，以及神经系统症状，是否有明显的神经卡压症状及明显的病理征，这些对脊髓损伤的性质、诊断和预后具有重要意义。如原有颈椎病脊髓受压或明显的颈椎管狭窄，患者只需经受轻微外力作用即可发生脊髓损伤，甚至出现明显的四肢瘫痪。如果既往经历过脊柱损伤，包括明显或不明显的骨折或脱位，经过数年后逐渐出现脊髓受压的表现，则多为脊柱不稳导致的脊髓慢性压迫。

（二）主要临床症状

脊柱损伤与脊髓损伤表现出来的临床症状不一定有明显的正相关性。严重的脊柱损伤可不伴有任何脊髓症状，而有时患者出现四肢瘫痪也可由轻微的脊柱骨折脱位引起。如果仅是简单的脊柱损伤不合并有脊髓损伤的情况，临床症状主要以疼痛及活动受限为主。如果脊柱损伤伴有不同程度的脊髓损伤，不同节段的脊髓损伤具有不同的临床表现。

1. 高位颈脊髓损伤

脊髓损伤发生在颈 3 脊髓平面以上。由于此平面以上的损伤可损伤膈神经（由颈 3 至颈 5 脊髓节段发出的分支组成）而引起肋间肌和膈肌的瘫痪，此类患者可能出现呼吸困难，如果伤后不进行及时辅助呼吸，可立即死亡，如 Hangman 骨折颈 1 颈 2 骨折脱位等。症状轻者，可无明显的脊髓损伤症状，仅出现颈部疼痛不适，疼痛可放射至枕部。

2. 中段颈脊髓损伤

颈 4 至颈 6 脊髓节段损伤。患者可表现为完全的四肢瘫。由于颈 4 的脊髓损伤后，炎症反应往往波及颈 3 脊髓节段，因此患者也会出现自主呼吸消失。此外，累及交感神经，可引起患者体温调节系统的异常，出现散热障碍，因此伤后可出现高热。

3. 低位颈脊髓损伤

颈 7 至胸 1 脊髓节段损伤。损伤较小者，如单纯椎体压缩性骨折可仅以局部症状为主：疼痛活动受限，有时可合并神经症状和体征。损伤较重者，如颈椎过伸伤，可出现上肢症状较下肢症状严重的中央管综合征。

4. 胸段脊髓损伤、胸椎椎体损伤

可表现为损伤节段的疼痛，活动受限。而胸段脊髓损伤可表现为损伤平面以下的截瘫，包括感觉及运动障碍。

5. 脊柱脊髓损伤

脊柱脊髓损伤中以胸腰段脊柱脊髓损伤最为多见。腰段的脊髓损伤可无神经症状及体征，仅表现为腰背部的疼痛及活动受限。但是必须指出的是，较严重的腰段的脊柱脊髓损伤可累及脊髓圆锥及马尾神经，出现相关的脊髓圆锥综合征和马尾神经综合征。一旦出现，需立即急诊手术，解除压迫，防止大小便功能和性功能的丧失。

（三）体格检查

脊柱脊髓损伤后的体格检查尤为重要，包括感觉检查、运动检查、损伤平面的确定、有无马尾神经综合征等。通过详细的体格检查，能大致确定损伤平面及脊髓神经的损伤程度，结合病史、实验室及影像学检查，对脊柱脊髓损伤的诊断和治疗具有指导作用。

1. 脊柱损伤的体格检查

无论是单纯脊柱损伤、单纯脊髓损伤或脊柱损伤合并脊髓损伤，伤后对于生命体征的检查是首要的。明确患者的呼吸道是否通畅，心脏是否骤停，血压及脉搏情况等。只有在维持稳定的生命体征条件下，才有必要对患者的专科情况进行检查。单纯的脊柱损伤不合并脊髓损伤时，阳性体征主要涉及受伤部位的压痛、叩击痛、活动受限等。胸腰段的脊柱骨折可见后凸畸形，而无四肢感觉、肌力、运动及反射的减退，无锥体束征受损的阳性体征。在单纯腰椎骨折中，直腿抬高试验可能阳性，但加强试验阴性。在不合并脊髓损伤的脊柱骨折中，阳性体征相对较少，主要检查重点应放在是否合并有脊髓神经损伤的鉴别上。

2. 脊髓损伤的体格检查

脊髓损伤同时影响损伤区域的运动和感觉。急性脊柱脊髓损伤后的神经功能的评估常依据由 ASIS 发布的脊髓损伤神经功能分级国际标准（ISNCSCI）来判断损伤的严重程度。脊髓损伤后患者应立刻平躺、制动，搬运时应承轴线搬运，避免伤后活动引起脊髓的二次损伤。对多发创伤、中毒昏迷、镇静、气管插管及药物麻醉的患者而言，神经功能评估存在一定困难。但是通过神经系统的检查，能对伤情进行大致的判断。对于脊髓损伤后的体格检查，主要包括感觉检查、神经损伤平面的确定、运动检查、肌力及深浅反射病理征等方面。

（1）感觉检查及感觉平面的确定：感觉检查主要检查身体两侧的 28 个皮节的关键点。从缺失、障碍到正常分别为 0、1 分和 2 分，NT 表示无法检查。两侧感觉检查的 28 个关键点，每个关键点均应检查针刺觉和轻触觉。此外，感觉检查不能遗漏骶尾部肛门这个节段，可以通过直肠指检确定肛门感觉功能是否存在（分为存在和缺失）。可以在肛门部位黏膜和表皮交接处评估 $S_4 \sim S_5$ 节段的皮神经感觉功能。除了浅感觉的检查外，深感觉如位置觉、深压觉和深痛觉也应进行详细的检查。等级评分为缺失、障碍和正常。感觉平面是指具有正常感觉功能的最低脊髓节段。通过感觉平面的确定，可大致确定损伤的脊柱节段，为治疗提供重要线索。

（2）运动及肌力检查：运动检查包括四肢的活动程度、主动及被动运动功能。其中主要涉及肌力的检查，包括 5 对上肢肌节关键肌和 5 对下肢肌节关键肌。上肢肌节关键肌包括 C_5 屈肘肌（肱二头肌、肱肌）、C_6 伸腕肌（桡侧腕长伸肌、桡侧腕长短肌）、C_7 伸肘肌（肱三头肌）、C_8 中指屈肌（指深屈肌）和 T_1（小指外展肌）。下肢肌节关键肌包括 L_2 髋关节屈曲（屈髋肌髂腰肌）、L_3 膝关节伸展（伸膝肌股四头肌）、L_4 踝关节背伸（踝背屈肌胫前肌）、L_5 拇趾伸展（长伸趾肌趾长伸肌）和 S_1 踝关节跖屈（踝跖屈肌腓肠肌、比目鱼肌）。肌力的评估可分为 6 级：①0 级为完全瘫痪；②1 级可见或者可触及肌肉收缩；③2 级全关节可主动活动，但不能对抗重力，只能水平移动；④3 级全关节可主动活动，能对抗重力，但不能对抗外力；⑤4 级全关节可主动活动，能对抗部分外力；⑥5 级全关节可主动活动可对抗外力。此外，还需要检查肛门括约肌的收缩功能，这在评定马尾综合征时具有重要的作用。

（3）深浅反射及病理征：轻微的脊髓损伤，如脊髓震荡，可没有明显的反射改变及病理征。但是严重的脊髓损伤，如脊髓休克急性期，所有反射都不能引出，肢体表现为弛缓性瘫痪。随着时间的推移，脊髓休克进入恢复期，深部腱反射呈亢进状态，病理征如巴宾斯基（Babinski）征等通常可以引出；可以通过刺激龟头、阴茎或者是牵拉导尿管引出球海绵体反射。不同的脊髓损伤平面可表现出不同的反射改变。上脊髓损伤可能出现四肢痉挛性瘫痪，病理征阳性。而胸腰椎平面的损伤上肢深浅反射可能正常，双下肢出现痉挛性瘫痪，深反射亢进，病理征阳性。故不同的深浅反射及是否有病理征的出现对确定脊髓损伤平面具有重大意义。

（四）实验室检查

实验室检查对脊柱脊髓外伤的患者同样具有重要意义。如多发伤的患者，由于失血过多，可能出现血红蛋白、血细胞比容的降低，白细胞的增多。由于血液的浓缩，尿量减少，尿比重增加。同时体内可能出现一系列的酸碱平衡紊乱，影响整个治疗的效果。如低钠血症可见于脊柱脊髓损伤的患者，尤其是颈脊髓损伤的患者。重度的低钠血症可导致患者出现意识模糊等神经精神方面的症状，甚至死亡。此外，由于机体的保护因素，交感神经系统处于兴奋状态，使胰岛素的分泌受到抑制，血糖升高。对于严重的脊柱脊髓损伤患者，还可能存在胰岛素抵抗。

动脉血气分析在脊柱脊髓损伤中也具有重要的作用。上位颈脊髓的损伤，累及膈神经，引起膈肌麻痹，呼吸困难，严重时甚至威胁生命。急性上脊髓损伤患者出现呼吸性酸中毒，动脉血气分析可出现 PO_2 降低，PCO_2 升高，HCO_3^- 可正常。因此，进行相关的实验室检查，监测电解质、酸碱平衡对于脊柱脊髓损伤患者尤为重要。

（五）影像学检查

外伤患者若无相关脊柱脊髓损伤的症状，则无须进行影像学检查，这使病史询问及体格检查在脊柱脊髓损伤治疗中具有重要作用。如果患者自述有疼痛、神经功能损伤或者反应迟钝等均需要接受影像学评估。

1. X 线检查

X 线检查为脊柱脊髓损伤影像学检查中最基本的检查。常规拍摄正、侧位片，必要时可拍摄斜位片以确定有无椎弓根峡部裂。通过 X 线片，不仅可测量椎体前缘和椎体后缘的比值，测量椎弓根间距和椎体宽度，测量棘突间距及椎间盘间隙宽度并与上下邻近椎间隙相比较，还能观察椎体是否有形变等。对于上脊椎损伤的患者，张口位 X 线也具有重要的诊断意义。此外，根据 X 线检查的损伤程度可以预估脊髓损伤的程度。如胸椎的椎体滑脱 I 度以上，可能导致完全性的脊髓损伤；而腰椎的滑脱程度可能与脊髓的损伤程度不一致。

2. CT 检查

与 X 线检查相比，CT 检查更能精确地显示微小的骨折块，并间接反映椎间盘、韧带及关节突的损伤（与 X 线检查相比，CT 检查更能清楚显示枕颈关节和颈胸关节）。通过 CT 平扫，能观察到骨折块进入椎管的程度，并根据该程度进行脊髓损伤的预测。骨折块占据椎管前后径 <1/3 者为 I 度狭窄，$1/3 \sim 1/2$ 者为 II 度狭窄，>1/2 者为 III 度狭窄。中、重度狭窄者多有脊髓的损伤。此外，三维 CT 重建能更直观地显示病变部位，对手术具有重要的指导意义。值得注意的是，在搬动患者进行 CT 检查的过程中，应遵循轴线滚动原则进行搬动，防止脊髓的二次损伤。但是 CT 对软组织不敏感。

3. MRI 检查

相比较 CT 而言，MRI 能更好地反映脊髓、神经根、韧带等软组织的结构与功能。特别是对判断脊髓的损伤具有重要的价值，因为临床工作中也会碰到 CT 和 X 线检查正常，但 MRI 提示严重脊髓损伤的患者。轻微的脊髓损伤，其在 MRI 上可无明显的改变。但是在较为严重的病例中，MRI 能显示出脊髓的水肿、出血、椎间盘的突出、压迫脊髓的严重程度，甚至脊髓横断、不完全损伤或者完全损伤均能在 MRI 中得到体现。对于脊柱脊髓损伤后出现神经脊髓症状的患者，建议行 MRI 检查，判断脊髓的受压迫程度及其相关病理改变。此外，MRI 也可显示软组织的损伤。如韧带断裂，在 T_1WI 可观察到断裂处的黑色条纹影，在 T_2WI 可观察到高信号。但是 MRI 对于骨的敏感性不如 CT，骨折线在 MRI 上呈长 T_1、短 T_2 信号改变。

4. 其他

有一些影像学检查，虽然不常用，但是对于在 CT、MRI 无法清楚显示的情况下，仍有一些参考价值。如脊髓造影对陈旧性脊柱脊髓损伤及陈旧性椎管狭窄具有一定的诊断价值。椎间盘造影可显示受损的椎间盘；神经根管造影术能显示神经的形态及其周围的结构变化；脊髓动脉造影术则能显示脊髓和周围组织缺血性、血管性和肿瘤性病变。

（六）神经电生理检查

神经电生理检查主要评估脊髓及神经的功能，对于脊柱脊髓损伤后脊髓损伤程度的判断具有一定的指导作用。主要包括：①运动诱发电位（MEP），指刺激大脑皮质、脊髓或者周围运动神经，在外周肌肉上测得的电位；②体感诱发电位（SEP），刺激肢体末端的感觉纤维，在上行感觉通路中记录的电位，主要反映周围神经、上行传导通路及皮层感觉区等；③皮质体感诱发电位（CSEP），通过感觉冲动经脊髓后索即薄束与楔束传导，因脊髓感觉区与脊髓前角很近，又为一个整体被蛛网膜所包绕，故通过 CSEP 检查可及时发现脊髓损伤与否及其程度；④脊髓诱发电位（SCEP），直接将电极放在硬膜外腔或蛛网膜腔，对脊髓进行阶段性检测，如肌电图等。但是神经电生理检查必须结合病史、体格检查及相关影像学检查，才能较全面地评估脊柱脊髓损伤程度。

（刘合庆）

第二节　脊柱损伤的处理

对于不伴有神经功能损伤的脊柱损伤，外科治疗的根本原则是恢复脊柱的机械稳定，以利于患者的护理、搬动以及脊柱的解剖复位。在多数脊柱损伤的患者常合并有神经功能受损，但神经功能受损并非手术的绝对适应证，除非损伤呈进行性加重。单纯的脊柱骨折脱位，应按照骨折的一般原则进行复位、固定及功能锻炼，并注意避免加重或诱发脊髓损伤。伴有脊髓损伤的脊柱骨折脱位，则更应重视神经功能的挽救和恢复。通常，对于脊柱损伤及其引起的不稳，治疗原则和目标包括：恢复脊柱序列，稳妥固定，必要时进行融合，防止再次发生移位；恢复椎管形态，彻底减压，以有利于神经功能恢复；预防并发症（积极治疗，早日开始恢复，避免长期卧床引起的并发症）；合并神经损伤者应密切护理。

一、院前治疗

脊柱损伤的院前急救必须及时，措施得当，这对于治疗预后有着至关重要的影响。脊柱损伤的治疗应在伤后即刻开始，正确的搬运和固定可以有效地保护脊柱损伤患者的神经功能，避免神经损伤的进一步恶化；如若得不到正确的救助，后期将可能出现不可恢复的神经功能损伤。有合并严重的颅脑、胸部或腹部损伤及四肢血管伤者，首先处理窒息、大出血等危急情况，稳定气道、呼吸及循环。若患者意识清楚，可根据主诉了解受伤经过及部位。搬运时应保持脊柱轴线稳定及正常的生理曲线，切忌使脊柱做过伸、过屈的搬运动作，以避免进一步的损伤。搬运方法：使脊柱在无旋转外力的情况下，3 人用手同时平抬患者放至于木板上，人少时可用滚动法。对颈椎损伤的患者，要有专人扶托下颌和枕骨，沿纵轴略加牵引力，使颈部保持中立位，患者置木板上后用沙袋或折好的衣物放在头颈的两侧，防止头部转动，并保持呼吸道通畅。最好使用充气式颈围、制式固定担架等急救器材，避免引起或加重脊髓损伤。随后，根据伤情及附近医疗资源配置情况，将患者送至有治疗能力的医院，途中应密切观察病情，出现生命体征危象者应及时抢救，注意保持气道通畅，避免由于缺氧或低血压加重脊髓损伤。

二、非手术治疗

（一）支具治疗

非手术治疗可用于稳定性损伤、神经功能受损较轻的不稳定性骨折或脱位、不便行内固定治疗的脊柱损伤。非手术治疗通常需进行牵引或佩戴各类矫形器及支具，如 Halo 牵引环、颅骨牵引、石膏背心等。非手术治疗的具体措施取决于损伤的性质和可用的设备。矫形器及支具的选择应在保证固定效果的前提下，兼顾护理的便利以及患者的舒适程度。如医疗条件不允许，可用枕头或沙袋垫于损伤平面处，慢慢伸直脊柱进行复位。但无论采取何种方式，需要注意避免在牵引复位的过程中造成二次损伤。

对于大部分力学稳定的脊柱损伤，单纯保守治疗就可获得较好的临床疗效。塑形良好的脊柱支具或过伸位石膏等均可以获得良好的效果。但需要注意的是，非手术治疗可能需要长时间的制动或卧床，这对于老年患者或全身情况较差患者而言，可能导致新的并发症出现。并且，非手术治疗因为制动周期较长，也存在发生并发症的可能，如血栓、肺部感染、肌肉萎缩等，非手术治疗通常并不能恢复患者的脊柱高度，后期容易出现脊柱畸形。

单纯压缩性骨折或稳定性的爆裂性骨折（无后方骨或韧带结构破裂）不合并神经功能损伤的患者，可以通过支具或卧床休息进行治疗。支具制动可以通过对损伤节段上、下方椎体的相对制动而对脊柱进行稳定作用。对于腰椎上段和胸椎中下段的损伤，可佩戴常规胸腰段支具；而对于腰椎下段（L_3 以下）损伤而言，腰骶关节活动度较大，支具制动的范围也应相对延伸。同样，T_6 以上的骨折通常应佩戴颈胸支具。无论损伤的节段或类型如何，安装支具之后应及时复查站立位平片，以确保支具固定时脊柱已处于稳定。当患者离床活动时均应佩戴支具，并避免弯腰、扭转、持举重物等活动。支具通常应佩戴 3 个月，轻度的压缩性骨折患者可适当缩短，而三柱骨折的患者可延长至 4~6 个月。患者通常于伤后 2 周和 6 周复查平片，以确保脊柱处于稳定状态，随后每隔 6~8 周门诊复查，观察有无关节强直或自发性融合导致的畸形，直至影像学结果及临床查体证明骨折已愈合，可考虑卸除支具。此后应复查动力位平片，确认无脊柱不稳后，患者方可逐渐恢复日常工作及活动。

（二）药物等其他治疗

全身支持疗法对高位脊柱伴脊髓损伤者尤为重要，包括气道管理。其他治疗还包括低温休眠疗法、高压氧及促神经生长药物等，但不能代替手术治疗。

1. 脱水疗法

应用 20% 甘露醇 250 mL 静脉滴注，目的是减轻脊髓水肿。要注意水、电解质平衡。

2. 激素治疗

应用地塞米松或甲强龙静脉滴注，对缓解脊髓的创伤性反应有一定意义。要注意相关并发症，如败血症、肺炎等。

3. 氧自由基清除剂

如维生素 E、维生素 A、维生素 C 及辅酶 Q 等。

4. 促进神经功能恢复的药物

如三磷酸胞苷二钠、维生素 B_1、维生素 B_6、维生素 B_{12} 等。

5. 支持疗法

注意维持伤员的水和电解质平衡，补充热量、营养和维生素。

三、手术治疗

手术治疗的目标是去除压迫神经的组织，恢复并维持脊柱序列，稳定脊柱直至骨性愈合形成。手术的远期目标是尽可能为神经功能和脊柱运动功能的恢复提供稳定的环境。在进行手术决策时需要考虑患者的骨折部位、椎体破坏程度、是否累及神经功能、脊柱后凸畸形的角度、后柱结构的稳定性等因素，综合致伤史、既往病史、神经系统查体结果、各项辅助检查结果等信息制订手术方案。

针对脊柱损伤的外科手术治疗，其适应证和禁忌证在很大程度上取决于损伤的类型和患者的全身情况。绝大多数伴有神经损伤的患者和部分合并有不稳定性骨折的患者，均为手术治疗的适应人群。若不稳定性脊柱损伤合并有完全、不可恢复的脊髓损伤，仍应进行融合手术，以方便护理，减少由于脊柱畸形造成的呼吸功能受累或局部神经根受累引起的慢性背痛。不能通过佩戴支具、牵引等保守方法进行复位的脊柱损伤，应进行手术。有 5% ~ 10%的颈椎损伤患者在佩戴颈围进行保守治疗后效果不佳，出现后凸进行性加重、疼痛加剧或移位进展，此类保守治疗失败的患者具备手术适应证。

此外，当患者合并有多发伤（如颌面部损伤、胸壁损伤等）和其他基础情况（过度肥胖难以适应支具）、不宜进行支具固定等非手术治疗时，也应考虑手术干预。早期复位有利于神经功能的恢复，并且早期复位的成功率也较延迟复位的成功率高。

总体而言，所有的不稳定性脊柱损伤都应进行内固定手术，特别是伴有神经损伤的骨折或脱位、明显的脊柱畸形，应进行手术治疗，便于术后的护理及早期活动、保护神经功能。

（一）获得并维持解剖复位及稳定

为了获得并维持解剖复位，造成损伤的外力作用需要通过内固定的矫形力进行对抗，且这一过程需要持续到脊柱损伤完全愈合。后路椎弓根钉棒系统较前路内固定系统刚性强，已成为胸腰段损伤的首选术式。然而，由于脊柱前柱对于承担轴向载荷的作用更大，前方入路也常用于前柱的减压及结构重建，提供稳定性或为随后的后路固定创造条件。

（二）减压

无论椎管内占位情况如何，只要出现神经功能受累，就应进行神经减压。椎管占位50%以上但神经功能完好的患者可以不用直接减压，向后方椎管内突入的骨片可被缓慢吸收；当脊柱序列良好时，并不一定导致椎管狭窄。前路和后路手术均可用于脊柱损伤的治疗；除了直接减压外，后方张力带的修整复位可对神经组织进行间接减压。

通常导致脊柱损伤神经症状的骨组织来自前柱的椎体，位于硬膜囊前方，需要直接减压，而通过椎体切除和椎间盘切除，前路减压可直接去除来自脊柱前柱的致压物；后路手术可进行椎板切除，以去除突入椎管的骨块或椎间盘碎片，必要时也可修补撕裂的硬膜。对于某些腰椎损伤而言，也可通过后路进行经椎弓根截骨而对前柱进行减压，因此，手术入路的选择主要取决于是否存在神经压迫，以及致压因素的来源。另外，应考虑选择的手术入路是否能有效进行螺钉、线缆等内固定的置入，是否会出现内固定失败等风险。例如，小关节脱位合并椎体终板骨折时最好采用后方入路，而关节突连续性良好的骨折则最好通过前路椎间盘切除融合。但对严重不稳的脊柱损伤，应采用前后路联合固定及融合，以重建稳定，使患者得到更快的恢复。

（三）减少固定节段长度

"减少固定节段长度，保留脊柱运动功能"。这一原则对于活动度更大的腰段脊柱而言更为重要。配合椎弓根钉棒系统使用的椎板钩可在保留生物力学作用的前提下进一步减少固定长度。随着内固定器材、技术的不断发展和适应证的深化认识，对特定损伤的短节段固定也可取得和长节段固定相仿的疗效,特别是"伤椎置钉"概念的提出和实践,为医生在治疗脊柱损伤时提供了更多选择。

此外,固定节段长度也对手术入路的决策产生影响。例如,颈椎短节段的手术可考虑从前方入路,而颈胸交界段的长节段手术则应考虑后方入路,否则前方入路造成开胸等手术创伤过大,等等。

(四)手术时机的选择

目前,学者对减压和固定的最佳手术时机尚未达成共识,但有研究证明,脊柱损伤的延迟手术(72 h 以后)治疗效果与早期手术(24 h 以内)有明显差异。因此,建议伤后特别是伴有神经功能持续恶化者,尽早进行手术干预,以期尽早恢复神经功能。存在脊髓或神经根持续受压,并有神经功能受累等临床表现时,晚期减压甚至可在伤后 12 ~ 18 个月内进行。

(五)避免并发症

手术相关并发症包括硬膜撕裂、医源性神经损伤、假关节形成、内固定失败、医源性平背、感染等。合并椎板骨折的爆裂性骨折发生硬膜破裂的概率更高,医生在手术时应充分估计到神经根嵌顿于结构破坏的椎板内的可能,并做好修补硬膜以及留置脑脊液引流的准备。对患者翻身进行俯卧位手术的过程可能导致医源性神经损伤,因此不稳定性脊柱损伤的患者,应注意围手术期体位摆放、人工气道建立等问题;特别是对于高位脊柱损伤及合并脊髓损伤的患者,谨慎进行气管插管/拔管操作、维持生命体征平稳、保证脊髓灌注等方面均应予以重视。感染、假关节形成、内固定失败、医源性平背等并发症与患者自身基础条件及手术技巧有关,应及时识别、发现,并予以对应处理。此外,根据损伤的节段不同,应考虑到特殊的风险,如骶椎骨折应考虑损伤本身或手术复位导致骶前静脉出血、神经丛损伤,颈椎骨折应考虑到有无椎动脉损伤及继发的脑血管事件等。

四、合并脊髓损伤的脊柱损伤治疗

合并脊髓损伤的脊柱损伤可能引起长远而严重的神经系统并发症,而及时、积极的救治措施能有效减少损伤节段的神经细胞损害,改善神经功能的长期预后。治疗措施主要包括药物治疗和手术干预,但可选择的治疗手段并不多。需要指出的是,目前尚无关于脊髓损伤统一而绝对的治疗标准,医生应结合患者的受伤节段、损伤程度和综合情况进行治疗措施和治疗时机的选择。

脊髓损伤通常较为严重,C_4 以上的高位损伤大部分当场死亡。C_4 以下的脊髓损伤虽然不致命,但通常合并有颅脑、胸部、腹部或四肢的严重创伤。由于完全性脊髓损伤目前尚无有效的治疗方法,因此需重视预防和减少脊髓功能的丧失。治疗后可残留功能障碍,因此需要加强康复治疗,促进其融入社会。

(一)非手术治疗

伤后 6 h 内是抢救关键时期,24 h 内为创伤炎症反应急性期,应积极救治。

1. 药物治疗

控制脊髓炎症反应和局部充血水肿,稳定神经细胞膜,促进神经功能恢复。尽早应用甲强龙、神经节苷脂、神经营养因子等。

2. 高压氧治疗

可改善脊髓缺氧，于伤后数小时进行。一般为 0.2 MPa 氧压，每次 1.5 h，10 次为 1 个疗程。

（二）手术治疗原则

脊柱骨折复位，重建脊柱稳定性，解除脊髓压迫。

（三）脊髓损伤并发症防治

瘫痪一般不直接危及患者生命，但其并发症则是导致截瘫患者死亡的主要原因。

1. 肺部感染

肺部感染为颈髓损伤的严重并发症，是导致患者早期死亡的主要原因。要坚持每 2～3 h 翻身 1 次，给予化痰药物，选用有效抗生素，鼓励患者咳痰，必要时行气管切开。

2. 泌尿系感染和结石

圆锥以上脊髓损伤由于尿道外括约肌失去高级神经支配，出现尿潴留。阴部神经中枢受损，出现尿失禁。患者长期留置导尿，容易发生泌尿道感染。抬高床头，多饮水，定期冲洗膀胱、清洁尿道口及更换导尿管。

3. 神经源性膀胱

神经源性膀胱是指中枢神经和周围神经疾患引起的排尿功能障碍。要进行持续导尿及膀胱功能锻炼，必要时可行药物治疗及手术治疗。

4. 大便功能障碍

主要表现为顽固性便秘、大便失禁及腹胀。可采取饮食和药物治疗，必要时灌肠、针灸甚至人工取便。

5. 压疮

压疮是截瘫患者最常见的并发症，最常发生的部位为骶部、坐骨结节、背部等。防治方法为解除压迫、局部皮肤按摩，使用气垫床、红外线灯烘烤等，同时改善全身状况，增加蛋白质及维生素的摄入，必要时输血。

6. 深静脉血栓及肺栓塞

截瘫患者长期卧床可导致下肢深静脉血栓，血栓脱落可导致肺栓塞。预防方法是每日加强肢体被动活动，促进血液流动。

（四）康复治疗

因损伤的水平、程度和患者基础情况不同，需要区别对待。重获独立是康复的首要目标。要通过训练提高患者生活自理能力，从而尽可能地达到身心的独立。方法有思想教育，让患者接受现实，消除患者忧虑和悲观心态，使其乐观、积极地面对生活；同时给予按摩、电疗、水疗等物理治疗；加强主动及被动功能锻炼。

（五）脊髓损伤的三级预防

1. Ⅰ级预防即预防伤残

主要是采取必要的措施，防止脊髓损伤的发生。注意生产生活安全，避免创伤是防治本病的关键。一旦创伤发生，在院前、院后急救及检查治疗过程中，应防止搬运过程中发生脊髓损伤。在脊髓损伤发生后，抢救患者生命的同时早期采取急救措施、制动固定、药物治疗和正确地选择外科手术适应证，以防止脊髓二次损伤和继发性损害，防止脊髓功能障碍加重和为促进脊髓功能恢复创造条件。必须牢记预防脊髓损伤比治疗脊髓损伤更重要，必须避免在急救治疗过程中发生或加重脊髓损伤。必须指出正确的外科治疗只是脊髓损伤治疗的一部分，而不适当的手术可能加重脊髓损伤。

2. Ⅱ级预防即预防残疾

脊髓损伤发生后，预防各种并发症和开展早期康复治疗，最大限度地利用所有的残存功能（如利用膀胱训练建立排尿反射），达到最大限度地生活自理，防止或减轻残疾的发生。

3. Ⅲ级预防即预防残障

脊髓损伤造成脊髓功能障碍后，应采取全面（医学的、工程的、教育的）康复措施，最大限度地利用所有的残存功能并适当改造外部条件（如房屋无障碍改造），以使患者尽可能地在较短时间内重返社会，即全面康复。

五、微创手术在脊柱创伤手术治疗中的应用

近年来，随着显微外科、导航技术、手术器械的不断发展以及医生对疾病理解的逐渐深入，微创脊柱手术在脊柱损伤的手术治疗中的地位得到了明显的重视，并已取得了一定的进步，例如微创入路（通道拉钩系统、内镜技术）、微创器械（经皮内固定系统）以及影像和导航系统等。微创手术不仅为脊柱各节段损伤的手术处理提供了更多的选择，还为一些难以耐受开放手术的患者提供了安全有效的手术方法。

微创手术的适应证包括：不稳定骨折（伴或不伴骨折移位），开放性损伤，伴有原发性全瘫或不全瘫，在椎管狭窄的基础上并发继发性或进行性神经功能障碍，创伤后出现继发性骨折移位，骨不连，无法进行佩戴支具等保守治疗。禁忌证包括：不能进行全身麻醉或传统开放手术者，有其他严重并发症者。条件允许时，可以考虑微创手术，因其具有手术创伤小、出血量少、可以实现术后早期活动、加速进入康复训练等优点。此外，椎体成形术与经皮骨水泥强化术，也可用于骨质疏松性骨折的前柱支撑以及内固定的强化。

目前已有研究证实了微创脊柱手术在治疗脊柱创伤中的作用，例如经皮或微创化椎弓根螺钉固定可以在减少创伤的同时获得脊柱的稳定性。但需要注意的是，微创脊柱手术的最终目标仍然是顺利达成手术目的，故其开展应遵循"先简单后复杂"的原则，使医师熟练掌握手术技巧和经验，并不断发展微创手术的技术。

六、术后康复训练

术后应尽快进行康复训练，通过综合的物理治疗、活动技巧锻炼，强化肌肉力量，防止挛缩，并使用辅助装置（如校正器、助步器或轮椅）以改善活动能力和神经性疼痛。康复训练还包括动作能力和认知能力的评估，以便更好地帮助患者返回工作岗位。

（杨传东）

第十一章

骨与关节化脓性感染的诊断及处理

骨与关节感染是指病原菌侵入骨组织或关节造成的感染，可分为非特异性感染和特异性感染。非特异性感染主要有急、慢性化脓性骨髓炎，化脓性关节炎，以及与植入物相关的感染，即人工关节感染和内固定植入物的感染。

第一节 化脓性骨髓炎

骨髓炎是指细菌感染骨髓、骨皮质和骨膜而引起的炎症，临床多见的是化脓性细菌感染，即化脓性骨髓炎。骨髓炎按病情的发展可分为急性骨髓炎和慢性骨髓炎。

急性化脓性骨髓炎常发生于儿童长管状骨干骺端，常见的致病菌是金黄色葡萄球菌。其次为乙型链球菌和白色葡萄球菌，偶有大肠埃希菌、铜绿假单胞菌、肺炎双球菌感染。儿童长管状骨生长活跃，干骺端毛细血管丰富，血流缓慢，血中细菌容易沉积于此。有时因外伤使干骺端血管网破裂出血，局部抵抗力低下，易致感染，因身体其他部位活动性感染病灶的细菌进入血液循环，引起菌血症并传播到骨内，在干骺端生长繁殖，形成感染灶。骨内的感染灶形成后，其发展后果取决于患者的抗病能力、细菌的毒力和治疗的措施。身体抵抗力强，细菌毒力低，治疗及时，病变可能痊愈或形成局限性脓肿；身体抵抗力弱，细菌毒力强，治疗不及时，则病灶迅速扩大而形成弥漫性骨髓炎。此时病灶的脓液首先在骨髓腔内蔓延，再到骨膜下形成骨膜下脓肿，脓肿穿破骨膜进入软组织，形成软组织脓肿，然后可穿透皮肤流出体外，形成窦道。此后急性症状逐渐消退，临床上转入慢性骨髓炎阶段。

一、急性化脓性骨髓炎

（一）概述

急性化脓性骨髓炎最常见于 3～15 岁的儿童，即骨生长最活跃的时期，男性多于女性。胫骨和股骨发病率最高（约占 60%），其次为肱骨、桡骨及髂骨。近年来，其发病率明显下降，从发病就呈现亚急性症状的患者有增加的趋势。本病发病形式：血源性感染；邻近化脓病灶波及；开放性骨折细菌侵入骨引起直接感染。本病好发于幼儿、小儿，我国的病例有1/3 发生于成年。小儿发病男女接近，但总的来说，男性较高。从解剖学上看，小儿长骨干、短管状骨几乎均发生在干骺部，成人则发生在骨干部的较多。从上、下肢看，下肢占大多数，下肢发病是上肢的 2～6 倍。尤其好发在膝关节上下。

（二）病因

本病的致病菌绝大多数为金黄色葡萄球菌，其次为乙型链球菌和白色葡萄球菌，偶有大肠埃希菌、铜绿假单胞菌和肺炎双球菌。急性血源性骨髓炎是化脓菌由某一部位的病灶进入血流而引起，常见的病灶多位于体表，如疖、痈、毛囊炎、扁桃体炎、中耳炎、上呼吸道感染等。但也有查不出原发病灶的。无论有无原发病灶，血流中有细菌，是造成骨髓炎的先决条件，但还必须具备有诱发的条件，才能造成骨感染。

1. 机体抵抗力

骨髓炎的发病与否决定于人体抵抗力的强弱，所以在临床上常看到有些患者很严重，有些患者就很轻。影响抵抗力的因素很多，如久病初愈、体弱、营养不良、过度疲劳、着凉等因素。

2. 局部抵抗力

创伤不是引起骨髓炎的直接原因，但与发病可能有间接关系，在临床上患者常主诉有创伤史，可能由于损伤使局部抵抗力降低，有利于细菌繁殖。

3. 细菌的毒力

细菌数多，毒力大者发病重；细菌数少，毒力小者则发病轻。

（三）病理

基本病理变化是骨组织急性化脓性炎症，引起骨质破坏、吸收、死骨形成；同时出现的修复反应是骨膜新生骨的形成。在早期以骨质破坏为主，晚期以修复性新生骨增生为主。急性血源性骨髓炎大多发生在长管状骨的干骺端，因是终末动脉，血流较慢，细菌栓子容易停留。细菌的繁殖和局部骨组织的变态反应引起一系列炎性病变，结果使骨组织坏死，形成一个小的骨脓肿。如细菌的毒力小或者是机体的抵抗力强，则骨脓肿可局限化，形成局限性骨脓肿。但一般病灶继续扩大，侵及更多的骨组织，甚至波及整个骨干。

1. 基本病理变化

（1）脓肿形成：感染开始后48 h细菌毒素即可损害干骺端的毛细血管循环，在干骺端形成脓液，经过哈弗斯系统和福尔克曼管进入骨膜下形成骨膜下脓肿，骨膜下脓肿逐渐增大而压力增高时，感染即经由骨小管系统侵入髓腔，也可穿破骨膜向软组织扩散。骨感染向髓腔的方向蔓延，脓肿直接进入髓腔，髓腔内脓液压力增高时又经骨小管系统向外蔓延到骨膜下，形成骨膜下脓肿。

（2）骨壳形成：感染蔓延到骨膜下，形成脓肿，同时被剥离的骨膜由于反应形成新生骨，并逐渐增厚，即形成骨壳。由于感染继续存在，骨壳本身也遭破坏，故骨壳是不规则的，常有许多穿孔，称为骨瘘孔。

（3）骨坏死、死骨形成：当骨膜被脓肿剥离骨面时，该部骨皮质即失去来自骨膜的血液供应而发生骨坏死，当骨的营养血管同时因感染而栓塞时，坏死更为广泛。凡与周围组织未脱离者为骨坏死，如炎症被控制，侧支循环建立后有可能再生，如与周围组织脱离者为死骨，大小不等，大的甚至包括整个骨干。

（4）修复：修复和炎症的控制，是由于肉芽组织的作用，将坏死骨包围，死骨游离，小的可吸收或被排出；大的多需手术摘除。形成的骨壳是维持骨干连续的唯一保证，因此取出大块死骨时，应该在骨壳形成后。婴儿修复快，死骨少，骨壳多，塑形好；成人修复慢，易形成窦道，且可引起混合感染，持续多年不愈，有时因长期溃破甚至发生癌变。临床上一般在发病后4周内，死骨未形成前为急性期，以后为慢性期。

2. 转归和并发症

（1）急性血源性骨髓炎若能早期诊断，及时进行有效的抗生素治疗，可获得痊愈。Cunha指出，及时有效的治疗可使急性血源性骨髓炎的治愈率达到92%。

（2）若在急性期未能进行及时有效的治疗或细菌毒力强，可并发脓毒血症或败血症，严重者可危及生命。

（3）骨髓炎复发的危险性与感染的部位及发病后是否得到及时有效的治疗等因素有关：位于跗骨的骨髓炎复发率高达50%，涉及股骨近端、胫骨近端及远端的干骺端的骨髓炎复发率为20%～30%，而腓骨远端、上肢骨与脊柱的炎症感染预后较好，易于痊愈。儿童急性骨髓炎经治疗1年后的复发率为4%。

（4）儿童长骨骨髓炎可损害长骨体的生长，导致患儿生长滞后，若前臂骨和下肢骨受累常可形成弓状畸形。

（5）在骨髓炎急性期由于骨质吸收，以及手术钻孔开窗引流，若未行2～3个月的支架外固定，易发生病理性骨折。

（四）临床表现

1. 全身症状

发病突然，开始即有明显的全身中毒症状如发冷、寒战、体温急剧上升，多有弛张热，高达39～40 ℃，脉搏加快，口干，食欲缺乏。可有头痛、呕吐等脑膜刺激症状，患者烦躁不安，严重者可有谵妄、昏迷等表现或发生中毒性休克，甚至死亡。外伤引起的急性骨髓炎，应警惕并发厌氧菌感染的危险。

2. 局部症状

早期有局部剧烈疼痛和搏动性疼痛，肌肉的保护性痉挛，局部皮温增高，深压痛，可无明显肿胀。骨膜下脓肿形成后，可有局部皮肤水肿、发红等表现。脓肿穿破骨膜进入软组织后，局部压力减轻，疼痛缓解，但红、肿、热、痛症状明显，并可出现波动感。脓液进入骨干骨髓腔后，整个肢体剧痛肿胀，骨质疏松，常可发生病理性骨折。

3. 病理分期

根据病理变化的不同时间，临床表现有所不同，可分为以下3期。

（1）骨膜下脓肿前期：发病后2～3 d，骨髓腔内只有炎性充血、肿胀或有极少量的脓血，未形成骨膜下脓肿，除全身感染症状外，患肢局部肿胀和压痛局限于病灶区，如在此期间确诊和及时治疗，预后较好。

（2）骨膜下脓肿期：发病3～4 d，骨髓腔脓液增多，压力较大，可将骨膜掀起，形成骨膜下脓肿。临床上表现肢体节段性肿胀，并有明显压痛，如在此期能得到及时而有效的处理，其预后仍较佳。

（3）骨膜破裂期：发病后7～12 d，骨膜下脓肿由于积脓更多，张力更大而破裂。脓液流到周围软组织内，由于骨膜下减压疼痛反而减轻。局部压痛加剧，整个肢体肿胀，皮肤红、热，可有波动。在这期间虽经切开引流，仍有形成慢性骨髓炎的可能。

临床表现因年龄而不同。成人症状不典型，较轻，病程缓慢，容易误诊。儿童症状则较重。与之相反，婴幼儿全身症状大多较轻，易被忽视。

（五）辅助检查

1. 实验室检查

急性化脓性骨髓炎患者早期血液中白细胞及中性粒细胞计数均明显增高，白细胞计数可高达 $30 \times 10^9/L$ 以上，红细胞沉降率增快。早期急性化脓性骨髓炎患者的病程中常伴有菌血症和败血症，抗生素使用前常规进行血培养阳性率为 50%～75%，通常在感染后 24 h 即可获得血液阳性培养结果。局部骨穿刺抽出脓液，涂片找到细菌即可以确诊。在血液及脓液细菌培养的同时进行细菌药物敏感试验，以便选用有效的抗生素治疗。

2. X 线检查

X 线检查在早期常无骨质改变，一般在发病 2 周后才开始显示病变。但早期摄片可作为对照；早期是无骨质改变的 X 线征，并不能排除骨髓炎。应该以临床表现为根据，否则，会延误诊断和治疗。2 周以后，X 线表现为骨质疏松，骨松质内可见微小的斑片状破坏区。一般在干骺端有一模糊区和因骨膜被掀起，可有明显的骨膜反应及层状新骨形成，并可见肿胀的软组织阴影。数周以后出现骨皮质内、外侧虫蚀样破坏现象，骨质脱钙及周围软组织肿胀阴影，有时出现病理性骨折。

3. CT 检查

（1）软组织肿胀：CT 图像上软组织因充血水肿，密度较正常略低，肌束间隙消失较平片观察更细致。

（2）软组织脓肿：在 CT 上表现典型，中心为低密度的脓腔，周围环状软组织影为脓肿壁，增强扫描脓肿壁因充血而呈环状强化。软组织内含气影是脓肿的重要表现，表现为多个散在的小气泡或融合成大的气泡，位于低密度网状组织和脓肿之间。

（3）骨质破坏：CT 表现为干骺端局限的骨密度减低区，边缘不规则，病灶内可见脓液低密度区。骨皮质破坏表现为骨皮质中断，轴位薄层易于确定。

（4）骨髓腔破坏：骨干髓腔密度增高，轴位扫描骨密度从正常骨髓腔的负值，到接近骨髓炎病灶变为正值。CT 上死骨为孤立的浓密骨块，被低密度的脓腔包绕，窦道在 CT 上为细小的含气管道，增强扫描窦道壁强化。

（5）骨膜反应：CT 显示的骨膜反应与平片大致相同，表现为环绕或部分附着骨皮质的弧线样钙质高密度影，略低于正常骨皮质密度，与皮质间可有狭细的软组织样低密度线，厚薄不一。但对于急性长骨骨髓炎早期出现的薄层骨膜反应常难以发现。

CT 可清楚显示髓内及软组织脓肿内气体，能更早期显示骨质破坏，特别是一些解剖特殊部位，如骨盆、脊柱、下颌骨、锁骨等应用更多。CT 显示骨皮质侵蚀和破坏不仅优于 X 线平片，还优于 MRI 和核素扫描，尤其是显示死骨。

4. 磁共振成像

在骨髓炎早期 MRI 即可显示病变部位骨内和骨外的变化，包括病变部位的骨髓破坏、骨膜反应等。此种改变早于 X 线及 CT 检查。急性骨髓炎早期的 MRI 表现：骨松质内广泛分布的斑片不均匀亮 T_2、暗 T_1 水肿信号，边界不清楚，在脂肪抑制及 T_1 加权像上显示较普通 T_2 加权像更为敏感而直观。骨皮质周围的软组织内见弥漫分布的亮 T_2、暗 T_1 异常信号，在矢、冠状面呈半梭形，在横轴面上呈环形或"C"形。骨皮质多显示完整。

5. B 超检查

超声虽不能穿过骨骼，但能够探测到早期软组织的改变，可以弥补 X 线检查对软组织病变不易显示的不足。儿童骨膜附着比较松，故早期炎性液体或脓液就可以穿透骨皮质而在骨膜下蔓延。骨膜下脓肿在儿童骨髓炎早期较为常见，可为 B 超早期诊断提供病理依据。超声表现：骨膜下积脓表现为骨膜抬高，严重时可在骨膜和骨皮质之间探测到无回声区，骨膜增厚，骨周围软组织脓肿，软组织水肿等。超声检查安全方便无创，费用低，能早期显示骨髓炎的病变，特别是骨骺的早期病变。超声虽不能穿透骨皮质，但能观察到早期骨髓炎引起的周围软组织的细微变化，为临床早期诊断提供重要的客观依据，并可进行脓肿定位并指导穿刺，可反复检查及进行随访，以观察疗效。但其分辨率较低，局限于诊断长骨干骺端骨髓炎，对于不规则骨骨髓炎诊断价值有限。

6. 放射性核素骨显像

对早期诊断骨髓炎有重要价值。常用的骨显像剂为 ^{99m} 锝 – 亚甲基二磷酸盐（^{99m}Tc-MDP），可用于鉴别骨髓炎和软组织病变。应用 ^{99m}Tc 扫描时应结合血流相图像解释骨髓炎病变。血流相图像是指静脉注射放射性核素后 1 s 和 3~4 h 后获得的图像。^{99m}Tc 骨扫描显像出现骨髓炎的阳性征象早于 X 线检查。但其对骨髓炎的正确诊断率为 77%。由于各种原因引起的骨代谢性变化，也可出现假阳性，在手、足部位也易出现假阳性，且对新生儿骨髓炎无诊断价值。而且有时阴性骨扫描并不能排除骨髓炎的诊断。枸橼酸镓（^{67}Ga），由于其在炎症早期聚集在白细胞尤其是多形核白细胞的特性，可用于骨髓炎的早期诊断。通常在注射 ^{99m}Tc 48 h 后，应用 ^{67}Ga，如 ^{99m}Tc 及 ^{67}Ga 均聚集在骨的同一部位，应高度怀疑骨的炎性感染。而在蜂窝织炎者，在感染部位 ^{67}Ga 的浓度异常高，而其他核素如 ^{99m}Tc 则摄入很少，可用此鉴别。也有应用铟 – 111（^{111}In）示踪白细胞扫描技术诊断急性骨髓炎，应用 ^{111}In 扫描的优点为：可避免 ^{99m}Tc 扫描在骨折、骨肿瘤、异位骨化和关节炎等情况下出现的假阳性；也可避免 ^{67}Ga 扫描在骨肿瘤和其他部位炎症情况下出现的假阳性。^{111}In 对骨髓炎的诊断正确率可达到 83%。

应用放射性核素检查与计算机断层成像（CT）相结合的方法，对早期准确诊断骨髓炎极有价值。CT 用于急性骨髓炎可比常规 X 线摄片提前发现病灶，对骨内、外膜新骨形成和病变的实际范围显示相当精确。

（六）诊断

急性骨髓炎的诊断为综合性诊断，有下列表现均应考虑有急性骨髓炎的可能。

（1）急骤的高热与毒血症表现。

（2）长骨干骺端疼痛而不愿活动肢体。

（3）病变区有明显的压缩痛。

（4）白细胞和中性粒细胞计数增高。

（5）局部分层穿刺具有重要的诊断价值，即在压痛明显处进行穿刺，边抽吸边深入，不要一次穿入骨内，抽出浑浊液体或血性液体做涂片检查和细菌培养，涂片中发现大量脓细胞或细菌，即可明确诊断。

（6）影像学表现：X 线检查，由于急性骨髓炎起病后 2 周内 X 线检查往往无异常发现，因此早期 X 线检查对诊断无大帮助。通常早期的 X 线表现为层状骨膜反应与干骺端骨质稀疏。2 周后必须复查 X 线。CT 检查可提前发现骨膜下脓肿，对细小的骨脓肿仍难以显示。核素骨显像一般于发病后 48 h 内即可有阳性结果，但不能作出定性诊断，只能定位，因此只有间接助诊价值。

有些急性血源性骨髓炎患者主诉有损伤史，而 X 线摄片又无骨折，常误诊为一般软组织损伤，严重影响预后，所以要常想到这种可能性。如有感染病灶（疖、痈等），损伤史，高热，局部疼痛和压痛明显，患肢不敢活动，白细胞计数增高，红细胞沉降率增快，应考虑有急性血源性骨髓炎的可能。因为治疗效果与发病后开始治疗的时间有密切的关系，所以要强调早期诊断。局部穿刺对早期诊断具有重要价值，如有上述表现，可以在肿胀及压痛最明显处，以较粗的穿刺针进行软组织穿刺，做涂片和培养，其结果大部分是可靠的。

（七）鉴别诊断

早期应与下列疾病相鉴别。

1. 急性风湿热

患者多有慢性病容，心悸，心脏杂音，合并游走性关节肿胀、疼痛和活动受限，红细胞沉降率、抗 O 等血液检查常呈阳性。白细胞计数增高以单核细胞为主，总数少于骨髓炎。

2. 蜂窝织炎

肿胀及压痛虽较广泛，但常局限于患区一侧或以该侧最显著。全身症状较骨髓炎为轻。

3. 化脓性关节炎

全身症状与骨髓炎相似，局部肿胀、压痛多在关节处，肌肉痉挛，患肢轻度屈曲，关节活动明显受限，早期 X 线可表现为关节间隙增宽，关节穿刺往往可明确诊断。测定血中 C 反应蛋白含量有助于判断急性血源性骨髓炎是否并发化脓性关节炎：合并化脓性关节炎时，C 反应蛋白值较单纯骨髓炎为高，且起病后迅即出现此种差别；化脓性关节炎患者 C 反应蛋白恢复正常值也较迟。红细胞沉降率虽也具有鉴别诊断意义，但两组患者之差别出现较晚，恢复正常值也迟得多，不如 C 反应蛋白的变化能准确反映临床状况。

4. 恶性骨肿瘤

特别是尤因肉瘤，常伴发热、白细胞增多，X 线示"葱皮样"骨膜下新骨形成等现象，须与骨髓炎鉴别。鉴别要点为：尤因肉瘤常发生于骨干，范围较广，全身症状不如急性骨髓炎重，但有明显夜间痛，表面可有怒张的血管。局部穿刺吸取活组织检查，可以确定诊断。

（八）处理

急性骨髓炎治疗成功的关键是早期诊断、早期应用大剂量有效抗生素和适当的局部处理。一旦形成脓肿，应及早切开引流，防止死骨形成，使病变在早期治愈。否则易演变成慢性骨髓炎。

1. 全身支持治疗

包括充分休息与良好护理，注意水、电解质平衡，少量多次输血，预防发生压疮及口腔感染等，给予易消化的富于蛋白质和维生素的饮食，使用镇痛药，使患者得到较好的休息。

2. 联合应用抗菌药物

及时采用足量而有效的抗菌药物，开始可选用广谱抗生素，常 2 种以上联合应用，以后再依据细菌培养和药物敏感试验的结果及治疗效果进行调整。抗生素应继续使用至体温正常、症状消退后 2 周左右。大多可逐渐控制毒血症，少数可不用手术治疗。如经治疗后体温不退或已形成脓肿，则药物应用需与手术治疗配合进行。

（1）抗菌药物的选择：任何一种骨与关节感染性疾病的治疗，都存在着抗菌药物的选择应用问题，当临床诊断明确并具有使用抗菌药物的适应证时，其选择可从以下几个方面考虑。

1）选择在骨和关节组织中可达到有效治疗浓度的抗菌药物。由于骨本身构造的特殊性，给药物的穿透带来许多困难，使大多数抗菌药物不易进入到骨组织中，在骨组织中浓度很低，达不到治疗目的，因此在治疗骨感染疾病时，要特别注意抗菌药在骨组织中的分布情况。目前有资料证实的能在骨或关节组织中达到有效治疗药物浓度的抗菌药物有林可霉素、克林霉素、磷霉素、褐霉素、氟喹诺酮类、万古霉素，这些药物在骨组织中可达到杀灭病原菌的有效药物浓度，骨组织中药物浓度可达血浓度的 0.3～2 倍。青霉素类和头孢菌素类采用大剂量时在骨中也可达到一定浓度。而氨基糖苷类、红霉素等渗入关节滑囊中的浓度则较低。

2）选择对致病菌敏感且不易产生耐药的抗菌药物。以往骨科感染最常见的致病菌是金黄色葡萄球菌，占76%～91%，其次是链球菌，占4%～14%，表皮葡萄球菌约占10%。近年来由于抗菌药的广泛应用，主要致病菌的种类发生了变化。对 1 055 例骨科感染性疾病的细菌培养结果发现，革兰阴性细菌感染率急剧上升达78.02%，而革兰阳性细菌的感染率下降为20.84%；致病菌排位，铜绿假单胞菌达40.08%，大肠埃希菌达14.12%，金黄色葡萄球菌为11.93%。常见致病菌的改变相应导致了敏感抗菌药的变化。

耐药产生的一个重要原因，是抗菌药物的大量使用及不合理应用。因此，在骨科抗感染治疗中，针对敏感菌选择抗菌药是一个关键的环节，首先在致病菌明确时，要考虑致病菌的敏感性和药物在骨组织中的浓度，再针对感染的部位进行选择；当致病菌不明确时，要先做细菌学检查和药敏试验，在结果报告前，可根据临床经验用药，待细菌学检查和药敏报告出来后，则主要选择骨组织浓度高、起效快的杀菌药。其次要考虑给药的剂量和方法。药物的杀菌效力与浓度在一定范围内成正比关系，特别是对抗菌药物难渗透进去的骨和关节组织，足够的、有效的杀菌浓度尤为重要，选择杀菌药比选择抑菌药抗感染效果要好得多。

3）选择不良反应小的抗菌药物。急性化脓性关节炎和急性血源性骨髓炎的抗菌药治疗一般为3～4周，而对于慢性骨与关节感染疗程可延长至3个月，骨与关节结核抗结核治疗要在6个月以上。骨科感染应用抗菌药时间较长，因此在用药时要根据患者全身功能的状态、年龄等选择不良反应小、安全范围大的抗菌药物。

（2）治疗骨髓炎常用的几种抗生素。

1）青霉素类：青霉素对化脓性链球菌和肺炎球菌感染为首选，对厌氧菌感染也有效。青霉素 G 对产气荚膜芽孢杆菌为首选。氯唑西林和双氯西林为首选口服剂型。氨基青霉素对肠球菌感染为首选，对大肠埃希菌和奇异变形杆菌也有效。替卡西林是抗铜绿假单胞菌的青霉素，对铜绿假单胞菌和多数大肠埃希菌有效。

2）头孢菌素类：具有抗菌谱广、杀菌力强、对胃酸及 β-内酰胺酶稳定、过敏反应少等优点。第一代头孢菌素以头孢唑啉在骨科使用最多，常用于治疗葡萄球菌感染，包括骨髓炎，其半衰期较长，血清浓度较高。第二代头孢菌素与第一代头孢菌素比较，其抗革兰阴性菌作用较强，但不如第三代。头孢噻吩对厌氧菌特别是脆弱杆菌的作用，比其他第一、第二代产品都强。第三代头孢菌素除肠球菌外对革兰阳性菌均有作用，但抗革兰阳性菌的作用不如第一代，对大肠埃希菌的作用则远胜于后者；对除铜绿假单胞菌之外多数革兰阴性菌有作用；对 β-内酰胺酶有高度抵抗力。且对组织的穿透力强，能渗入到脑脊液中，对肾脏无毒性。

3）万古霉素：对金黄色葡萄球菌、表皮葡萄球菌和肠球菌有很强的作用，对于不能耐受青霉素和头孢菌素类的患者为首选抗生素。去甲万古霉素及万古霉素给药后可迅速分布到骨组织，因其耳毒性和肾毒性较大，一般不作为一线抗菌药物使用，仅用于严重的革兰阳性细菌感染，特别是对其他抗菌药物耐药或疗效差的耐甲氧西林金黄色葡萄球菌或表皮葡萄球菌、肠球菌所致的骨组织感染的治疗。

4）林可霉素：是对有临床意义的厌氧菌（特别是脆弱杆菌群）作用最强的抗生素之一，对金黄色葡萄球菌、表皮葡萄球菌和链球菌也有作用。林可霉素对包括骨在内的多数组织穿透力强，还可渗入脓肿。林可霉素体内分布较广，尤其在骨组织中的浓度高于其他抗菌药物，林可霉素在骨组织中浓度可达 1.1 ~ 16.6 mg/kg。

5）利福平：对多种革兰阳性和革兰阴性菌有作用，对凝固酶阳性和阴性的葡萄球菌和链球菌作用尤为强大，但对多数革兰阴性菌的作用不如氨基糖苷类抗生素。常合并应用利福平与一种半合成青霉素治疗葡萄球菌性骨髓炎。在体外协同作用和杀菌－时间的临床试验研究中，利福平与各种抗生素联用效果很好，特别是对关节感染或慢性骨髓炎可有效地根除黏附于修复材料的细菌。利福平抗葡萄球菌的活性良好，生物利用度高，能渗入白细胞杀死被吞噬的细菌，根除黏附于固定相中的微生物，对于骨感染是理想的抗生素，对修复关节感染或骨髓炎与口服环丙沙星联用特别有效。但由于快速发展的耐药性、不良反应及患者的耐受性，限制了利福平的使用。

6）喹诺酮类：是人工合成的含 4-喹诺酮基本结构，对细菌 DNA 螺旋酶具有选择性抑制作用的抗菌药物。其主要特点为过敏反应少，对革兰阳性、阴性菌均有效，如流感嗜血杆菌、大肠埃希菌和奇异变形杆菌等均有良好的抑菌作用。其代表药物有诺氟沙星、培氟沙星、环丙沙星、氧氟沙星等。喹诺酮类可作为对敏感革兰阳性菌感染标准非肠道给药治疗的有效候选药物，必须考虑获得性耐药的可能性，作为治疗金黄色葡萄球菌感染的二线药物。喹喏酮类偶可发生严重的多系统的损害，以溶血表现为主，伴有肾功能不全，凝血异常或肝功能不全。当肾功能减退及高龄患者有生理性肾功能减退时，应用主要经肾排出的氧氟沙星、洛美沙星、氟罗沙星、依诺沙星等药物，需根据肾功能减退程度减量。

7）磷霉素与褐霉素：两药物均可口服，在骨中均可达到有效治疗浓度，磷霉素用于治疗革兰阳性菌所致的骨髓炎，褐霉素用于治疗葡萄球菌属所致的骨髓炎。

总之，骨与关节感染性疾病在选择抗菌药物时，要根据感染菌的种类、对药物的敏感性、药物对骨组织的穿透力、进入骨组织的浓度、维持时间和不良反应等全面考虑，合理选用。

3. 切开减压引流

这是防止病灶扩散和死骨形成的有效措施。如联合应用大量抗生素治疗不能控制炎症或已形成脓肿，应及早切开引流，以免脓液自行扩散，造成广泛骨质破坏。手术除切开软组织脓肿外，还需要在患骨处钻洞开窗，去除部分骨质，暴露髓腔感染部分，以求充分减压引流。早期可行闭式滴注引流，伤口愈合较快。

4. 局部固定

用适当夹板或石膏托限制活动，抬高患肢，以防止畸形，减轻疼痛和避免病理性骨折。

二、慢性骨髓炎

(一) 病因

急性骨髓炎治疗不彻底，引流不畅，在骨内遗留脓肿或死骨时，即转为慢性骨髓炎。如急性骨髓炎的致病菌毒力较低或患者抵抗力较强，也可能起病开始即为亚急性或慢性，并无明显急性期症状。

在急性期中，经过及时、积极的治疗，多数病例可获得治愈，但仍有不少患者发展为慢性骨髓炎。形成慢性骨髓炎常见的原因如下。

(1) 在急性期未能及时和适当治疗，有大量死骨形成。

(2) 有死骨或弹片等异物和无效腔的存在。

(3) 局部广泛瘢痕组织及窦道形成，循环不佳，利于细菌生长，而抗菌药物又不能达到。

(4) 其他诱因有糖尿病、服用激素、免疫缺陷及营养不良等。

本病致病菌最常见为葡萄球菌，以金黄色葡萄球菌为主。近年来梅毒螺旋体、真菌以及细菌"L"型感染致病的也屡有报道。在人工关节置换或其他异物存留引起的慢性骨髓炎者，其致病菌多为阴性凝固酶葡萄球菌。

(二) 病理

从急性骨髓炎到慢性骨髓炎，是同一种疾病发展过程的两个阶段，但在时间上没有明确的界限。急性骨髓炎炎症消退后，反应性新生骨形成、死骨分离，病灶区域存留的死骨、无效腔和窦道是慢性骨髓炎的基本病理变化。骨质因感染破坏吸收或死骨排出后，局部形成无效腔，脓液和坏死组织积聚于无效腔内，而导致慢性感染。如引流通畅，小的死骨排出，窦道可暂时愈合，但无效腔不能消灭，脓液不能彻底引流。当患者抵抗力下降时，急性炎症又复发。炎症反复发作，由于分泌物的刺激，窦道周围软组织产生大量瘢痕，皮肤有色素沉着，局部血液循环差，抵抗力低，愈合就更困难。个别患者因为窦道的长期存在，刺激局部上皮过度增生，最后发展为鳞状上皮细胞癌。

(三) 临床表现

临床上进入慢性炎症期时，有局部肿胀，骨质增厚，表面粗糙，压痛。如有窦道，伤口长期不愈合，偶有小块死骨排出。有时伤口暂时愈合，但由于存在感染病灶，炎症扩散，可引起急性发作，有全身发冷发热，局部红肿，经切开引流或自行穿破或药物控制后，全身症状消失，局部炎症也逐渐消退，伤口愈合，如此反复发作。全身健康较差时，也易引起发作。

由于炎症反复发作，多处窦道，对肢体功能影响较大，有肌萎缩；如发生病理性骨折，可有肢体短缩或成角畸形；如发病接近关节，多有关节挛缩或僵硬。

(四) 辅助检查

1. X 线平片

X 线平片可提供有价值的诊断信息，若出现骨质减少、虫蚀样改变及周围软组织肿胀，则强烈提示存在骨髓炎。CT 表现为软组织肿胀广泛，不仅见于骨病变相邻的肌肉、肌间隙或皮下组织，还可累及远隔部位；脓肿样囊腔及骨膜下脓肿形成；软组织内出现气体、脂液平面和窦道等，这些均是骨髓炎的可靠征象。MRI 上骨髓病灶表现为 T_1WI 上信号强度降低，T_2WI 或 STIR 上信号强度增高；不均匀增厚的骨皮质表现为 T_1WI、T_2WI 均为低信号；脓肿的表现则与液体相似，即在 T_1WI 上呈低信号，在 T_2WI 上呈高信号，增强后腔壁呈环状，而脓腔无明确强化。

2. 实验室检查

绝大多数患者红细胞沉降率（ESR）和 C 反应蛋白（CRP）升高，但实验室检查无特异性，必要时可行同位素骨扫描。诊断的金标准是通过活检取死骨进行组织学和微生物学检查。

3. 窦道造影

经久不愈的窦道，须清除病骨无效腔或死骨后才能愈合，因此，临床上必须先了解窦道的深度、径路、分布范围及其与无效腔的关系。一般采用窦道造影，即将造影剂（12.5%碘化钠溶液、碘油或硫酸钡胶浆）注入窦道内，进行透视和摄片观察，充分显示窦道，以便做到彻底清除无效腔和窦道，促使其早日痊愈。

（五）诊断

根据既往病史、体征和 X 线表现，诊断多无困难。

（1）有急性炎症反复发作史、患肢变形畸形、功能障碍、窦道瘘管，少数患者晚期恶变。

（2）X 线片显示有破坏、死骨、无效腔等。X 线摄片可显示死骨及大量较致密的新骨形成，有时有空腔，如系战伤，可有弹片存在。X 线摄片显示长骨干骺端有圆形稀疏区，脓肿周围骨质致密。

（六）特殊类型的慢性化脓性骨髓炎

1. 慢性局限性骨脓肿

Brodie 于 1836 年描述，多见于儿童和青年，胫骨上端和下端，股骨、肱骨和桡骨下端为好发部位，偶可见于椎体及扁骨。一般认为系低毒力细菌感染所致或因身体对病菌抵抗力强而使化脓性骨髓炎局限于骨髓的一部分。脓液病菌培养常为阴性。在脓腔内，脓液逐渐为肉芽组织代替，肉芽组织周围因胶原化而形成纤维囊壁。X 线检查可见长骨干骺端或骨干皮质显示圆形或椭圆形低密度骨质破坏区，边缘较整齐，周围密度增高为骨质硬化反应，硬化带与正常骨质间无明确分界。

Brodie 脓肿分为以下 4 型：Ⅰ型是孤立性干骺端空洞性病变，并与骨骺相通，空洞周围有一圈反应性硬化性新骨；Ⅱ型是 X 线能穿透的位于干骺端的病变，但周围无反应性硬化性新骨形成，可伴有附近骨皮质的丧失；Ⅲ型是伴有骨皮质肥厚的胫骨局限性骨脓肿骨干部位的病变，CT 可显示骨皮质肥厚性改变，此型易与骨样瘤相混淆；Ⅳ型是伴有骨膜下新骨形成的病变，在 X 线可显示类似早期尤因肉瘤的"洋葱状"改变，是由于骨皮质肥厚所致，仔细的 X 线检查可显示骨髓内病变。

2. 慢性硬化性骨髓炎

1893 年 Carre 描述了本病，故又称 Carre 骨髓炎，其特征为病变部位骨膜显著增生，致骨质沉淀、硬化，无坏死及脓性渗出物，肉芽组织也很少。导致硬化性骨髓炎的致病菌仍不清楚，普通的细菌培养常为阴性。现认为其病原体为厌氧的丙酸杆菌属。本病多见于儿童及青少年，平均发病年龄为 16 岁，多发生于长骨干，如胫骨、腓骨和尺骨等，也有报道下颌骨发病者，是一种缓慢进行性病变，病程可长达数年。症状较为隐匿，病变部位有酸胀痛及触痛，系由于骨质增生、骨内张力增加所致。X 线检查显示骨质硬化现象，骨皮质增厚，骨髓腔变窄甚至消失，骨质密度增加，可伴有小的空泡区。本病应与尤因肉瘤、骨样瘤、成骨细胞瘤和佩吉特病相鉴别。

（七）处理

慢性化脓性骨髓炎的治疗，一般采用手术、药物的综合疗法，即改善全身情况，控制感染与手术处理。由于重病长期卧床，尤其在血源性急性骨髓炎发作后，急需改善全身情况。除用抗菌药物控制感染外，应增进营养，必要时给予输血、手术引流及其他治疗。如有急性复发，宜先按急性骨髓炎处理，加强支持疗法与抗菌药物的应用，必要时切开引流，使急性炎症得以控制。无明显死骨，症状只偶然发作，而局部无脓肿或窦道者，宜用药物治疗及热敷理疗，注意休息，一般 1~2 周症状可消失，无须手术。

1. 全身抗生素应用

药物应用宜根据细菌培养及药物敏感试验，采用有效的抗菌药物。应在伤口或窦道附近多次取标本，做细菌包括厌氧菌的培养，以便选用有效的抗生素治疗。抗生素的作用在于杀灭致病菌，防止感染的扩散。临床应根据致病菌种类和药敏试验结果，联合应用抗菌药物。但单纯抗生素内治往往疗效不佳，其主要原因如下。

（1）病灶内适合致病菌生长，而不利于致病菌及代谢产物的排出。

（2）因入骨血流少，而且药物经过了体内许多降解机制的破坏，即使大剂量使用抗生素，也难以进入骨内病灶形成局部高浓度。

（3）骨内局部炎症不断发展恶化，进一步破坏患骨结构，并导致患骨骨质疏松和增生硬化及附近组织受损，使软组织形成区域性致密而成为瘢痕性增生，影响抗生素的吸收，久之还容易诱导致病菌耐药和"L"形菌的产生。

（4）死骨、感染性无效腔附着大量细菌不断进入血流，而机体对无血供之处免疫力及药力均难到达。

（5）骨髓炎慢性期，难以筛选出有效的抗菌药物。对慢性骨髓炎的"L"形菌，王炳庚用利福平和几丁糖治疗，因利福平对金黄色葡萄球菌"L"形细菌具有双重杀灭作用，几丁糖与利福平联合应用能增强抗菌效力，减少利福平对肝损害和强化肝功能以及提高机体免疫力。

应用林可霉素可获得高比例的骨/血浆药物浓度，建议在林可霉素之后，再选用万古霉素、萘夫西林、妥布霉素、头孢唑啉和头孢菌素等获得良好的疗效。

2. 局部抗生素的应用

植入浸润庆大霉素的聚甲基丙烯酸甲酯进行局部抗生素治疗，是处理慢性骨髓炎的一种新方法。在彻底清创清除死骨异物后，将浸润庆大霉素的 PMMA 串珠植入感染部位，一期缝合伤口。药效学研究表明，局部庆大霉素浓度为全身用药时的 200 倍，药效可维持较长时间，对敏感试验中检出的耐药菌株也可杀灭。同时，血清与尿中的浓度则低于全身用药时，对肾功能不全患者也无禁忌。采用有效载体局部应用抗生素是目前最受关注的治疗方法。通过合适的载体将抗生素释入局部不但可大大增加感染区抗生素浓度，还可避免全身用药带来的不良反应。载体材料需具有良好的生物相容性、不干扰骨再生、无毒性及抗生素可持续释放等优点，一般要求载体为多孔结构，以便为成骨细胞的长入提供支架，同时需有可塑性以适合不同形状的骨缺损。但目前已有的载体均存在缺点，例如，PMMA 生物相容性差、释放率低，自固化磷酸钙人工骨（CPC）载入的抗生素少、为爆发式释放、释放时间过短，且 PMMA 和 CPC 在体内不能降解，须二次手术取出，给患者增加了痛苦。因此，可吸附抗生素或抗菌药且有良好缓释性能、优良生物活性和成骨活性的新一代可吸收材料，具有良好应用前景和重要临床意义。

3. 手术治疗

如有死骨、窦道及空洞、异物等，则除药物治疗外，应手术根治。手术应在全身及局部情况好转、死骨分离、包壳已形成、有足够的新骨、可支持肢体重力时进行。手术原则是彻底清除病灶，包括死骨、异物、窦道、感染肉芽组织、瘢痕等，术后适当引流，才能完全治愈骨髓炎。骨髓炎手术一般渗血多，要求尽量在止血带下进行，做好输血准备。

（1）病灶清除术：目的为清除病灶，消除无效腔，充分引流，以利愈合。彻底去除窦道、瘢痕组织、死骨、异物，刮除无效腔中的肉芽组织，刮除不健康的骨质及无效腔边缘，使之呈碟形。但应注意不可去除过多骨质，以免发生骨折。注意少剥离骨周围软组织如骨膜等，以免进一步影响循环、妨碍愈合，伤口不予缝合，用油纱布填充，外用石膏固定。2 周后更换敷料，以后每 4~6 周更换 1 次，直至愈合。

（2）带蒂肌皮瓣转移术：股骨、胫骨慢性化脓性骨髓炎，在病灶清除术后如无效腔很大，可用带蒂肌瓣充填无效腔。勿损伤该肌瓣的血管神经，肌瓣不宜太大，避免蒂部扭转。

（3）骨移植术：①开放性网状骨移植术适用于 <4 cm 的骨缺损，如 >4 cm 的骨缺损，尤其是骨干处缺损不适用于本法，通常取自体骨髂骨充填骨缺损，若骨移植处稳定性差，可用外固定架固定，以利移植骨长入；②带血管的游离骨移植术适用于伴有软组织损失 >6 cm 的大块骨缺损，其优点为植入后即可提供充分的血运，有利于增加局部抗生素的浓度。最常用的取骨部位是腓骨和髂骨嵴，一般在彻底清创后 1~2 周即可行带血管的游离骨移植术。

（4）病骨切除术：有些慢性骨髓炎，如肋骨、腓骨上端、髂骨等。可考虑采用手术切除病变部分。

（5）截肢：在感染不能控制，患肢功能完全丧失，甚至危及患者生命时，经慎重考虑后，方可采用。

4. 闭式灌洗法

这是目前临床应用最多的方法。采用闭式灌洗装置，将抗生素滴注于局部病灶，容易控制抗生素的剂量，按需要及时更换药物。在临床应用中，也发现其有不足之处。易发生引流管堵塞、外渗或脱落，灌注时间一般为 2~4 周，患者卧床时间较长；对大面积深部病灶尚难取得预期的治疗作用等。此外，有学者应用聚维酮碘灌洗治疗慢性骨髓炎，疗效优于抗生素组。

5. 高压氧治疗

氧气作为一种特殊的药物，可应用于治疗慢性骨髓炎。Mader 等认为，利用高压氧治疗具有提高局部组织氧张力、直接抑制厌氧菌、提高白细胞的吞噬功能、增强抗生素的活性、加快骨愈合等作用。

6. 特殊类型的慢性骨髓炎处理

（1）局限性骨脓肿：须凿开脓肿腔液，彻底刮除腔壁肉芽组织，缝合伤口滴注引流。

（2）硬化性骨髓炎：常有骨髓腔闭合、腔内压力较高。凿开骨皮质，显露及贯通骨髓腔，可解除髓腔内张力并引流，疼痛即可解除。如骨硬化区内 X 线显示有小透光区，须手术凿除，并清除肉芽组织或脓液，疼痛即渐解除，骨增生也可停止。

（林有为）

第二节　化脓性关节炎

一、概述

化脓性关节炎多发生在小儿。最常受侵犯的关节是髋关节和膝关节，其次为肘关节、肩关节、踝关节。多为单个关节，也有几个关节同时受侵犯的病例。发病率较化脓性骨髓炎低，一般预后较好，但如延误诊断或治疗不当，同样可造成残疾或其他严重后果。感染途径与骨髓炎相似，可有以下几种。

1. 血源性感染

身体其他部位表浅的病灶，如疖、痈、毛囊炎、口腔感染、扁桃体感染、上呼吸道感染等，经血行而来，但也有找不到原发病灶者。

2. 开放创伤

如枪弹伤或进入关节的开放性骨折等。

3. 附近感染病灶扩张到关节内

如股骨颈部和髂骨骨髓炎可侵犯髋关节。

4. 关节内穿刺

有时可以直接将细菌带入关节内引起感染。

二、病因

最常见的致病菌为金黄色葡萄球菌，其次为溶血性链球菌、肺炎双球菌、脑膜炎球菌和大肠埃希菌等。

三、病理

关节受感染后，首先引起滑膜炎，有滑膜水肿、充血，产生渗出液。渗出液的多少和性质，决定于细菌毒性大小和患者抵抗力的强弱，根据不同程度和不同阶段的滑膜炎，表现不同的关节渗出液，一般可分以下 3 种。

1. 浆液性渗出期

也称单纯滑膜炎期。滑膜肿胀、充血、白细胞浸润和渗出液增多，关节液呈清晰的浆液状。如患者抵抗力强，细菌毒性小，并得到及时的治疗，渗出液逐渐减少而获痊愈，关节功能可恢复正常。治疗不当，虽有时表现暂时性的好转，而后再复发或进一步恶化，形成浆液纤维蛋白性或脓性渗出液。

2. 浆液纤维蛋白性渗出期

滑膜炎程度加剧，滑膜不仅充血，且有更明显的炎症，滑膜面上形成若干纤维蛋白，但关节软骨面仍不受累。关节液呈絮状。含有大量粒性白细胞及少量单核细胞，细菌培养多呈阳性。关节周围也有炎症。在此期虽能得以控制，但容易引起关节粘连，使关节功能有一定程度的损失。

3. 脓性渗出期

此期是急性关节炎中最严重的类型和阶段。感染很快就波及整个关节及周围组织，关节内有多量脓液。关节囊及滑膜肿胀、肥厚、白细胞浸润，并有局部坏死。关节软骨不久即被溶解，这是由于脓液内有死亡的白细胞释出的蛋白分解酶的作用，将关节软骨面溶解所致。关节内积脓而压力增加，可以破坏韧带及关节囊引起穿孔，使关节周围软组织发生蜂窝织炎或形成脓肿，甚至穿破皮肤、形成窦道，治疗困难，可经久不愈。即使愈合，关节常发生纤维性成骨性强直。

四、临床表现

化脓性关节炎症状的轻重，根据关节滑膜炎的病理变化而有所不同。当渗出液为浆液性时，关节肿胀仅中等程度，疼痛也不甚显著，局部稍有灼热感，表浅关节可有波动感。关节多不能完全伸直，其他方向也有不同程度的活动受限，全身反应不大。当渗出液属浆液纤维蛋白性时，则一切症状加剧。脓性渗出液时，全身呈中毒性反应，寒战、高热达 40～41 ℃，脉搏加快，血白细胞计数可增高到 $20 \times 10^9/L$ 以上，红细胞沉降率增快。关节疼痛剧烈，不能活动。局部有红、肿、热和压痛。由于关节内积脓较多，且周围软组织炎症反应引起保护性的肌痉挛，使关节处于畸形位置，不久即发生挛缩，使关节发生病理性半脱位或全脱位，尤其在髋关节和膝关节更容易发生。如脓液穿破关节囊到软组织，因关节内张力的减低，疼痛稍减轻。但如未得到引流，仍不能改善局部及全身情况。如穿破皮肤，则形成窦道，经久不愈，演变成慢性化脓性关节炎。化脓性关节炎在婴幼儿早期诊断较困难。髋关节为主要发病部位，一般有高热、髋痛、局部肿胀和肢体功能受限等症状。但新生儿症状多不明显，如新生儿出现躁动不安，无原因啼哭和患肢肌痉挛不活动，应予以高度怀疑。

五、辅助检查

1. X 线检查

早期见关节肿胀、积液，关节间隙增宽。以后关节间隙变窄，软骨下骨质疏松破坏，晚期有增生和硬化，关节间隙消失，发生纤维性或骨性强直，有时尚可见骨骺滑脱或病理性关节脱位。

2. CT、MRI 及超声检查

可及早发现关节腔渗液，较 X 线摄片更为敏感。

3. 关节穿刺

关节穿刺和关节液检查是确定诊断和选择治疗方法的重要依据。依病变不同阶段，关节液可为浆液性、黏稠浑浊或脓性，白细胞计数若超过 $50 \times 10^9/L$，中性多形核白细胞占 90%，即使涂片未找到细菌或穿刺液培养为阴性，也应高度怀疑化脓性关节炎。若涂片检查可发现大量白细胞、脓细胞和细菌，即可确诊，细菌培养可鉴别菌种以便选择敏感的抗生素。

六、鉴别诊断

1. 急性血源性骨髓炎

主要病变及压痛在干骺端，不在关节处。关节活动早期影响不大。关节液穿刺和分层穿刺可以明确诊断。

2. 关节结核

起病缓慢，常有午后低热、夜间盗汗、面颊潮红等全身症状，局部皮温略高，但关节肿而不红。

3. 风湿性关节炎

常为多关节发病，手、足小关节受累。游走性疼痛，关节肿胀，不红。患病时间较长者，可有关节畸形和功能障碍。类风湿因子试验常为阳性，血清抗"O"呈阳性。关节液无脓细胞及致病菌，可资鉴别。

4. 创伤性关节炎

年龄多较大，可有创伤史，发展缓慢，负重或活动多时疼痛加重，可有积液，关节活动有响声，休息后缓解，一般无剧烈疼痛。骨端骨质增生。多发于负重关节如膝关节和髋关节。

七、处理

治疗原则是早期诊断，及时正确处理，以保全生命与肢体，尽量保持关节功能。

1. 早期足量应用有效抗生素

先经验性给予抗生素治疗，然后根据关节液细菌培养和药物敏感试验的结果调整抗生素。

2. 局部固定

用皮肤牵引或石膏托将患肢固定于功能位。局部固定可使患肢得到休息减轻疼痛，防止关节面受压变形和关节畸形。

3. 关节内抗生素治疗

先关节穿刺，尽量将渗出液抽吸干净，用生理盐水冲洗后注入抗生素。多用于较小而表浅的关节。对肩、膝等较大的关节，可用关节闭式冲洗吸引术。关节腔灌洗，适用于表浅的大关节，如膝部在膝关节的两侧穿刺，经穿刺套管插入2根塑料管或硅胶管留置在关节腔内。退出套管，用缝线固定两根管在穿刺孔皮缘以防脱落。一根为灌注管，另一根为引流管。每日经灌注管滴入抗生素溶液2 000～3 000 mL。引流液转清，经培养无细菌生长后可停止灌洗，但引流管仍继续吸引数日，如引流量逐渐减少至无引流液可吸出，而局部症状和体征都已消退，可以将管拔出。

4. 病灶清除术

按关节手术标准切口切开关节囊，吸尽脓性渗出液，用刮匙刮尽黏附在关节滑膜和软骨面上的纤维蛋白素和坏死组织，关节腔内用含抗生素的生理盐水冲洗干净。

5. 关节切开引流术

适用于较深的大关节，穿刺插管难以成功的部位，如髋关节，应该及时做切开引流术。切开关节囊，放出关节内液体，用盐水冲洗后，在关节腔内留置2根管后缝合切口，按上法做关节腔持续灌洗。关节切开后以凡士林油布或碘仿纱条填塞引流，往往引流不畅而成瘘管，目前已很少用。

6. 功能锻炼

为防止关节内粘连，尽可能保留关节功能，可做持续性关节被动活动。在对病变关节进行局部治疗后即可将肢体置于下（上）肢功能锻炼器上做 24 h 持续性被动运动，开始时有疼痛感，很快便会适应。至急性炎症消退时，一般在 3 周后即可鼓励患者做主动运动。没有下（上）肢功能锻炼器时应将局部适当固定，用石膏托固定或用皮肤牵引以防止或纠正关节挛缩。3 周后开始锻炼，关节功能恢复往往不满意。

7. 后遗症处理

后期病如关节强直于非功能位或有陈旧性病理性脱位者，须行矫形手术，最常采用关节融合术或截骨术。为防止感染复发，术前、术中和术后都须使用抗生素。此类患者做全膝置换术感染率高，须慎重考虑。

（陈长健）

第十二章

骨肿瘤的诊断及处理

第一节　概述

　　肿瘤类疾病发病率的不断升高，使国内外医学领域对其的关注度不断提高。随之而来认识的提高、诊治手段的改进在迅速跟进。就骨肿瘤学而论，局限性的称谓已经不能全部涵盖，运动系统肿瘤、肌骨系统肿瘤或直接用骨和软组织肿瘤来表示已经普遍采用。就骨伤专业而论，肌骨系统肿瘤部分的知识在传统中医药学中的缺失和近代研究的滞后，是不争的事实。因此，学习与弥补肌骨系统肿瘤知识，与国际主流认识接轨，有利于融入、交流和提高，有利于借鉴和挖掘传统领域中的未知，从而为本专业作出贡献。

一、定义与分类

　　肿瘤是一种自主过度生长的新生组织。肿瘤按照其固有特性和对生物侵袭程度，可分为良性和恶性肿瘤，介于二者间的称为中间性或交界性肿瘤。癌是恶性肿瘤的统称，其中包括三大类：①来源于上皮组织的癌症；②来源于间叶组织的肉瘤；③未分化肿瘤。

　　肌骨系统肿瘤来源于胚胎期间充质组织（中胚层、间叶），由于间充质组织的干细胞具有多潜能性，可以发生多种肿瘤并含有多种成分，甚至包括外胚层来源者。多样性决定了这一系统肿瘤的复杂性和临床认识和诊治的难度。就肉瘤而言，由于基础和临床关注度均不够，总体的诊疗水平远低于癌。

　　胚胎发育期间，间充质组织来源的肿瘤，可以统称为肌骨系统肿瘤。其中位于骨、软骨及骨膜的良、恶性肿瘤常称为骨肿瘤。而位于纤维组织、脂肪组织、平滑肌组织、横纹肌组织、滑膜组织、血管、淋巴管等的肿瘤，统称为软组织肿瘤。周围神经系统和自主神经系统，虽非源于间叶组织，但常与这些组织交织生长，故也划入其中。

二、流行病学特点

　　原发骨肿瘤的发病率（2～3）/10万人。继发骨肿瘤的发病率则要高出原发的30～40倍。

　　一般认为，骨与软组织恶性肿瘤发病率之比为2 500∶（6 000～7 000）。近年来软组织恶性肿瘤发病率仍在升高。

三、临床表现

1. 年龄

一般认为，肉瘤的发病年龄较癌小 10 岁左右。骨肿瘤有两个高发峰段，原发者 10~20 岁，继发者 50~60 岁。软组织良性肿瘤任何年龄均可发病，软组织肉瘤 40 岁之后是其高发年龄，年龄跨度可从出生至 90 岁。

2. 性别

男性略多于女性。

3. 肿块

四肢和躯干体壁的肿块，发现的时间可长可短，从 1 d 至数年不等，界限多较清楚，触及理想者多。肿块深在，如腹膜后或盆壁肿瘤向腔内发展者，发现即较大，界限可能触摸不理想。骨肿瘤肿块多呈骨性，质地硬韧。软组织肿块可表现为实性、囊实性或完全的囊性。

4. 疼痛

恶性骨肿瘤多有疼痛，严重的可出现夜痛。非神经源性的肿瘤和软组织肉瘤出现疼痛时，多为外源性压迫。患者还常感觉有酸胀等不适。严重者可出现相应区域的麻木，甚至功能障碍。

5. 水肿

肿块巨大，压迫重要的血管和淋巴管时，可出现远端不同程度的水肿。

6. 皮肤瘙痒

纤维组织来源的肉瘤，在复发时常有皮肤瘙痒，如纤维瘤病、隆突性皮肤纤维肉瘤等，类似皮肤愈合。但目前并未发现皮肤瘙痒与肉瘤复发有何直接关系。

7. 区域淋巴结转移

肉瘤的区域淋巴结率转移总体在 10% 左右，个别瘤种如上皮样肉瘤可达 30% 以上。肿块无痛、稍硬、无粘连，常用作与炎症的鉴别诊断。美国癌症联合委员会（AJCC）认为，肉瘤的淋巴结转移，预后与远隔转移相同。

8. 远隔转移

远隔转移多在晚期出现，靶器官以肺为主，肝、脑、骨、软组织等均可发生转移。

四、辅助检查

（一）影像学检查

影像学检查在肌骨系统肿瘤诊断中的作用十分重要。检查的主要目的是：①确定有无肿瘤；②确定肿瘤位置；③鉴别肿瘤良、恶性；④明确肿瘤的范围和与周围重要组织的关系；⑤帮助分期；⑥确定切缘；⑦随访和疗效评价等。

主要的影像学检查方法包括 X 线片、CT、MRI、核医学检查等。上述方法均有各自的优点和局限性，应根据患者的具体情况选择。CT 和 MRI 均可有血管显影内容，因此 DSA 使用逐渐减少。

1. X 线检查

X 线检查是最常用的方法，操作简便、成像快速、局部宏观、经济、普及，适用于初步检查。骨肿瘤影像学的大部分描述，如骨膜反应、成骨、溶骨、肿瘤骨、钙化、骨化等术语都来源于 X 线片的阅读和经验的积累，成为诊断的重要依据之一。因此对于骨肿瘤而言，X 线检查是必需的检查手段，CT 和 MRI 检查无法替代。缺点是分辨力较低，结构重叠，对软组织的观察基本缺失。

2. CT 和 MRI 检查

CT 和 MRI 检查是临床使用最多的立体影像技术，是 X 线检查的重要补充。CT 对骨肿瘤分辨率强，MRI 对软组织肿瘤分辨率很强，可以提供不同视角的轴位、冠状位、矢状位和一些特殊位置的检查。还有强化、抑脂、不同的显像窗和序列等的应用，为诊断的确定、非手术治疗效果的评估、手术方案的制订、手术后的复查等提供重要依据。有学者提出的软组织肉瘤的屏障切除原则、术前对肿瘤位置的判定、屏障结构的位置等，都依赖于局部高质量的 CT 和 MRI。但当前过度使用的问题需要引起重视。复发的肿瘤，根据不同的部位应该以选择 CT 或强化 CT 为好。术后复查的 MRI，由于逐层软组织的术后改变，影像多不清，缺乏参考性。有金属假体和内固定后材料的，术后多采用 X 线片和 B 超复查。

3. 核医学检查

核医学检查是利用放射性核素作为示踪剂来显示病变的一种检查方法，它主要反映病变组织的代谢异常，从细胞水平、分子水平来揭示疾病的发生、发展、变化规律，属于功能成像范畴。临床上核医学检查适用于包括肿瘤在内的多种疾病的诊断，随着正电子发射型计算机断层成像（PET）技术的成熟，它在肿瘤诊断中的作用日益突出。PET 采用葡萄糖的类似物 ^{18}氟脱氧葡萄糖（^{18}FDG）作为示踪剂，在恶性肿瘤的显示上具有极高的敏感性和特异性，被认为是最好的肿瘤显像剂。肿瘤细胞在生长、增殖过程中需要大量葡萄糖，^{18}FDG 作为葡萄糖的类似物参与肿瘤代谢，被肿瘤细胞摄取和聚集明显多于正常组织。在 PET 图像上显示为异常的放射性浓聚，通过测定标准摄取值（SUV）可定量分析 ^{18}FDG 的摄取。通常恶性肿瘤的摄取量明显高于良性肿瘤，肿瘤的残留和复发明显高于术后改变。虽然 PET 在显示病变上的对比分辨力很高，但是空间分辨力却很低，解剖结构显示不清，使得病变定位困难。将具有高的空间分辨力的 CT 与功能成像的 PET 整合到一起，得到的融合图像具有两种成像方法的优势，使 PET 上的异常放射性浓聚获得准确的空间定位，因而在肿瘤诊断中具有重要的临床价值。由于 PET 在炎症上的异常摄取，提示综合分析，排除假象。

发射型计算机断层成像（ECT）多用于骨的多发性病变、软组织肉瘤的诊断中，还可用于晚期的鉴别诊断。

（二）组织学检查

任何肿瘤在治疗之前获得准确的病理学诊断非常重要。活组织检查即肿瘤实质的组织病理学检查（简称活检），是肌骨系统肿瘤重要确诊方法之一，是外科分期、选择治疗方法的重要依据，提倡在施行根治性治疗之前完成。常用的取材方法有闭合活检和开放活检两种。

1. 闭合活检（粗针吸取样组织学检查）

闭合活检指不需要切口，通过各种取材针穿刺获取瘤组织的方法。优点：①以最小的创伤获取诊断材料；②方便；③经济；④易开展。适用于肿物直径 3 cm 以上而深在，特别是对于那些纤维组织较少、细胞成分较多的类型，成功率更高。有多种枪式活检针可以选择。

2. 开放活检

开放活检指经过手术获取组织进行病理学检查的方法。包括切开活检（切取肿瘤表层组织）、切除活检（瘤体完整切除）、咬取活检（开放破溃肿瘤）等方法。

五、分期系统

（一）分期由来

肌骨系统肿瘤的分期，经过多年的调整，虽没有最后统一，眉目却逐渐清楚。一个方向是归类进入国际抗癌联盟（UICC）的 TNM 系统，另一个方向是外科医生比较喜欢用的 GTM 外科分期系统。GTM 系统与 TNM 系统主要区别有两点：其一，肌骨系统肿瘤组织学表现（G）很重要，被突出；其二，淋巴结（N）状态被删除，是由于肉瘤的淋巴结转移率低，一旦出现即等同于远隔转移（M）。后来又看到了两者融会的 GTNM 分期。后来出现的修改的分期大同小异。

（二）骨的恶性肿瘤 TNM 分期

国际抗癌联盟分期如下。

T——原发肿瘤。

T_x：原发肿瘤不能评估。

T_0：无原发瘤证据。

T_1：肿瘤的最大直径 ≤ 8 cm。

T_2：肿瘤的最大直径 ≥ 8 cm。

T_3：发现原发灶以外肿瘤。

N——区域淋巴结。

N_x：区域淋巴结不能评估。

N_0：区域淋巴结无转移。

N_1：区域淋巴结转移。

M——远隔转移。

M_0：无远隔转移。

M_1：远隔转移。

M_{1a}：肺转移。

M_{1b}：其他远隔转移。

六、处　理

（一）良性骨肿瘤和肿瘤样疾病

良性骨肿瘤和肿瘤样疾病的大部分病变以手术切除为首选。视具体情况，需要残腔充填的，可以取自体髂骨和腓骨，也可以使用异体骨或人工骨填塞。局部有畸形的可以同时做截骨矫形。不稳定的骨肿瘤可以选择髓内外固定，这些骨科的基本技术在骨肿瘤治疗中不可或缺。

（二）原发恶性骨肿瘤

1. 综合治疗延长生存期

原发恶性骨肿瘤以骨肉瘤最多见，其恶性程度最高，治疗最困难，疗效最差，国内外许多肿瘤治疗中心把骨肿瘤研究的重点放在骨肉瘤上。骨肉瘤早期治疗的效果非常差，虽然以截肢为主，然而 5 年存活率也仅 10% ～20%。20 世纪 70 年代之后，发现阿霉素（ADM）、甲氨蝶呤（MTX）、顺铂（DDP）、异环磷酰胺（IFO）等一些化疗药物对骨肉瘤有效，化疗加手术的模式逐渐占据主导，使骨肉瘤的治疗效果提高。经过数年的摸索和提炼，出现了多种治疗模式，但化疗＋手术＋化疗的基本模式获得大多数临床医师的认可，5年存活率不断提高。

2. 大块切除术

生存期的延长，提高了对局部治疗的要求，保肢治疗成为主流。局部治疗的第一步是理想的切除。大块切除的范围以 MRI 评估骨受累的范围为基线，化疗后如能形成骨包鞘是最理想的，在基线和包鞘外设计安全切缘，长骨的切缘至少在 5 cm。对缩小切缘的一些主张要慎重参考，复发对于医师仅是一个失败的病例，而病人将付出巨大代价以至于生命。

3. 重建

肿瘤切除后，良好的功能要靠合适的材料和理想的外科重建技术。保肢治疗的重建方法包括瘤骨灭活再植、自体骨移植融合、异体半关节置换和人工肿瘤假体置换等。瘤骨灭活再植的方法现今已很少使用，因为愈合困难很大，再加上骨缺损的修复，成功率很低，最后还要截肢。自体骨移植关节融合的疗效确切，特别是带血管的移植，但是关节功能消失，给患者带来终身的困难，目前基本弃用。异体半关节移植的骨愈合多数可以完成，一般要 9～12 个月，漫长的骨愈合、患者的依从性、再折、关节退变、无法行走、骨源和匹配的问题等，都影响着使用。目前使用最多的是人工肿瘤假体，可调式假体摒弃了定制，使手术随时可行，大大方便了临床；并且患者愈合快，下地早，愿意接受。一般通过训练 2～3 个月可以弃拐行走。

（三）软组织肿瘤

1. 软组织良性肿瘤

软组织良性肿瘤治疗简单，大部分需要手术切除，切除后多不复发。关键是术前明确诊断，切不可一见到体表肿块就认为是良性的，而草率切除，对混杂在其中的一部分肉瘤将失去第一次根治性机会，此类病例临床屡见不鲜。

2. 软组织恶性肿瘤

软组织肉瘤的治疗效果不理想，复发率高，人为的原因不可忽视。即使一些西方国家，报道非计划切除后的复发率都相当高。软组织肉瘤治疗的基本原则是手术为主，化疗少有效果，放疗选择性有效。大部分复发病例与随意切除、非计划切除有关。为此有学者呼吁，对于 40 岁以上人群的深在肿物，一定要术前明确诊断，为患者争取第一次根治的机会。屏障切除术为医生提出的肉瘤切除原则，易理解便实行。中心思想是获得理论上和实际的彻底性切除（R0 切除），用修复重建方法恢复功能，而坚决反对为保功能而牺牲切缘的恶性循环做法。

七、术后康复

肌骨系统肿瘤的术后康复非常复杂，并且已经形成了一个相对独立的专业。原则是根据肿瘤的不同的部位、切除的成分、重建的内容（如骨重建、关节置换、动力重建、循环重建等），制订早期（围手术期）、中期（骨和致密软组织愈合期）、后期（功能康复期）的康复计划，在专业的康复师管理和指导下配合特殊的器械，按部就班进行。

（方　舟）

第二节 良性骨肿瘤

一、骨瘤

骨瘤是由致密骨组成的发生于骨表面的良性骨肿瘤。生长在骨松质内的常称为内生骨赘或骨岛。

（一）流行病学特点

骨瘤男女均可发病，以男性多见。以累及膜状成骨部位为主，如颅面骨和下颌骨等，颅骨的侧方少见。髓内损害多见于干骺端，盆骨和椎骨也可见到。

（二）临床表现

不对称的骨性肿块，界限清楚，无痛，偶有局部水肿。肿块表面多光滑，固定。

（三）辅助检查

不规则的密度增高影，提示硬化骨，界限清楚，髓内、外均见到。

（四）鉴别诊断

1. 异位骨化

常有外伤史。

2. 退行性增生

有慢性损伤史和发病的典型部位，多有疼痛。

（五）处理

无症状不予治疗。有压迫症状时可手术切除，切除应在正常骨界面。

（六）预后

预后良好，未见有恶变者。

二、骨样骨瘤

骨样骨瘤是一种直径不超过 2 cm，能形成骨，有与肿瘤大小不相称的疼痛，特别是夜间痛，常对非甾体抗炎药有反应的良性肿瘤。

（一）流行病学特点

儿童和青少年男性最多见，成年人偶有发生。很多骨可以发病，但长管状骨居多，特别是股骨和胫骨的近端。

（二）临床表现

持续性钝痛，夜间加重，为最常见主诉。浅表部位发病者大多可以触及骨性包快，压痛明显，偶见周围红肿。对非甾体抗炎药有很好的反应，本法也常用来做试验性诊断。肿瘤发生在深部骨或隐蔽部位如股骨颈、转子间或椎弓时，钝痛为主，部位感不强。发生在肌肉发达区如大腿，常出现肌肉萎缩、力量减弱等症状。发生在脊柱者偶见姿态性畸形。这些症状常与保护性失用、肌力不平衡有关，而保护性失用的原因仍然是疼痛。

（三）辅助检查

骨样骨瘤常称骨皮质肿瘤，大多数主瘤体位于皮质内，影像可见小的圆形或椭圆形透亮区，直径很少超过 1 cm，称为瘤巢。周围包绕着致密的反应性硬化骨，反应性骨范围有时很广，形成偌大的瘤节，有时瘤巢都很难发现。发生在骨内的反应性骨量明显减少以至于不能被发现，确诊困难。骨内、隐蔽部位等发病者 CT 可显示一低密度灶，与反应性骨间形成的反差较大，常能发现瘤体。

（四）鉴别诊断

影像学方面常与应力骨折、骨髓炎、骨岛、骨脓肿等有相似之处，鉴别要点是典型的发病部位和特异性痛，详细地询问病史很重要。

（五）处理

手术切除是根治的有效方法，应注意选择有效的术中定位方法。切不可把反应性骨当作肿瘤。瘤巢的位置往往在隆起的最高处。

（六）预后

预后良好。

三、骨软骨瘤

骨软骨瘤是位于骨表面的被覆软骨帽的骨性突起，来源于软骨的一种良性肿瘤，又称外生骨疣。瘤体含有的髓腔与下面的骨连续。

（一）流行病学特点

骨软骨瘤是最常见的良性骨肿瘤，约占所有良性骨肿瘤的 35%，占所有被切除良性骨肿瘤的 8%，30 岁以前发病的占大多数。全身所有的骨都可发病，但以长管状骨的干骺端最多见，特别是股骨远端、胫骨近端和肱骨近端。手足的短管状骨也偶可发生。但甲下骨疣并非真正意义上的骨软骨瘤。发生在大的扁平骨者相对较少。脊柱的骨软骨瘤常见于附件。

（二）病因

关于骨软骨瘤发生和形成的研究一直比较活跃，一些学者认为在成年人零星和遗传性骨软骨瘤的软骨帽内 EXT_1 或 EXT_2 基因的失活支持本病的肿瘤性质。肿瘤细胞很像来自软骨板的软骨细胞。形成可能是生长板细胞遭到第 2 次的刺激，细胞失去了极性，经由薄弱的骨领向外生长而形成瘤节，由于细胞受到的刺激不同，又分成单发性骨软骨瘤和多发性骨软骨瘤。

（三）临床表现

四肢的骨软骨瘤常以肿块、骨折、体检或其他偶然情况发现就诊。发生在扁平骨者，以畸形就诊不在少数。由肿瘤发生的不同部位决定，可以出现一组并发症，常较肿瘤直接的症状更明显，如长管状骨的管状化不良可出现干骺端变宽、续连；髂骨的骨软骨瘤长入骶髂关节造成关节分离而出现外观双侧不对称和跛行。肿瘤本身并无疼痛，出现疼痛者多由并发症引起，如脊椎骨附件的肿瘤长入椎管造成脊髓或神经根的压迫，而出现钝痛或放射性痛，严重者还可以出现相应肌肉的麻痹。腓骨颈肿瘤压迫腓总神经，可出现足下垂等畸形。带蒂的肿瘤蒂部常出现骨折，不一定有严重的外伤史，可出现肿胀、压痛、功能受限，较浅表的还可以看到瘀斑。中、晚期出现的疼痛除了骨折之外，还可能是恶变，应提高警惕。

骨软骨瘤的典型影像学表现是在骺板附近，与关节相反方向的骨性突起，表面有透亮的软骨覆盖，瘤体可以是带蒂的梨状，广基底的瘤体和正常骨的界限不清，特别是干骺续连者，骨干和髁部移行不明显。瘤体骨松质区与下面的骨髓腔连续而无明显的界限。透亮带成年人超过 1 cm、儿童超过 3 cm，或软骨帽不规则、碎裂、钙化等，常提示恶变。

（四）鉴别诊断

多发性者有时应与多发性软骨瘤病鉴别。

（五）处理

彻底切除是常用的治疗方法。

（六）预后

不完整的切除可致复发。多次复发，应怀疑是否有恶变。单发性的有 1%、多发性的有 5% 可能恶变为周围型软骨肉瘤。

四、软骨瘤

软骨瘤包括内生性软骨瘤和外生性软骨瘤，组织学征象显示为由透明软骨形成的一组良性肿瘤。同时伴有不同发病部位的临床症状。内生性软骨瘤位于髓腔内，以单发为主，多骨多发或单骨多发也能见到；外生性软骨瘤来源于骨膜，位于骨表面。

（一）流行病学特点

内生性占所有外科切除良性肿瘤的 10%～25%，发病年龄 5～80 岁均可见到，20～50 岁较多见。男女几乎无差别。手的短管状骨发病约占 40%，近节指骨最多见（占 40%～50%），末节指骨少见。足部的短管状骨仅占 6%，长管状骨发病约占 25%。肱骨近端、胫骨远端和股骨上下端是继手部短管状骨之后的第二高发区，内生性软骨瘤很少发生在扁骨，如骨盆、肩胛骨、肋骨、胸骨，颅面骨更少见。

（二）临床表现

在手上短管状骨发病时，可见病变指肿胀、增粗、畸形，时有疼痛，活动不灵便以至于关节功能受影响。偶见骨折者可出现急性症状。

（三）辅助检查

常见短管状骨低密度膨胀性改变，皮质变薄，病灶内不规则钙化影，偶见病理性骨折。长管状骨的近干骺端不规则的点片状、团状钙化，间杂不规则的低密度区。病变广泛者可致畸形和病理性骨折。髓内瘤灶累及骨皮质导致变薄、消失和碎裂者，提示恶变。合并有骨膜软骨瘤时可出现外凸生长和肿瘤边缘不规则的钙化缘。

（四）鉴别诊断

骨的表皮样囊肿：末节指骨多见，边缘多规则，很少钙化。纤维结构不良的钙化分散，膨胀性弥漫，长骨软骨瘤膨胀较少见。股骨远端和胫骨近端的骨梗死应注意与长骨软骨瘤相鉴别。前者常有激素应用史、较大量的饮酒史。影像学表现常见鞘样改变，界限更清楚，并见多发。

（五）处理

手术治疗。短管状骨内生性软骨瘤以刮除植骨为主。外生性软骨瘤可根据具体情况选择囊内、边缘或大块切除。有恶变倾向者，首先要活检确诊后再选择手术方法。

（六）预后

内生性软骨瘤刮除植骨后很少复发，复发也常在多年后。外生性软骨瘤手术适应证选择适当的话，复发率也不高。

五、滑膜软骨瘤病

滑膜软骨瘤病是一种良性肿瘤，分类在成软骨细胞性肿瘤项。呈现多个透明软骨结节，通常出现在具有滑膜组织的部位，如关节囊、滑液囊和腱鞘内。过去又称滑膜骨软骨瘤病，它既不是滑膜肿瘤，又不是肿瘤样疾病。

（一）流行病学特点

20～50岁高发，男女无区别。任何有滑膜的部位特别是关节都可发病，但以膝关节多见。完全位于关节外的病例，称为腱鞘滑膜软骨瘤病。

（二）病因

滑膜深层未分化的间叶细胞向软骨分化形成的小节。多见于具有滑膜组织的关节囊、滑囊和腱鞘内，不是真正的肿瘤。小体与滑膜联系的蒂断裂后形成关节内游离体。

（三）临床表现

疼痛、肿胀、明显的结节、关节弹响，游离体可致关节交锁和运动受限，出现继发性骨关节炎。

（四）辅助检查

影像学上可以看到圆形的小肿块，周围钙化，关节内可以有积液。

（五）鉴别诊断

骨关节炎的增生骨赘、剥脱性骨软骨病和能产生关节内的游离体的疾病。其他症状如骨关节炎骨表面有退行性改变、神经性关节病为无痛的关节等，鉴别不困难。

（六）处理

彻底的滑膜和瘤节切除。术中发现滑膜正常时，也可仅切除游离体。

（七）预后

预后良好，腱鞘滑膜软骨瘤病复发率较高（15%～20%）。多次复发可以侵犯骨，约29%的病例可见转移。

六、骨血管瘤

骨血管瘤是由海绵状、毛细血管型或静脉型的脉管组成的一种良性肿瘤，也可称其为血管畸形。

（一）流行病学特点

经过诊断的骨血管瘤约占骨肿瘤的1%，实际发病率远高于此。30～50岁多见，女性多见。脊椎骨高发，其次为颅面骨和长骨。

（二）临床表现

绝大部分的骨血管瘤无症状，较大者可见疼痛。生长超出寄宿骨的承受能力时，会出现病理性骨折，如椎体和跟骨的压缩性骨折。椎体膨胀可出现椎管压迫症状、破裂、出血和椎管狭窄。

（三）辅助检查

不同的发病骨会出现不同症状，总体以溶骨性破坏为主，常可见钙化。骨外观可膨胀，皮质变薄，高密度粗骨脊和溶骨兼杂是典型椎体血管瘤的栅栏状改变。椎管内突出者 MRI 可明显看到。

（四）鉴别诊断

椎体血管瘤常需与骨髓瘤和转移癌相鉴别。后两者常为多发。骨髓瘤多需进行特异性免疫蛋白的检测和骨髓穿刺的骨髓象最后确诊。转移癌原发灶大多能找到。通过多种影像学综合对比分析多能确定诊断。

（五）处理

无症状不予治疗，定期随访。有严重并发症的，可做相应的切除或减压。介入等方法也可考虑。

（六）预后

预后大多良好。

（施万义）

第三节　恶性骨肿瘤

一、普通型骨肉瘤

普通型骨肉瘤是一种高级别的骨内恶性肿瘤。瘤细胞直接产生骨是其特点。肿瘤可以发生在正常骨，也可以继发于以前有病变的骨，如放疗后、佩吉特病、骨梗死和一些其他罕见疾病。

（一）流行病学特点

普通型骨肉瘤的高发年龄为 10 ~ 14 岁，第 2 个小高峰发生在年龄较大的成年人，＞40岁的占30%继发于佩吉特病占1%，放疗后的占2.7% ~ 5.5%，其他原因还包括继发于骨梗死、一些骨的良性肿瘤（纤维结构不良、骨囊肿、脂肪硬化型黏液性纤维瘤）和金属假体置换等。

膝关节上下高发，股骨远端约占30%，胫骨近端约占15%，肱骨近端约占15%。长骨的干骺端约占90%，可以侵犯骺板。骨干约占9%，很少在骨骺发病。发生在下颌骨、骨盆、胸骨和椎骨的多为中老年人。

（二）病因

原发的骨肉瘤确切原因不清楚，继发于骨的一些病变和良性肿瘤和放射线的照射是可见到的事实。

（三）临床表现

早期发现困难，多为偶然机会经影像学检查发现骨异常。以疼痛性肿块就诊的居多，此时约90%肿瘤已侵蚀到皮质外。多伴有关节积液、软组织肿胀、严重的夜间痛和功能障碍。有报道，此时约75%已有肺转移。临床上70%以上的骨肉瘤碱性磷酸酶（ALP）增高。

（四）辅助检查

根据局部破坏的程度，可出现一系列溶骨性表现，骨膜反应较早期即可看到，类型包括Codman三角、日光放射状骨针、葱皮样改变等。CT可清楚地看到骨肿瘤，MRI可清楚地确定界限，对指导手术的切除范围有重要意义。

（五）鉴别诊断

骨肉瘤早期症状不典型时须与骨髓炎、骨化性肌炎、骨梗死等鉴别，最直接的确诊方法就是活检。

（六）处理

化疗＋手术＋化疗的治疗模式，使患者的生存期明显延长，截肢率明显下降。常用的一线药物包括大剂量的甲氨蝶呤（MTX）、多柔比星（阿霉素，ADM）、顺铂（DDP）和异环磷酰胺（IFO）等。一般方法是应用一线药物2个疗程后评估疗效和手术，术后继续化疗。选择药物可参考术前化疗后的评估结果，必要时可调整用药。化疗时间半年到1年甚至更长，现在有缩短化疗时间和用药次数的趋势，但证据不足，应谨慎。

（七）预后

早年仅用截肢治疗时，约80%的患者死亡。而20世纪70年代之后，采用化疗＋手术＋化疗的方法，约70%的患者获得了长期生存。出现转移和复发的病例，生存率经常<20%。

二、骨旁骨肉瘤

骨旁骨肉瘤是源于骨表面外层的低级别的恶性骨原发性肿瘤，生长于骨的表面，又称邻皮质骨肉瘤。

（一）流行病学特点

骨表面骨肉瘤有3个亚型：骨旁骨肉瘤、骨膜骨肉瘤和高度恶性骨表面骨肉瘤。骨旁骨肉瘤虽然在骨肉瘤中仅占4%，但在骨表面骨肉瘤中最多见。20~30岁发病的占1/3。股骨远端后方为高发位置，约占65%；其次是胫骨近端后方、肱骨的近端外侧等。扁骨少见。

（二）临床表现

可偶然发现膝关节后方骨性肿块，较大者影响关节运动但多无症状。恶性程度较高者，常出现疼痛、肿胀，挤压神经者有小腿和足的感觉异常等症状。

（三）辅助检查

骨旁骨肉瘤为成骨性改变，股骨远端或胫骨近端后方不规则高密度影，表面可有软骨帽。CT可清楚地看到骨皮质和肿瘤之间出现的骨膜透亮带。肿瘤可侵犯髓腔，侵犯髓腔常提示恶性程度增加。

（四）鉴别诊断

广基底的骨软骨瘤、骨化型肌炎等，但二者均不在腘窝高发。

（五）处理

广泛切除肿瘤，瘤床化学灭活（常用碘酊）后植骨固定。将恶性程度高、髓腔破坏严重的瘤段截除，人工关节置换术。未侵犯髓腔、镜下细胞恶性程度低、软骨成分多的不考虑化疗。否则，可参考普通型骨肉瘤处理，一般不考虑术前化疗。

（六）预后

预后良好，5年生存率约为91%。侵犯骨髓者，术后复发的预后同高分级骨肉瘤，与普通型骨肉瘤类似，但比去分化型软骨肉瘤好。

三、软骨肉瘤

软骨肉瘤是具有多形性特征和临床表现的，由软骨基质产生的一组局部侵袭性或恶性肿瘤。分为原发性和继发性两大类型。按照发生部位分为发生在骨内的中心型、骨外的周围型（多指骨软骨瘤恶变）和骨膜型。按照组织学分为普通型、间叶型、透明细胞型和去分化型。

（一）流行病学特点

软骨肉瘤约占原发恶性骨肿瘤的20%，是除骨肉瘤和骨髓瘤之后第三高发骨恶性肿瘤，普通型和原发者占软骨肉瘤的85%。原发性软骨肉瘤在成人和老年人高发，大多数患者的年龄大于50岁，高峰期为40~70岁，男性多见。软骨肉瘤可以发生在来自软骨化骨的任何骨，骨盆最多见，其次是股骨近端、肱骨近端、股骨远端、胫骨近端和肋骨。约75%发生在躯干骨、股骨和肱骨，手足小骨约占1%。

（二）临床表现

软骨肉瘤最常见症状是肿胀和疼痛。发生在不同部位的病变还可以出现相应的压迫症状和运动功能障碍。根据病理组织学的不同表现，由一般到严重常分为3级。随着瘤细胞侵袭性不断增加，局部的破坏逐渐扩展和加重，临床症状也会不断加重。

（三）辅助检查

原发瘤常发生在长骨的干骺端和骨干，出现梭形膨胀和骨皮质变厚而粗糙，但缺乏骨膜反应。病灶内可出现颗粒状、结节样和球样钙化。缺乏钙化或钙化不完全，提示肿瘤的侵袭性更强，如去分化软骨肉瘤很少钙化。CT可以显示基质钙化，MRI检查可确定受累的范围和周围软组织情况，为确定切缘提供依据。

（四）组织学分级

组织学分级与治疗、病程和预后明显有关，是临床的重要参考指标。

一级：镜下瘤细胞增大、增多，大小不一，可见双核细胞。影像学表现：骨皮质轻度膨胀。

二级：镜下黏液样，细胞明显异形，核大、深染、大量双核细胞，三核细胞可见，偶见核分裂。影像学表现：骨皮质浸润或破坏。

三级：大量的软骨细胞，明显的非典型性增生，异形和深染明显，成巨核状，核仁怪异，核分裂可见。影像学表现：骨广泛浸润破坏，并累及周围的软组织使之浸润破坏。

（五）鉴别诊断

1. 长骨的软骨瘤

无痛，多见于儿童，成人后病变静止，骨皮质无破坏，界限清楚。

2. 成软骨性骨肉瘤

青春期发病，小儿软骨肉瘤则少见。

镜下鉴别，对于骨肉瘤即使主要成分无软骨母细胞，也一定见到成骨细胞分化的骨和骨样组织，方可诊断骨肉瘤。

3. 其他

软骨黏液性纤维瘤、恶性纤维组织细胞瘤、高恶性纤维肉瘤等都须与软骨肉瘤鉴别，要点是临床检查、影像学诊断和组织学检查的结合。

（六）处理

广泛性和根治性切除为主，不除外截肢。保肢治疗时，肿瘤切除后，多需要人工关节置换。

（七）预后

预后与组织学分级相关。一级多不转移，预后较好。二级治愈率为60%，三级治愈率为40%大约10%的复发肿瘤升级。二、三级的5年生存率为53%。

四、未分化高分级多形性肉瘤

未分化高分级多形性肉瘤（UPS）被定义为瘤细胞呈多形性并弥漫分布的，缺乏特定分化方向的高度恶性骨肿瘤。又称恶性纤维组织细胞瘤（MFH）。

（一）流行病学特点

未分化高分级多形性肉瘤临床少见，占原发恶性骨肿瘤不足2%，男性多于女性。10～80岁均可发病，高峰期为40岁以上，<20岁的仅占10%～15%。下肢骨最多见，股骨占30%～45%，随后是胫骨和肱骨。数年前未分化高分级多形性肉瘤的诊断非常多，特别是软组织发病者，近年来以未分化高分级多形性肉瘤为主导命名之后，明显减少。

（二）病因

原发未分化高分级多形性肉瘤确切原因不详。有文献报道，继发性未分化高分级多形性肉瘤达28%，常见的有佩吉特病、骨梗死和放射后骨等。

（三）临床表现

大部分患者有疼痛，相应部位的肿胀等症状也可见到。

（四）辅助检查

髓腔内溶骨性破坏，呈侵袭性，边界不清，骨皮质破坏区可见软组织侵犯，以至于软组织肿块形成。偶见病理性骨折。

（五）处理

广泛切除为首选，化疗对部分患者有效，可能会稳定病情。

（六）预后

高度恶性骨肿瘤，转移多见，常转移到肺，占 45% ~ 50%。化疗后肿瘤有坏死的预后较好。有报道，无转移的 5 年生存率约为 50%。年龄 <40 岁、切缘理想的预后更好一些。

五、骨巨细胞瘤

骨巨细胞瘤是一种良性但局部侵袭性生长的原发骨肿瘤。由其间散布着大量的巨噬细胞和大的破骨细胞样巨细胞的单核细胞增殖组成。在骨巨细胞瘤中，还有一开始就可以确定的原发高度恶性骨肿瘤或继发于放疗后和其他外科治疗。它们分别称为原发性恶性骨巨细胞瘤和继发性恶性骨巨细胞瘤。

（一）流行病学特点

骨巨细胞瘤的发病率占所有骨肿瘤的 4% ~ 5%，高峰发病期为 20 ~ 45 岁，虽然 10 ~ 20 岁发病占 10%，但是骨巨细胞瘤很少发生在不成熟骨，女性高发。恶性骨巨细胞瘤不足 1%，也是女性多见。长骨端为其好发部位，如股骨远端、胫骨近端、桡骨远端和肱骨近端。脊柱也是高发区，骶骨最常见，其次是腰椎、胸椎和颈椎。扁骨少见，其中髂骨稍多见。手足短管状骨发病不足 5%。

（二）病因

现在普遍认为，在骨巨细胞瘤中，为数众多的大的破骨细胞样的巨细胞不是肿瘤性的而是一种自然反应。单核细胞有两种类型，不管是巨噬细胞样的破骨细胞前体，还是原始的间叶性的基质细胞，都对 NF-κB 配位体（RANKL）表达，很好地反映了分裂活性和呈现了骨巨细胞瘤的肿瘤性成分。在巨噬细胞集落刺激因子存在的情况下两种细胞表达 RANKL，增殖的单核基质细胞诱导破骨细胞形成，RANKL 的依赖机制不可或缺。单核细胞也可表达（前）骨母细胞的标志物，包括碱性磷酸酶、RUNX2 和 Sp7 转录因子（Osterix）。

（三）临床表现

疼痛、肿胀和局部膨隆直至包块出现。继续发展症状加重，局部骨皮质破裂后会出现软组织肿块、肿块破裂出血和进一步的病理性骨折。突出部位的肿瘤可以出现相应症状，如关节附近的肿瘤多见，最常见的是膝关节功能障碍。脊柱肿瘤破入椎管造成神经压迫，严重者可见部分截瘫或全截瘫。

（四）辅助检查

经典的 X 线表现是长骨端的溶骨性、偏心性、肥皂泡样改变。可发现各种类型的病理性骨折。大多无骨膜反应和钙化。CT 和 MRI 可清楚地看到囊性变区和骨外软组织的累及情况。

（五）鉴别诊断

骨巨细胞瘤的鉴别诊断应包括 3 个方面：临床鉴别、影像学鉴别和组织学鉴别。膝关节上下不单单是骨巨细胞瘤的高发部位，而且是众多骨肿瘤的共同高发部位。镜下含有多核巨细胞的肿瘤或瘤样病变不在少数，特别是良性侵袭性肿瘤或瘤样病变，如非骨化性纤维瘤、骨化性纤维瘤、骨母细胞瘤、软骨母细胞瘤、软骨黏液样纤维瘤、孤立性骨囊肿、动脉瘤样骨囊肿、纤维异样增殖症、纤维棕色瘤以至于像骨肉瘤这样的恶性肿瘤等，都需要认真鉴别。认真临床检查，反复阅读影像学资料，病理学除光镜外多种手段的应用，确诊不难，临床医生要综合分析。

（六）处理

广泛的局部切除、反复的冲洗之后的化学处理很有必要。有学者使用的方法是碘酊反复涂抹，乙醇脱碘，生理盐水冲洗法，效果可靠，且安全、无毒性。破坏广泛的瘤段截除，人工假体置换多优于其他方法。恶性者破坏广泛的不除外截肢。关于刮除范围，以前对肿瘤的侵袭范围估计往往偏于保守，刮除时也同样，致使复发率很高。X 线片上看到的正常的骨松质未必可靠，与 MRI 比较后便可更清晰。术中将全部骨松质清除，鞘内灭活的复发率明显降低。

氨基双膦酸盐类药物已经形成常规使用，抗 RANKL 抗体也有使用，这些都能延缓或遏制肿瘤的生长。RANKL 抗体治疗后可以明显看到巨细胞、单核细胞、丰富的编织骨和纤维组织的缺乏。

（七）预后

骨巨细胞瘤以良性侵袭性为主，有报道肺转移占 2%，多发生在确诊后的 3～4 年，一些可以自行消退，少数可导致死亡。局部复发增加转移的机会。刮除的复发率是 15%～50%，多在 2 年内。大块切除复发率很低。

六、尤因肉瘤

WHO 对尤因肉瘤（ES）的定义：尤因肉瘤是一种小圆形细胞肉瘤，表现出特殊的分子发现物和不同程度的神经外胚层分化。

（一）流行病学特点

尤因肉瘤不常见，占所有恶性骨肿瘤的 6%～8%，是儿童和青少年除了骨肉瘤之外第二高发的常见肉瘤。男性多见，80% 的患者发病在 20 岁以前，高峰年龄 10～20 岁。第一好发部位是长骨的骨干或干骺端偏向骨干侧，第二好发部位是骨盆和肋骨，之后是颅骨、椎骨、肩胛骨和手足的短管状骨。10%～20% 发生在骨外。

（二）病因

病理性的 EWSR1-ETS 基因的融合。

（三）临床表现

尤因肉瘤最常见的临床症状是严重的疼痛，病变区有或没有肿块，发热，病理性骨折（16%），常有贫血。

（四）辅助检查

尤因肉瘤的影像学基调是溶骨性改变，界限不清，CT 有时会看到硬化。长管状骨干高发，最多见的是股骨。葱皮样的骨膜反应和虫蚀样的骨破坏是其特点。可伴有大的界限不清的软组织肿块。MRI 可帮助确定组织的受累范围。

（五）鉴别诊断

骨肉瘤、骨的恶性淋巴瘤、骨转移癌均应鉴别。尤因肉瘤俗称炎性肉瘤，特点较突出。较低的发病年龄，可除外骨的恶性淋巴瘤、骨转移癌等较高龄高发的肿瘤。

（六）处理

首先大剂量化疗使瘤体缩小，然后整块切除，不充分的部位增加外照射。这种方法明显优于单纯的放、化疗。

（七）预后

Linabery 等认为，用现代的治疗方法，约 2/3 的患者可以治愈。介入治疗的时机、转移和肿瘤大小、分期和解剖部位等都是重要的预后因素。

七、原发性非霍奇金淋巴瘤

原发性非霍奇金淋巴瘤是由恶性淋巴细胞组成的肿瘤，在骨内可出现一个或多个瘤结，没有超出区域外的任何淋巴结或其他结外病损。

（一）流行病学特点

骨的原发性非霍奇金淋巴瘤不常见，约占所有恶性骨肿瘤的 7%，仅累及骨的淋巴瘤仅占结外淋巴瘤的 5%。任何年龄都可发病，最多见的是老年人，男性多于女性。在西方国家，骨原发的恶性淋巴瘤 95% 以上是 B 细胞性淋巴瘤。而亚洲国家相对少多了。股骨是最常见的发病部位，约占 25%，其次是脊柱和骨盆，手足小骨少见。在西方国家有 15% ~ 20% 的多骨病变，亚洲也不少见。

（二）临床表现

骨痛是最主要的症状，一些患者有肿块、局部压痛、皮温增高等。脊柱受累者可出现神经症状。骨盆发病者肿瘤可以很大，但症状不重。患者很少出现全身症状，如发热、盗汗。乳酸脱氢酶（LDH）升高。

（三）辅助检查

骨的原发性非霍奇金淋巴瘤影像学改变的幅度很大，缺乏特异性，可以从较小松质骨溶骨性灶，逐渐出现大片的虫蚀样改变，从最初的葱皮样骨膜反应到大范围的骨皮质破坏。针状骨膜反应为其特点，肿瘤的界限不清，可以出现病理性骨折和软组织肿块。

（四）鉴别诊断

长管状骨的单发病灶与嗜酸性肉芽肿需要鉴别，多发者与骨转移癌不易鉴别。活检是非常重要的鉴别手段。活检的组织量一定要够，生发组织最具代表性，较深在的部位可采取切取活检。

（五）处理

放、化疗是首选的治疗方法。是否需要外科的干预，意见不一，可视具体情况而定。特殊部位可以和放疗联合使用，但不是首选。

（六）预后

骨的恶性淋巴瘤的预后与分型和分期有关，与治疗所采用的方法、化疗新药物的介入都有关。总的骨单发者 5 年生存率在 50% ~ 60%，有报道长期生存的不同类型的有 20%。

八、浆细胞骨髓瘤

浆细胞骨髓瘤（PCM）起源于骨髓，是由增殖的浆细胞组成的肿瘤。浆细胞骨髓瘤是一种最常见的多中心的疾病，最后出现多脏器的浸润。罕见与白血病有关联。

（一）流行病学特点

PCM 是一种最常见的原发于骨的淋巴细胞样肿瘤。50～70 岁高发，中位年龄男 68 岁，女 70 岁。40 岁以前发病的不足 10%，男女发病相当。PCM 累及的骨主要是造血的中轴骨，最常见的有椎骨、肋骨、颅骨、盆骨、股骨、锁骨和肩胛骨。

（二）病因

浆细胞属于人体免疫防御体系，来源于 B 淋巴细胞，负责免疫球蛋白的合成。浆细胞主要位于淋巴结、脾、骨髓和胃肠道黏膜下层等部位。某些原因如感染等致敏后数量增多，相应的免疫球蛋白也增多，发挥免疫作用，随抗原作用逐渐平复而恢复正常。本病是在无抗原刺激状态下骨髓浆细胞异常增殖，产生大量的单一的免疫球蛋白。免疫球蛋白有多种类型，多发骨髓瘤以 IgG 居多，占半数以上，其他类型依次为 IgA、IgD、IgM 和 IgE。血清中和尿中出现过量的单克隆免疫球蛋白和轻链或重链片段。患者在影像病灶出现之前，已有血清学的单克隆 r-峰值改变，临床前期和临床期 M 蛋白的显著相似提示，PCM 是一种由孤立病灶的单克隆肿瘤转化，并转移到其他骨和骨外部位。

（三）临床表现

PCM 的溶骨性损害可以引起骨痛、病理性骨折、高钙血症和贫血。胸腰椎受累出现的腰背痛最常见，有些患者最初以压缩性骨折就诊，当脊髓和神经根受累时可以出现神经症状。由于肿瘤的扩散和骨折的影响，还可以出现骨外的症状。

（四）辅助检查

影像学检查可见浆细胞骨髓瘤以溶骨性的、穿凿状小圆形或椭圆形病灶为主，病灶之间虽可融合但以分离者为多见，而转移癌则多见大病灶。浆细胞骨髓瘤长骨多见，很少有边缘硬化改变。病理性骨折在长骨和扁骨都可以见到，但以椎体的压缩性骨折最具代表，同时可以出现脊柱畸形，形成软组织肿块突入椎管，可引起神经症状以致截瘫。

（五）鉴别诊断

PCM 最需要鉴别的是多发性骨转移癌，单从影像学表现看常不能确定。依据既往病史、临床检查、实验室检查综合分析，不难确诊。另外，与淋巴瘤、甲状旁腺功能亢进也需要鉴别。在影像学上还需注意老年人严重的骨质疏松，特别是伴有多发性椎体压缩性骨折出现曲度畸形者。应记住 PCM 诊断三要点：血清中查出 M 蛋白、骨髓中异常浆细胞浸润和多发溶骨性病灶。

（六）处理

本病以化疗和放疗为主。骨科治疗范围很小，常仅限于单发性者。对于多发性病变，姑息性的方法有时可以考虑，如预防长骨骨折的髓内钉固定，预防椎体压缩的骨水泥充填等。有截瘫出现或倾向的，前后路减压固定也可以使用，但应综合评价预期疗效，严格掌握适应证。全身综合治疗应由血液科处置。

（七）预后

本病平均生存期是 3 年，约 10% 的患者生存可达 10 年。化疗的缓解率为 32%～72%，中位缓解期 21 个月。单发性者随着病程的发展，多病灶逐渐出现，但也有终身不出现其他病灶者，预后较好。

九、脊索瘤

胚胎时期残留的脊索组织主要位于中轴骨的两端，由这些残留组织分化而来的肿瘤称为脊索瘤。脊索瘤有良、恶性之分。

（一）流行病学特点

以恶性脊索瘤为例，发病率为 0.08/10 万，男性为主，男女之比为 1.8∶1，各个年龄段均可发病，但以 50～70 岁高发。肿瘤主要集中在颅骨的基底部、椎体和骶尾骨。儿童和青少年发病集中在颅底。

（二）临床表现

颅底脊索瘤的主要症状是头痛、颈痛、复视或面神经麻痹。发生在骶骨的可出现慢性腰痛，发生在尾骨的可出现尾骨痛。局部可触及肿块，可出现大小便功能障碍。下肢也可以出现神经症状。

（三）辅助检查

脊索瘤受累区的溶骨性改变，多以中轴骨中心发病，然后向两侧侵袭的形式出现，常有不对称。CT 可清楚看到几个椎体的破坏连成一体，软组织肿块向前、后突，可形成盆腔脏器的推移和马尾神经的压迫。MRI 的矢状位片对确定肿瘤和前后重要结构的关系帮助很大。

（四）鉴别诊断

骶骨的骨巨细胞瘤是主要鉴别的瘤种。骨巨细胞瘤的发病年龄明显年轻，影像学表现有的偏心性迹象。骨巨细胞瘤可以合并动脉瘤样骨囊肿，这在脊索瘤中很少见到。年轻人骶骨的尤因肉瘤也需要鉴别。活组织检查是必需的确诊方法，CT 下穿刺安全、成功率高。尤因肉瘤的化学治疗效果好，而脊索瘤往往无效。

（五）处理

脊索瘤主要采用手术治疗，针对可疑切除不彻底的部位必要时可术后配合放疗。手术出血量很大，切缘多不理想，特别是瘤体巨大者。骶神经的损伤可能性最大。应争取保留骶 3 以上的神经，以保留大小便功能。尽量避免膀胱和直肠的损伤。靶向治疗没有绝对的适应证。

（六）预后

脊索瘤目前尚无理想的治疗方法，手术治疗复发率很高。总的中位生存期是 7 年，具体决定于肿瘤的大小和生长的位置。非颅底肿瘤的转移占 40%，去分化类型预后更差，肿瘤可以转移到肺、骨、淋巴结和皮下组织。

（马　钢）

第四节　转移性骨肿瘤

原发于骨外器官或组织的恶性肿瘤（癌或肉瘤），通过血液循环或淋巴系统转移或直接侵犯到骨骼或靶器官（其中包括骨）的肿瘤都称为转移性骨肿瘤，又称继发性骨肿瘤、骨转移瘤。由于来自内脏等器官的癌多见，故而通常称为骨转移癌；良性转移瘤偶可见到。

一、流行病学特点

转移性骨肿瘤的发病率是原发性骨肿瘤的 30 ~ 40 倍。转移是恶性肿瘤被定义的必备特性之一，骨是最常见的靶组织之一。极少数良性肿瘤偶有此类表现。约 1/4 的癌症患者晚期会出现骨转移。其中最多见的来源是肺癌、乳腺癌、前列腺癌、甲状腺癌、肾癌、支气管癌、膀胱癌和子宫颈癌等，发生率为 28% ~ 85%。最多见的靶骨有脊椎骨、盆骨、股骨和肋骨。高发年龄为 38 ~ 60 岁。以前有 25% ~ 30% 的患者找不到原发灶，近年来，由于诊断手段的提高，这一数值减少了近 50%。组织学检查有时也很难确定其来源。由于乳腺癌的女性高发和骨转移者高发（70% 以上），肺癌的厨房被动吸烟的原因之一不能除外（肺癌骨转移 30% ~ 50%），不能忽略总体女性的高发比例。

二、病因

转移瘤的形成，一般要满足以下过程：瘤细胞脱落、移动，经毛细血管滤过，穿出血管壁驻留存活，获得新生血供（而非渗透性营养），细胞分裂增殖，从而转移瘤形成。多年来的众多基础研究得到不断证实，如种子与土壤理论、毛细血管滤过理论、血管的胶原酶降解、血管发生素、新生血管的长入等，然而，对于骨转移性肿瘤的形成并未完全清楚。

骨转移癌主要由血行播散而来，多集聚于成年后仍具有造血功能的红骨髓，这些红骨髓为瘤栓的集聚和生长提供良好的条件。这些骨松质区主要位于椎体、髂骨和长骨的干骺端。转移瘤的多发和大小不一的表现，提示播散和多次播散的可能。

Batson 静脉系统的存在，可能是骨盆和脊柱部位转移瘤高发的原因。椎骨和硬膜周围的静脉系统没有静脉瓣膜结构，同时与上、下腔静脉又直接相连。当胸腹腔的压力变化时，这些静脉内的血流也会随着发生变化，出现血流的缓慢、停滞、双向和涡流等，从而为瘤栓的附壁和增殖直至转移瘤的形成等一系列过程提供了条件。

骨转移癌的影像学改变常被分成溶骨性、成骨性和混合性。一般认为，形成溶骨性的原因是局部破骨细胞的存在，瘤细胞分泌骨降解酶和其他原因产生的直接骨吸收；而成骨性是某些上皮癌细胞具有成骨潜能，刺激周围纤维基质产生成骨细胞，从而完成成骨过程。另外，瘤细胞也可以直接刺激骨膜和骨小梁直接成骨。

三、临床表现

不典型疼痛是最常见的症状，可呈间歇性而被忽略，到中、晚期疼痛逐渐加重，部位固定，并可出现压痛。夜间痛突出，一般的镇痛药无效是骨转移癌的特点之一。消瘦、贫血和恶病质多为晚期症状。以病理性骨折就诊者不在少数，同时出现骨折的症状。实验室检查可见血钙升高，成骨性改变时可见碱性磷酸酶升高。还有一些特异性较强的指标，如前列腺癌的酸性磷酸酶等。

四、辅助检查

1. X 线检查

普通 X 线片可见骨松质区模糊，骨小梁断裂、吸收以至于形成溶骨性病灶、病理性骨折，破裂处的软组织肿块形成。椎体的压缩性骨折很常见，后突严重者可出现神经症状，以脊柱的胸腰段转移癌多见。

2. MRI 检查

MRI 的矢状位片可清晰看到椎管内受到侵犯，可以明确显示突破骨壁后的肿瘤与硬膜囊的关系，为手术治疗提供重要依据。成骨性改变主要是髓内出现不规则的密度增高影，可以单发，也可以多发，脊柱可以出现多阶段的多病灶。混合性为上述两者兼见。

3. 发射型计算机断层成像（ECT）

对早期发现和判定病灶的数量有重要的作用。一般认为 ECT 要早于 X 线片 6 个月左右发现病灶。

4. 正电子发射型计算机断层成像（PET-CT）

PET-CT 是一种全身检查的无损伤方法，它的优势是可以涵盖所有组织的扫查，临床使用在逐渐增多。

五、鉴别诊断

骨转移癌因为以多发病灶为其特点，临床的鉴别也多关注于此。必须要与多发性骨髓瘤进行鉴别。对于单发病灶，结合临床表现、既往史、实验室检查和影像学检查综合分析，诊断不困难。一般以骨病灶就诊的，大多有原发瘤证据，无须再诊断。

六、处理

转移性骨肿瘤的处理主要包括抗骨破坏治疗、原发病治疗和转移区治疗。

抗骨破坏治疗包括双膦酸盐类药物的静脉滴注，每次 3～4 周，同时给予钙剂和活性维生素 D_3。

原发病治疗以全身化疗为主，中医中药的治疗是介入最多的治疗方法，可以辨证论治，突出中医的特点和优势，而反对不问瘤种、分期的大量抗癌中药的堆积。重点应该放在以补气补血为主的扶正上，因为前期的化疗和或手术等使正气大量伤伐，再施以攻击的抗癌药效果更差。

局部治疗中放疗对单发病灶效果明显，特别是单发椎体转移产生的疼痛。多发病灶也有采用宽野或半身放疗的。目前较多采用的仍是分割方式，适形调强放射治疗已普遍使用。有医生尝试单次大剂量或较大剂量的短疗程，效果理想。

手术治疗以姑息性为主，包括预防性内固定，病理性骨折的姑息切除内固定，可稳定病灶，有利于其他治疗。早期截瘫的减压内固定，可使患者重新站立，改善生命晚期的生活质量。各种类型的椎体成形术普遍开展，利用骨水泥固化过程中的热效应对瘤细胞产生毒性和抗击作用，固化后的强度有利于脊柱的稳定，改善生活状态。术后配合外固定支具，效果会更好。

七、预后

转移性骨肿瘤预后不好。一般转移性骨肿瘤患者的平均生存期为 6～12 个月。治疗者明显优于放任者，长期生存者较少，肾癌骨转移生存期超过 5 年的也能见到。

（罗　斌）

第十三章

周围神经损伤的诊断及处理

第一节　周围神经损伤的分类与影响恢复的因素

周围神经损伤可以根据损伤的严重程度或不同损伤原因进行分类，按神经损伤的病理变化，结合临床症状进行分类，对确定治疗有重要的参考价值，对神经修复的预后结果也可做出准确的评估。

一、分类

（一）赛登分类法

英国医师赛登（Seddon）将周围神经损伤分为3类，即神经震荡、神经轴突断裂、神经断裂。

1. 神经震荡

神经震荡又称神经失用症，一般指神经轻度受压或钝性打击造成的损害。神经纤维未发生退行性改变，临床表现为运动障碍明显而无肌肉萎缩，痛觉迟钝而不是丧失。伤后数小时、数日或数周内功能可以自行恢复，不留后遗症。如手术中止血带麻痹多属于这种。

2. 神经轴索断裂

神经受到严重的持续性压迫，使轴索损伤、断裂，发生退行性改变，但神经的支持性管形结构——神经外膜、束膜、内膜尚未受到损害。检查可见损伤神经分布区有运动和感觉功能丧失、肌肉失用性萎缩和神经营养性改变。此种损伤临床预后尚好。神经轴索可沿神经鞘长入末梢。有些严重病例，需要做手术松解神经外膜瘢痕。

3. 神经断裂

神经完全性损伤，切割伤较为多见。有些陈旧损伤，虽然神经外形连续，但由于外伤或其他原因使神经干内瘢痕增生，妨碍了再生神经纤维的自然通过。这类损伤需经手术修复，才可恢复功能。

（二）森德兰分类法

森德兰（Sunderland）在赛登分类法的基础上，将神经损伤分为5级。

1. Ⅰ级损伤

周围神经Ⅰ级损伤与 Seddon 的神经震荡相同，神经连续性完整，只是局部发生传导功能障碍，神经干不发生华勒变性，因此，不涉及神经轴突的变性与再生，伤处无蒂内尔征反应。受伤神经所致的运动肌麻痹，感觉障碍不明显，恢复时间可能为数日、数周或持续 2～3 个月，但功能应完全恢复（不恢复则不属于 I 级损伤），如手术中的止血带麻痹或醉酒后的桡神经受压麻痹。

2. II 级损伤

神经轴突中断，神经内膜及神经束膜完整。相当于赛登分类法的神经轴索断裂。临床表现为完全的感觉运动和自主神经功能障碍。由于神经轴突中断而神经内膜、束膜未损伤，再生的轴芽不用经过瘢痕组织而沿神经内膜顺利再生，所以神经能完全恢复原有的感觉和运动功能。受伤部位以下应有进行性蒂内尔阳性征。

3. III 级损伤

神经纤维完全中断，仅神经外膜、束膜保持连续，出现神经纤维的变性及再生。此类损伤波及神经内膜及施万细胞鞘膜，致使部分再生的轴突在神经内膜瘢痕中受到阻挡不能长到远端的终末端，同时再生的轴突也会错长到远端不同性质的终末，因此神经恢复多不完全。

4. IV 级损伤

神经内神经束完全断裂，只有神经外膜相连，神经外观连续性存在但功能完全丧失。损伤远端无蒂内尔征前移，无感觉和运动功能的恢复，只有进行必需的神经修复，神经功能才可望恢复。

5. V 级损伤

神经的连续性完全遭到破坏，如神经横断伤，必须通过手术才有恢复功能可能。

（三）按损伤原因分类

按损伤原因分类见表 13-1。

表 13-1　按神经损伤原因分类

损伤原因	治疗方法
切割伤：多见于各种开放损伤使神经完全或不完全断裂	早期手术缝合
牵拉伤：牵拉易造成神经内损伤。轻者，轴索断裂。重者，支持组织及神经均断裂	轻者可自行恢复。观察 2 个月后无恢复征象者，手术探查
压迫伤：根据压力大小及压迫时间长短，神经可发生不同改变。①暂时缺血；②血、神经屏障改变；③发生华勒变性。如止血带麻痹、腕管综合征、肘部尺神经炎、胸廓出口综合征等	早期解除压迫，神经可自行恢复
缺血致伤：单纯神经缺血不常见，多因肌肉缺血坏死瘢痕形成压迫神经，如前臂缺血性肌挛缩压迫正中神经及尺神经	松解、切除压迫的瘢痕，行神经松解或移植术
放射伤：用于深部治疗的大量放射线所致周围神经损伤。病变发展慢，神经内及周围组织瘢痕形成	切除瘢痕压迫，行神经松解术
电烧伤、枪弹伤：受伤组织深，神经损伤广泛，早期不易确定范围	宜行二期手术

二、影响神经功能恢复的因素

周围神经损伤修复后，有的效果优良，但有的效果却很差。分析其原因有很多，有些是客观因素，手术者无能为力，但也有些因素取决于术者的技术。

（一）损伤程度

肢体损伤的性质及严重程度，直接关系到神经损伤修复结果。神经切割伤修复后，再生轴索生长顺利；严重的创伤如交通事故、机器捻压等，神经牵拉、捻挫范围广泛，修复较困难，有时因神经缺损较多需分期完成手术，因此影响手术效果。陈旧性复合损伤瘢痕粘连紧密，神经本身及周围多是坚硬的缺血瘢痕组织，神经缺损太多，基层条件差，神经修复后，恢复难以理想。

（二）损伤神经

不同的神经所含的感觉及运动纤维的比例不同，神经修复后对位准确率不同，因此，预后也不一样。桡神经的运动纤维约占71%，其所支配的均为大块肌肉，肌支位置较高，神经修复后恢复所需时间短，恢复质量较好。尺神经感觉及运动纤维分别占60%及40%，修复后功能纤维易错位，而且其所支配的主要为手内在肌，这些小肌肉位置低，若高位损伤，恢复所需时间也长。手内在肌失神经支配后，较大块肌肉容易发生肌萎缩变性，故术后效果多不理想。

（三）患者年龄

从临床结果看，同样条件下，神经修复后儿童比老者功能恢复快，效果好。分析其原因，可能为小儿肢体较短，神经生长的距离也短，轴突再生达到终末器官也快，终末器官萎缩的程度也较短，有利于功能恢复。另外，儿童神经再生能力可能较强。

（四）损伤部位

神经损伤越靠近端，修复后功能恢复越差，越靠远端，功能恢复越好。神经损伤后，神经纤维要从损伤部位生长到达神经终末器官，才能恢复功能。损伤部位越高，神经再生所需的时间越长。肌肉失神经支配以后，时间过长则会发生变性，肌细胞消失，即使再恢复神经支配，也难恢复肌肉的功能。感觉神经终末小体，失神经时间过长，也会变性或消失，难以恢复正常功能。

另外，神经干的近端神经束多是感觉及运动纤维组成的混合束，神经修复后不同功能的神经纤维错长的机会较多；相反，肢体远端的运动束和感觉束多已分开，术中也易识别不同功能的神经束，因此，修复后功能较好。

（五）受伤时间

伤断的神经如果能一期修复，新生的神经很快地长入远端；如果损断后长时间未予以修复，远端神经干瘢痕化或神经内膜管塌陷妨碍新生的神经纤维长入；另外，长时间失神经支配后，肌纤维和皮肤的终末感受器也会变性，即使神经长入远段，也难以恢复理想功能。

（六）神经残端的处理

二期神经修复病例，两断端需切至正常组织。用直锐利的保险刀片，分别在假性神经瘤及神经胶质瘤的颈部试探性切断，直至神经束正常为止。其标准是断面需露出大小不等的神经束，将神经外膜向上推，神经束很容易外翻。假如顾虑神经缺损过多而保留神经残断的瘢痕组织，将会妨碍神经纤维的再生。

（七）缝合张力

神经断裂后应在无张力下缝合。有学者发现，若神经在愈合过程中受到牵拉，血液循环会受到阻碍，从而影响神经纤维的生长。神经延伸8%时，其传导功能即有障碍；延伸15%时，则失去传导功能。因此，当神经缺损在2 cm以内时，可以通过游离神经断端、屈曲关节等方法，克服缺损直接缝合。若缺损超过2 cm，需考虑神经移植。

（八）缝合方法

神经断裂后，常规的修复方法是神经外膜缝合，随着显微外科的发展，出现了神经束膜缝合法，因此，在相当长的一段时间里，一些学者认为神经束膜缝合法优于神经外膜缝合法，极力主张采用神经束膜缝合。有些学者则认为，神经束膜缝合技术操作较难，而且对神经内环境干扰较大，神经干内感觉及运动束鉴别不易，行束间缝合难以准确对位，倾向于采用神经外膜缝合。

（李　洋）

第二节　周围神经损伤的诊断

一、临床表现

（一）感觉功能障碍

周围神经损伤后，其感觉纤维分布的皮肤区域感觉减退或消失。皮肤的感觉神经分布多是相互重叠的，但是每条神经在皮肤上有其单一分布区域。正中神经损伤后，开始时桡侧三个半手指，即拇指、示指、中指和环指桡侧半，均有明显的感觉障碍，但一段时间后仅有示指、中指末节皮肤感觉丧失，这两个手指皮肤感觉丧失的区域即正中神经单一分布区。尺神经损伤后，开始时为手尺侧一个半手指皮肤感觉障碍，以后仅有小指末节皮肤感觉完全丧失，这个区域即尺神经单一分布区。桡神经单一分布区在虎口背侧的皮肤。如果神经为完全性损伤，该神经的单一分布区感觉完全消失，如果为不完全损伤或神经修复后的再生过程，则该神经单一分布区有感觉过敏现象。

（二）主动运动功能障碍

周围神经损伤后，其所支配的肌肉瘫痪，肌张力消失。瘫痪的肌肉与其相拮抗的肌肉之间失去平衡，出现固定的畸形，肌肉失神经支配时间越长，畸形越明显。如肘关节以上的桡神经损伤，所有伸腕、伸指、伸拇肌均瘫痪，由于屈肌的张力牵拉，便出现垂腕、垂指、垂拇畸形。肘关节以下的桡神经深支损伤，由于桡侧腕伸肌的肌支在肘关节以上发出，故仅表现垂指、垂拇畸形。尺神经损伤后，骨间肌及第3、第4蚓状肌瘫痪，使环小指屈掌指关节、伸直指间关节功能丧失，同时由于指伸总肌和环小指屈指深、浅肌的作用即出现爪形指畸形。正中神经损伤时，其所支配的拇短展肌、拇对掌肌瘫痪，拇指呈内收、旋后畸形。如正中神经、尺神经同时损伤，手内在肌均瘫痪，使掌弓消失而平坦，出现猿手畸形。

（三）自主神经功能障碍

周围神经具有交感性自主神经纤维，其主要有血管舒缩、出汗和营养功能。在神经损伤后，该神经所分布的皮肤由于血管扩张而温度升高，色泽潮红；汗腺停止分泌，皮肤变干燥；后期营养性改变如皮肤萎缩，指腹扁平，指纹消失光滑发亮；指甲增厚可出现纵行的嵴。X 线片可有骨质疏松的变化。

二、临床检查

通过临床检查可以判断神经损伤属于完全性损伤或不全损伤，以决定治疗方法；对神经损伤已修复的病例，也可以通过临床检查对神经恢复进行预后及功能评定。

（一）叩击试验

按压或叩击神经干受伤部位时，该神经感觉单一分布区产生放射性麻痛感（图 13-1）。

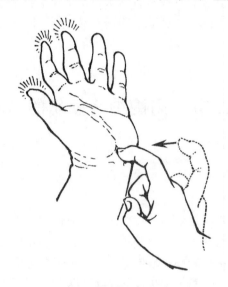

图 13-1　叩击试验

神经损伤修复后，新生的感觉及运动纤维尚未形成髓鞘，当叩击这个部位时，感觉纤维便产生向该神经单一分布区放射性麻痛感觉，这种现象即蒂内尔征阳性。可用以判断再生的神经纤维生长情况。陈旧性的神经损伤，损伤神经近端形成假性神经瘤，利用此叩击试验可判断神经损伤的部位。

（二）两点区分试验

Weber 提出静态法两点区分试验，Dellon 又提出动态法两点区分试验。本试验是一种常用的对神经损伤修复后，判断感觉功能恢复的一种定量检查方法。

正常人手指末节掌侧皮肤的两点区分距离为 3～5 mm。神经损伤修复后，感觉恢复的初期阶段，两点区分试验距离较大，随着再生神经纤维的数目的增加及质量的提高，两点区分试验的距离逐渐缩小，越接近正常值，说明该神经的感觉纤维恢复越佳。为了测试两点区分试验更加准确，在操作时应注意以下几点。

1. 器械

有专用仪器供两点区分试验检查用。也可以用圆规或回形针代替，但针尖不宜太尖，否则会刺破皮肤或因疼痛而影响测试的准确性。

2. 部位

两点区分试验是代表某根损伤神经修复后的恢复结果，一般仅指正中神经和尺神经。因此，此项检查多限于该神经在手部的单一皮肤分布区内进行。正中神经应在示指、中指末节指腹处，尺神经在小指末节处检测。有时要与健侧相同部位对比测试。

3. 方法

检查以前，给患者讲清测试方法，使其配合检查。检查者要用手稳住患者手指，让其闭眼或头转向另一侧。检测器两针尖沿指腹一侧纵向测试，两点之间距离从大到小，直到不能分辨两点为止。两针尖要同时触接皮肤，用力不宜过大，以针尖按压点的皮肤稍发白为度。针尖接触指腹皮肤 2 ~ 3 s 后即应移动针尖接触位置，重复测试。两点试验距离超过 1 cm，表明神经恢复较差。

（三）出汗试验

自主神经主管汗腺的分泌和血管的舒缩，与感觉神经的分布区域相同，因此，神经损伤后感觉消失区域与汗腺分泌消失范围相符合。神经中断后，其所分布的区域出汗停止，皮肤干燥，皮肤纹消失，光滑发亮。所以出汗检查是判断神经损伤或再生的一种方法，对于儿童更具有重要意义。

检查出汗最简单的方法是用手指触摸或用眼直接观察。用手触摸时，检查者首先将自己手擦干，用检查者的指腹去触摸患手，有汗者为黏潮感，无汗者为光滑感。用眼直接观察时，需将患手置于光线充足的地方，必要时用放大镜。有汗者可在手指掌侧皮肤纹内可看到汗液小亮点。Aschan 和 Moberg 介绍了茚三酮试验法，此方法用于检查指端出汗情况，而且可以保留记录与将来结果对照。方法是待患手出汗后，将患指在干净的未触摸过的试纸上按一指印，同时用铅笔划出手指范围，将试纸投入 1% 茚三酮溶液，汗迹遇茚三酮溶液后即可出现蓝紫色的指纹，可借以观察出汗情况并能留作永久记录。

（四）触觉和痛觉检查

触觉属于浅感觉，检查时宜用棉毛或软毛刷轻触、轻刷指腹部所得结果较准确。手的感觉神经末梢最丰富，尤以指腹、指尖分布稠密，其中有一种神经末梢感觉器称为伤害性感受器，主要感受疼痛觉。检查时用针轻刺指腹皮肤，以观其对疼痛的反应。用针不能过于尖锐，否则易刺破皮肤；过于圆钝，检查结果易与深部感觉相混淆。应从感觉消失区向四周检查，所得的感觉障碍范围较准确。

三、周围神经功能的评定

通过临床检查可以判断神经损伤及恢复程度。英国医学研究院神经外伤学会（MCRR）提出以下综合评定方法。

（一）运动神经功能检查与评定分为 6 级

M_0：肌肉全无收缩。

M_1：近侧肌肉有可察觉的收缩。

M_2：近侧和远侧肌肉有可察觉的收缩。

M_3：远、近侧肌肉的肌力可对抗一定的阻力。

M_4：肌肉恢复协同或单独的运动。

M_5：肌肉运动恢复正常。

（二）感觉神经功能检查与评定分为 6 级

S_0：神经单独分布区域感觉完全丧失。

S_1：深部痛觉恢复。

S_2：浅感觉和触觉有一定程度恢复。

S_3：浅感觉、触觉都有恢复，且感觉过敏消失。

S_{3+}：除达到 S_3 外，两点辨别觉部分恢复。

S_4：感觉恢复正常。

（刘立东）

第三节　周围神经损伤的处理

一、周围神经损伤的治疗原则

（一）闭合性神经损伤的处理

闭合性神经损伤临床中多见于牵拉伤、压迫伤、缺血性改变及放射性烧伤等。牵拉损伤常见于臂丛神经损伤，肩关节脱位复位时的腋神经损伤；压迫伤常见腕管综合征、肘部尺神经炎、止血带麻痹及醉酒压迫或肱骨干骨折合并桡神经损伤；缺血性改变多见于肌肉缺血性挛缩；放射性烧伤多见于放射线治疗后，如乳癌术后放疗的臂丛神经损伤。这些损伤一般不做早期探查手术，应动态地观察损伤神经恢复情况进行判断，制订治疗方法。

（二）开放性神经损伤的处理

开放性神经损伤多见于切割伤、撕裂伤及爆炸伤等。

整齐的切割伤，不论是完全离断或部分离断，均应强调早期修复。撕裂伤及爆炸伤可根据情况：清创后如神经断端比较整齐，可早期修复；如果损伤较严重或弹伤后由于冲击波给神经带来的损伤，远比肉眼所见要广泛，所以不宜做早期神经修复。

二、神经松解术

周围神经受到牵拉、压迫、磨损伤害，使轴索发生溃变，神经干周围及神经束间瘢痕形成，使其传导功能发生障碍，必须手术解除这些损伤神经的因素，神经功能才有可能恢复。临床中常见的需要行神经松解的适应证如下。

1. 不完全的神经损伤

神经损伤后，感觉及运动均有不同程度的恢复，但恢复速度缓慢，甚至到一定程度后无再恢复的迹象，这说明再生神经纤维生长受到阻碍，因此宜行神经松解术。

2. 神经周围瘢痕压迫

神经周围有瘢痕压迫，逐渐出现肌力减弱、感觉障碍，如肱骨干骨折骨痂形成压迫桡神经等，需行神经松解术。

3. 卡压综合征

各种卡压综合征是神经松解的最好适应证。在解除压迫因素同时，如有必要应行神经内松解术。

4. 药物注射性神经损伤

药物注射到神经干上，使神经干内瘢痕形成，轴突变性，神经束粘连。如臀部肌内注射时引起的坐骨神经损伤，宜行神经松解术。

三、神经缝合术

（一）神经外膜缝合

用无创缝合线间断缝合神经外膜，吻合神经的断端。适用于整齐切割无缺损的神经损伤；神经损伤部位比较靠近侧，神经干内多为感觉与运动的混合束，也宜用神经外膜缝合。

神经外膜缝合术，应利用神经断端神经束的分布形态，神经干外形及外膜纵行血管的位置为参照，使其对位准确，以利神经纤维再生。神经外膜缝合方法操作简便，创伤小，对神经干内环境干扰少。尽管如此，神经外膜缝合可以使其外膜对合很好，但神经束间可出现间隙、重叠、弯曲等情况，使神经断面之间出现血肿，致瘢痕组织形成，妨碍再生神经纤维通过。

（二）神经束膜缝合

缝合神经干两断端相对应神经束或束组的膜。适用于神经干内运动束与感觉束已分开的部位。神经束膜缝合优点在于使功能相同的神经束断端对位准确，有利于神经再生。在手术操作中应尽量注意以下几点。

（1）力求对位准确，应用各种方法分辨神经束的功能，使相同功能的神经束缝接在一起。

（2）去除神经断端处部分神经外膜，以减少外膜结缔组织长入神经干内形成瘢痕。

（3）各神经束吻合点相互错开，减少瘢痕形成机会。尽管如此，有时神经束膜缝合术的恢复结果也不能令人满意，主要问题在于神经干断面的感觉束与运动束区分有困难，使神经束膜缝合术带有一定程度的盲目性，妨碍发挥其优越性。因此，如何区分神经断端的感觉束与运动束成为问题的关键。有学者提出应用乙酰胆碱酯酶组织化学染色法，以求能区分神经束的功能，但是陈旧性的神经损伤，神经发生退变，其乙酰胆碱酯酶活性降低，影响组织染色结果。

综上所述，神经缝合术选择的原则如下。①感觉与运动纤维混合束宜选用神经外膜缝合，运动束和感觉束已分开处宜选用神经束膜缝合。②神经干近端多为混合束。神经干的远端，不同功能的神经束多渐分开。因此，神经干的靠近端宜选用神经外膜缝合法，远端宜选用神经束膜缝合法。③神经干内结缔组织含量少处宜选用神经外膜缝合，结缔组织含量多处可选用神经束膜缝合法。

根据上述原则，上肢各主要神经在不同部位参考采用缝合方法（表13-2）。

表13-2　上肢不同部位神经损伤缝合方法的选择

神经	感觉运动纤维比	部位	束别	缝合方法
正中神经	感觉纤维67%	上臂	混合束	神经外膜缝合
	运动纤维33%	肘、腕、掌、手指	束分离	神经束（组）膜缝合

神经	感觉运动纤维比	部位	束别	缝合方法
尺神经	感觉纤维60%	上臂及前臂中部	混合束	神经外膜缝合
	运动纤维40%	肘、腕、前臂中下1/3	束分离	神经束（组）膜缝合
桡神经	感觉纤维29%	上臂中1/3	混合束	神经外膜缝合
	运动纤维71%	上臂上1/3、肘部	束分离	神经束（组）膜缝合

四、神经移植术

整齐的神经损断，应在无张力下缝合。新鲜创伤神经有缺损或晚期伤断端神经瘤切除后断端之间出现的间隙，若缺损间隙在 2 cm 以内，可将神经两断端稍加游离后牵拉在一起；或将相邻关节屈曲，使神经间隙变小；或将神经移位，使之可以直接缝合。当损伤超过 2 cm 时，上述方法多难达到直接缝合的目的，应考虑神经移植，切不可勉强在张力下缝合，否则将妨碍神经纤维再生。

（一）电缆式神经移植

作为移植材料用的皮神经一般比较细，常需要 4～6 股，如同电缆一样组合在一起移植，称为电缆式神经移植。

（二）神经束间移植

神经束间移植时应注意以下几点。

（1）神经束间移植术，在神经干自然分束明确，神经束功能基本分开的部位适用。

（2）在神经两断面之间，比较神经束的形态、位置及数目，力求对位准确。

（3）应用显微外科技术在神经束间进行无创伤操作。

（4）切除神经束断端瘢痕，使各神经束或束组长短不一，避免移植神经缝合在同一水平，以减少彼此粘连和瘢痕形成的机会，有利于神经纤维再生。

（5）避免神经束间移植段有张力，移植段的长度应比实际缺损距离长 10%～15%。神经束缝合用 11-0 尼龙单丝缝合 1 针或 2 针。

（6）适当去除缝合部位神经干外膜，以减少瘢痕增生，有利于神经纤维再生。

游离移植神经段的血液供应好坏，是神经生长的重要因素，神经移植段缺血坏死，是自体神经移植失败的重要原因。游离移植神经段的血液供应主要有两个来源：一是接受移植神经干远、近端的营养血管直接长入；二是神经受纳床上新生的血管，经神经外膜长入神经束。因此，神经移植段中间部分比两端易发生缺血性损害。在临床应用中，作为移植用的神经越细越好。移植神经段应放在健康的有血供的受纳床上，这样移植的神经才容易成活。换句话说，当神经移植段是多条细束和只有少量外膜时，血液循环容易建立，反之若神经束粗大，且有厚韧的外膜，则易发生缺血变化。神经移植段的长度直接影响神经恢复的结果。移植段越短，神经恢复效果越好。如果移植段过长，在新生的神经纤维未长入远端缝接点之前，远端缝接处已被坚韧的瘢痕组织占据，影响再生神经纤维的长入。

（三）有血供应的神经移植

1. 带蒂神经移植

其目的是保留移植段神经的血液供应，减少移植段神经缺血坏死，有利于神经再生。当肢体有两条并行神经同时受损时，由于损伤严重，神经缺损较多，可牺牲其中一条神经做带蒂移植修复另一条神经。例如，前臂正中神经、尺神经损伤均缺损较多，由于尺神经支配的手内在肌难以恢复，故可用尺神经做带蒂移植修复正中神经；下肢坐骨神经缺损较多时，可用其中一半的胫神经或腓总神经去修复另一半腓总神经或胫神经。

手术分两期进行，一期先估计要修复的神经缺损长度（称为甲神经），切除两条神经近端的假性神经瘤，然后端对端做外膜缝合。再将作为移植用的神经（称为乙神经）近端神经束切断，切断处与两神经缝合点的距离，即为要修复神经缺损长度，再加上二期手术时神经回缩及断端间瘢痕切除的长度。切断乙神经时，要保留神经外膜内可见到的营养血管，这样，既可保证移植段神经的血液供应，又可使神经段内神经发生华勒变性，以便甲神经再生神经纤维长入到移植段内。一期手术后，根据神经移植段长度，估计移植段内神经再生已接近完成，并甲乙两神经缝结接点处已有血管联通，可行二期手术。切除甲神经远端的神经胶质瘤，游离乙神经近端，将原切断处形成的瘢痕切除，与甲神经远端缝合。

根据神经缺损部位，有时也可以利用伤断神经远段做带蒂神经移植术。如肘关节附近的正中神经及尺神经合并损伤，断端之间缺损较多，条件也差，估计神经恢复不理想，则可利用尺神经远段修复正中神经。一期只需切除正中神经及尺神经远断端的神经胶质瘤，然后端端缝合，待缝合点愈合及正中神经与尺神经血管沟通后，根据正中神经缺损长度，切断、游离尺神经远端，与正中神经近端缝合。

2. 吻合血管神经移植

研究证明，带血液供应的长段神经移植比不带血液供应的神经移植，神经退变快，再生轴突生长顺利，移植神经无中心性坏死。临床中可供吻合血管的神经移植有以下两种。

（1）桡神经浅支带血管移植：Taylor 创用吻合血管的桡神经浅支移植术，桥接 22 cm 的正中神经缺损，同时修复损伤的桡动脉。手术后 4 个月蒂内尔征检查证明神经向前生长 17 cm，6 个月达 27 cm，取得了超长段神经缺损修复的良好效果。此方法适应证为：长段神经缺损合并邻近的主要动脉损伤；接受神经移植部位软组织条件血运较差者。

（2）静脉动脉化的腓肠神经移植：英国整形外科医师 Townsend 在动物实验的基础上，在临床中应用带小隐静脉的腓肠神经移植及带大隐静脉的隐神经移植，移植神经的静脉均与受区动脉吻合，修复正中神经及尺神经缺损 5 例患者，术后神经生长速度达 2 mm/d，结果良好。

可供吻合血管神经移植的还有前臂外侧皮神经与头静脉，隐神经与大隐静脉，尺神经与尺侧上副动脉等。

因作为移植材料的神经细小，故常需将神经反折多次呈电缆式移植。神经反折处仅切断神经束，以保持外膜及血管的连续性。

3. 神经代用品移植

自体神经移植虽然能解决一部分神经缺损的治疗，但供区切取神经以后，功能不免受到一定的影响，当受区神经干粗大而且缺损较多时，供区材料也受到一定的限制。因此，学者们在不断努力寻求用非神经组织移植来修复神经缺损，这方面报道较多的是用骨骼肌桥接神经缺损。

试验证明，用变性的肌肉肌膜能引导神经纤维的生长。孔吉明等切除大白鼠一段坐骨神经，用其附近的骨骼肌行带蒂桥接，证明骨骼肌桥能引导再生神经轴突通过肌桥到达终末器。殷玉芹认为骨骼肌像桥梁一样，不仅可使再生神经纤维通过，而且还允许神经远端释放一种酶——亲和因子，作用于近端生长轴芽，可使再生的运动纤维长入远端的运动纤维通道，使感觉纤维长入感觉纤维通道，有定向生长的倾向。骨骼肌桥移植的临床应用价值，还有待进一步探索。

4. 神经植入术

实验研究表明，失神经支配的骨骼肌，采用神经植入术后可使肌肉运动终板再生，恢复肌肉功能。手术操作中应注意以下几点。

（1）适应证选择：神经肌支在进入肌肉处撕脱伤，游离肌肉移植术后肌肉功能无恢复者。

（2）神经植入方法：将植入神经远端分散成束状，顺肌纤维方向埋植于肌肉纤维之间，神经外膜或神经束膜与肌肉缝合固定。

（3）神经植入部位：在原神经进入肌肉处植入神经，肌肉功能恢复优于异位植入。

（四）移植神经来源

理想的移植神经应该是神经细长，分支少，位置表浅，易切取；如有较大口径的血管伴行，则适宜做吻合血管的神经移植；神经被切取后，供区应不留有明显的功能障碍。

1. 腓肠神经

腓肠神经是神经移植的主要来源。腓肠神经是皮神经，分别从胫神经和腓总神经干发出的腓肠内侧皮神经和腓肠外侧皮神经，二者在小腿中部汇合成腓肠神经，在小腿中下段与小隐静脉伴行，主要皮肤分布区在足背外侧。一般可切取 30～40 cm。张伯勋等将腓肠神经解剖分为 4 型。①Ⅰ型为吻合型：腓总神经发生的腓肠外侧皮神经，胫神经发生的腓肠内侧皮神经，二者在小腿后侧中段结合形成腓肠神经，在小隐静脉外侧行走，约占 79%。②Ⅱ型为不吻合型：腓肠神经是由腓肠外侧皮神经及腓肠内侧皮神经单独构成，直到外踝后方也不汇合，外侧皮神经略粗，约占 10.5%。③Ⅲ型为胫不吻合型：腓肠外侧皮神经单独构成腓肠神经，约占 3.5%。④Ⅳ型为腓不吻合型：腓肠内侧皮神经单独构成腓肠神经，约占 7%。

腓肠神经切取在外踝与跟腱连线中点做弧形切口，找到小隐静脉，在小隐静脉外侧即可找到伴行的腓肠神经。根据所需长度，沿神经往近端剥离切取。

腓肠神经切取后常遗留以下变化。①足背外侧皮肤感觉变化：腓肠神经终末分支分布在足背外侧皮肤，神经切取后，从外踝至足跟及第 5 跖骨基低区域内，可分别呈现三角形、矩形及靴形皮肤感觉麻木，随时间延长麻木区域渐缩小。有的病例可完全恢复正常。②神经残端痛：腓肠神经切取后，残端形成假性神经瘤，约有 42% 的患者主诉小腿后外侧疼痛，但不需手术治疗。③皮肤瘢痕：术后皮肤留有手术瘢痕，尤其是切取较长的神经时瘢痕更加明显。年轻女性患者对此颇有顾虑。有学者主张采用横切口，以减少纵向瘢痕。④深静脉炎：个别患者术后并发深静脉炎。

2. 桡神经浅皮支

桡神经在进入旋后肌之前分为深、浅两支，深支穿旋后肌后发生肌支支配各伸肌群；浅支发出桡侧腕短伸肌肌支后，在肱桡肌和桡侧腕伸肌之间下行，在桡骨茎突近侧 8 cm 处，自深筋膜下穿出直线下行，跨过桡骨茎突及解剖鼻烟窝后，分成 3~4 个分支，分布到第 1、第 2 掌骨间背侧皮肤、拇指背侧及示指近节背侧皮肤。在桡骨桡背侧，拇短伸肌腱与头静脉之间，可以容易找到，由此向近侧切取，一般可供切取 20 cm。当与头静脉同时切取时，可做吻合血管的神经移植术。桡神经浅支切取后，拇指、示指近节背侧皮肤与虎口背侧皮肤感觉麻木。

3. 前臂内侧皮神经

前臂内侧皮神经发自臂丛神经下干，沿贵要静脉下行，在上臂没有分支，到前臂内侧发出数条分支，分布到前臂内侧皮肤。从胸大肌止点处下缘至肘关节内侧纵切口，沿肱二头肌内侧缘可见到前臂内侧皮神经与贵要静脉并行，周围有疏松软组织环绕。尺侧上副动脉分支进入该神经。因此，将该神经连同尺侧上副动脉及并行的贵要静脉共同切取，可做吻合血管的神经移植。该神经粗大，与尺神经位置相近，外形相似，切取时应特别注意区分。

4. 隐神经

自股神经分出，经股动脉腹侧穿过内收肌筋膜，沿缝匠肌后缘远行，过膝后位于皮下，长约 40 cm，分布在小腿及足内侧皮肤。沿缝匠肌后缘取纵切口，于深筋膜下方找到隐神经，切口向上延长，跨过髂前上嵴，直达腹膜与闭孔内肌之间，可显露该神经近端，可进一步切取更多的长度。

5. 同种异体神经移植

多年来，学者们在这方面进行了许多研究，目的在于既要降低移植神经的抗原性，又要降低受体的免疫排斥反应能力。

应用物理和化学方法使移植的异体神经降低抗原性。物理方法有深低温冷冻、冰冻干燥、放射线照射，化学方法有用乙醇、甲醛等处理。

使用免疫制剂药物使机体处于免疫抑制状态下，使再生的神经纤维轴突通过异体神经移植段，如应用硫唑嘌呤，实验及临床均有报道。目前，异体神经移植，尽管动物实验及临床有少数有效的报道，但要做到有临床实用价值，还需进一步研究。

（刘相成）

参考文献

[1] 王坤正，王岩. 关节外科教程[M]. 北京：人民卫生出版社，2014.

[2] 张光武. 骨折、脱位、扭伤的救治[M]. 郑州：河南科学技术出版社，2018.

[3] 王兴义，王伟，王公奇. 感染性骨不连[M]. 北京：人民军医出版社，2016.

[4] 马信龙. 骨科临床 X 线检查手册[M]. 北京：人民卫生出版社，2016.

[5] 雒永生. 现代实用临床骨科疾病学[M]. 西安：西安交通大学出版社，2014.

[6] 汤亭亭，卢旭华，王成才，等. 现代骨科学[M]. 北京：科学出版社，2014.

[7] 唐佩福，王岩，张伯勋，等. 创伤骨科手术学[M]. 北京：人民军医出版社，2014.

[8] 黄振元. 骨科手术[M]. 北京：人民卫生出版社，2014.

[9] 霍存举，吴国华，江海波. 骨科疾病临床诊疗技术[M]. 北京：中国医药科技出版社，2016.

[10] 胥少汀，葛宝丰，徐印坎. 实用骨科学[M]. 北京：人民军医出版社，2015.

[11] 邱贵兴，戴魁戎. 骨科手术学[M]. 北京：人民卫生出版社，2016.

[12] 胡永成，马信龙，马英. 骨科疾病的分类与分型标准[M]. 北京：人民卫生出版社，2014.

[13] 裴福兴，陈安民. 骨科学[M]. 北京：人民卫生出版社，2016.

[14] 史建刚，袁文. 脊柱外科手术解剖图解[M]. 上海：上海科学技术出版社，2015.

[15] 郝定均. 简明临床骨科学[M]. 北京：人民卫生出版社，2014.

[16] 邱贵兴. 骨科学高级教程[M]. 北京：人民军医出版社，2014.

[17] 裴国献. 显微骨科学[M]. 北京：人民卫生出版社，2016.

[18] 任高宏. 临床骨科诊断与治疗[M]. 北京：化学工业出版社，2016.

[19] 赵定麟，陈德玉，赵杰. 现代骨科学[M]. 北京：科学出版社，2014.

[20] 陈仲强，刘忠军，党耕町. 脊柱外科学[M]. 北京：人民卫生出版社，2013.